Great Wall International Congress of Cardiology

心脏病学实践 2021 （全7册）

第一分册　心血管疾病预防、高血压、代谢性疾病

主　　编　袁祖贻　陈绍良

主　　审　丛洪良　陈义汉

分册主编　唐熠达　王继光　彭道泉

学术秘书　郭　宁　张俊杰

U0386444

人民卫生出版社

·北京·

图书在版编目（CIP）数据

心脏病学实践 . 2021. 第一分册，心血管疾病预防、高血压、代谢性疾病 / 袁祖贻，陈绍良主编 . —北京：人民卫生出版社，2021.10

ISBN 978-7-117-32218-8

Ⅰ.①心… Ⅱ.①袁…②陈… Ⅲ.①心脏病学②心脏血管疾病—预防（卫生）③高血压—诊疗④代谢病—诊疗 Ⅳ.①R541

中国版本图书馆 CIP 数据核字（2021）第 206115 号

人卫智网　www.ipmph.com	医学教育、学术、考试、健康，购书智慧智能综合服务平台	
人卫官网　www.pmph.com	人卫官方资讯发布平台	

心脏病学实践 2021（全 7 册）

第一分册　心血管疾病预防、高血压、代谢性疾病

Xinzangbingxue Shijian 2021（Quan 7 Ce）

Di-yi Fence　Xinxueguan Jibing Yufang，Gaoxueya，Daixiexing Jibing

主　　编：袁祖贻　陈绍良
出版发行：人民卫生出版社（中继线 010-59780011）
地　　址：北京市朝阳区潘家园南里 19 号
邮　　编：100021
E - mail：pmph @ pmph.com
购书热线：010-59787592　010-59787584　010-65264830
印　　刷：廊坊一二〇六印刷厂
经　　销：新华书店
开　　本：787×1092　1/16　　印张：16
字　　数：399 千字
版　　次：2021 年 10 月第 1 版
印　　次：2021 年 11 月第 1 次印刷
标准书号：ISBN 978-7-117-32218-8
定　　价：42.00 元

打击盗版举报电话：**010-59787491**　E-mail：**WQ @ pmph.com**
质量问题联系电话：**010-59787234**　E-mail：**zhiliang @ pmph.com**

编者名单

（按姓氏笔画排序）

卜培莉　山东大学齐鲁医院
王　芳　上海交通大学医学院附属瑞金医院
王继光　上海交通大学医学院附属瑞金医院
王梦卉　新疆维吾尔自治区人民医院
史旭波　首都医科大学附属北京同仁医院
刘　丹　中国人民解放军北部战区总医院
刘　玲　中南大学湘雅二医院
刘　靖　北京大学人民医院
刘　静　首都医科大学附属北京安贞医院
刘芳超　中国医学科学院阜外医院
齐　玥　首都医科大学附属北京安贞医院
齐　欣　北京医院
闫承慧　中国人民解放军北部战区总医院
孙宁玲　北京大学人民医院
牟建军　西安交通大学第一附属医院
苏晓凤　北京大学人民医院
巫华兰　北京医院
李　希　中国医学科学院阜外医院
李　静　中国医学科学院阜外医院
李　燕　上海市高血压研究所
李丽君　中国人民解放军总医院
李建军　中国医学科学院阜外医院
李建新　中国医学科学院阜外医院
李南方　新疆维吾尔自治区人民医院
杨世杰　中国医学科学院阜外医院
肖罗茜　首都医科大学附属北京安贞医院
吴娜琼　中国医学科学院阜外医院
吴健雄　首都医科大学附属北京同仁医院
吴超群　中国医学科学院阜外医院
何　天　中南大学湘雅三医院
邹　雪　中国人民解放军陆军军医大学第三附属医院（大坪医院）

应致标　浙江好络维医疗技术有限公司
宋燕新　北京大学第三医院
张　晨　山东大学齐鲁医院
张大庆　中国医科大学附属盛京医院
张宇清　中国医学科学院阜外医院
陈　红　北京大学人民医院
陈　晨　四川大学华西医院
陈桢玥　上海交通大学医学院附属瑞金医院
陈鲁原　广东省人民医院
周碧蓉　安徽医科大学第一附属医院
赵　威　北京大学第三医院
胡　蝶　中南大学湘雅二医院
俞　蔚　浙江医院
姜一农　大连医科大学附属第一医院
祝　烨　四川大学华西医院
骆　秦　新疆维吾尔自治区人民医院
夏　阳　安徽医科大学第一附属医院
钱　俊　重庆医科大学附属第二医院
高　莹　中国医学科学院阜外医院
高秀芳　复旦大学附属华山医院
郭艺芳　河北省人民医院
郭远林　中国医学科学院阜外医院
郭统帅　西安交通大学第一附属医院
唐熠达　北京大学第三医院
黄　晶　重庆医科大学附属第二医院
崔雪晨　首都医科大学附属北京同仁医院
提　蕴　山东大学齐鲁医院
喜　杨　北京大学人民医院
彭道泉　中南大学湘雅二医院
董　玢　中山大学附属第一医院
董　徽　中国医学科学院阜外医院
董吁钢　中山大学附属第一医院
蒋雄京　中国医学科学院阜外医院
程云鹏　大连医科大学附属第一医院
鲁向锋　中国医学科学院阜外医院
曾春雨　中国人民解放军陆军军医大学第三附属医院（大坪医院）
谢丽娟　安徽医科大学第一附属医院
蔡菁菁　中南大学湘雅三医院
薛　浩　中国人民解放军总医院

《心脏病学实践 2021(全 7 册)》总前言

　　岁月如梭，白驹过隙，长城心脏病学会议已经经历了三十二年风风雨雨的洗礼。过去的 2020 年极不平凡，长城心脏病学会议在几代老、中、青学者任劳任怨的不断努力下，在新型冠状病毒肺炎疫情的特殊局势下，依然蓬勃发展，积极瞄准心血管疾病预防和诊治中的难点，运用创造性思维并结合我国实际，行稳致远，求精创新，推动我国心血管疾病防治事业持续高质量地发展。

　　作为长城国际心脏病学会议的配套专著，《心脏病学实践》已经伴随我国心血管疾病领域的医务工作者整整 20 个年头。20 年来，《心脏病学实践》始终如一地坚持和贯行长城心脏病学会议的宗旨和理念，与长城国际心脏病学会议同步，持续地引领中国心血管内科的高速发展。《心脏病学实践 2021》由现任主席和候任主席共同组织编写，高举"学术、公益、人才培养"大旗，凝聚了组编团队的辛勤汗水，收纳了心血管疾病研究的新理论、新指南、新标准，总结了临床诊疗的新规范、新技术和新方法，涵括了心脏疑难急重症的新治疗、新成果，见证了长城心脏病学会议和中国心血管疾病研究的蓬勃发展，有效地传播了当今心血管事业的进步及其对人类健康的贡献。

　　今年是我国"十四五"开局之年，医学科技创新已被列入多个国家宏观战略规划。我国医学科技创新领域顶层设计和总体布局正在不断完善，我们要抓住机遇，脚踏实地，求精创新，团结合作，尽早、尽多地产出中国心血管领域高品质医学创新成果，使我国心血管疾病防治事业得到高质量的发展，创造长城心脏病学会议和《心脏病学实践》的美好未来！

　　真诚期待国内外心血管疾病研究领域的同道们给予批评和指导。

袁祖贻　陈绍良

2021 年 8 月 18 日

目 录

第一部分　心血管疾病预防

第二部分　高 血 压

第三部分　代谢性疾病

第一部分

心血管疾病预防

心血管病预防

随着我国人口老龄化的不断进展和居民生活方式的改变,心血管疾病的高发成为我国卫生健康领域的重大挑战。根据《中国心血管健康与疾病报告 2019》显示,我国心血管病现患人数为 3.3 亿人,死亡率占居民疾病死亡构成的 40% 以上。更为严峻的现实是,我国心血管病患病率及死亡率仍处于上升阶段,尚未迎来下降拐点。如何提升心血管疾病的预防工作是未来相当长一段时间内心血管医生面临的重要课题。

《"健康中国 2030"规划纲要》强调了"共建共享、全民健康"的发展战略,坚持以基层为重点,预防为主的工作方针。纲要提出的战略目标中,要在 2030 年时将 4 类重大慢性非传染性疾病(包括心血管病、肿瘤、糖尿病和慢性呼吸系统疾病)导致的过早死亡率较 2015 年降低 30%。为实现这一目标,重视和强化心血管疾病的预防工作势在必行。在过去的数年中,心血管病预防领域出现了很多观念的转变,新的研究证据和实践指南纷纷公布,治疗方式和治疗药物得以更新。尤其值得关注的是,在 2020 年由多个学会共同撰写制定了首部《中国心血管病一级预防指南》。该指南基于国际最新的循证医学证据,同时结合国人心血管病危险因素的特点,为中国人群的心血管病预防提出了可循的路径。

一、重视风险评估,提升预防性治疗的科学性

心血管病风险评估和分层是心血管病预防的基础。在 2019 年更新的美国心脏病学院/美国心脏协会(ACC/AHA)心血管疾病一级预防指南中,建议所有个体依从心脏健康相关的生活方式,评估个人 10 年绝对 ASCVD 风险可以指导预防干预措施与个体相匹配,使预防的预期受益最大化,减少过度治疗的潜在损害。通过风险评估检出心血管病高风险个体,是临床医师制定订个体化治疗方案的重要依据,有助于预防性干预措施的制定,包括血脂、血压的管理和治疗;同时,风险评估也是与患者就风险降低策略进行沟通的开始。在既往相当长的一段时间内,我国心血管病预防工作中对风险评估重视不足,也缺乏适用于中国人群的心血管病风险评估工具。这一现状在近几年得以改变。

早在 2004 年,我国学者已发现美国的 Framingham 风险评估系统会高估我国人群的冠心病发病风险。美国 ACC/AHA 于 2013 年在全球公布了 Pooled Cohort Equations(PCE)模型,用于 10 年 ASCVD 发病风险预测,但 PCE 模型来自美国的白人、黑人队列数据,不一定适用于其他人群。为解决上述问题,顾东风院士团队于 2016 牵头完成了中国动脉粥样硬化性心血管疾病风险预测研究(Prediction for ASCVD Risk in China,China-PAR),基于我国最新的大规模前瞻性队列样本,开发了适用于国人 10 年 ASCVD 发病风险预测的 China-PAR 模型。该模型在多个中国人群队列中进行了内部和外部验证,具有良好的一致性。此外,葛均波院士与潘柏申教授于 2017 年公布了"ASCVD 风险评估报告"系统,并于 2019 年更新至 2.0 版本,同样采用了中国人群数据,并进行了严格的内部验证,在试用阶段得到了很好的反馈。2019 年初,中华预防医学会心脏病预防与控制专业委员会、中华医学会心血管病

学分会等多个学会联合发布了《中国心血管病风险评估和管理指南》,成为我国心血管病风险评估领域的里程碑,标志着我国心血管病风险评估有了切实可靠的依据。

从治疗走向预防,是迎来我国心血管病下降拐点的必由之路。风险评估作为这一重要工作的起点,在过去的数年中得以被重视,并在诸多研究者的努力下,形成了适用于国人的评估工具和实践指南。后续,如何将风险评估的理念推广至全国并深入到基层,是该领域所面临的新的挑战。

二、从阿司匹林地位的下降看心血管疾病预防药物的变化

阿司匹林曾经广泛应用于动脉粥样硬化性心血管病(ASCVD)的一级预防,但其风险是可能增加非致死性大出血事件。因此,只有在获益明显超过风险时,使用阿司匹林进行预防性治疗才有意义。2018 年,有三项阿司匹林的大规模 RCT 试验发表(ASPREE 研究、ASCEND 研究、ARRIVE 研究),对阿司匹林在心血管病一级预防中的作用提出了挑战。我们首先回顾上述三项研究的主要结果:ARRIVE 试验的结果显示,在无糖尿病、55 岁或以上的男性、60 岁或以上的女性,每天服用低剂量的阿司匹林随访 5 年,心血管事件的发生并没有减少;ASCEND 试验的结果显示,40 岁或以上患有糖尿病的受试者,每天服用低剂量的阿司匹林,在平均 4.7 年的随访后,心血管事件的比例明显低于安慰剂组,但严重出血事件的发生率也显著升高;ASPREE 试验的结果显示,70 岁以上的健康受试者,每天服用低剂量的阿司匹林,在平均 4.7 年的随访后,心血管事件的发生率并没有降低。上述三项研究的阴性结果,与 20 世纪所发现的阿司匹林在心血管病预防中的重要作用不符。比较合理的解释是,近年来其他预防措施的完善(降脂、降压)导致阿司匹林一级预防的净获益较前降低。基于此,我们需要根据现有证据调整决策 - 分析思路,更准确地筛查出使用阿司匹林获益大于风险的人群。

根据新证据更新的 AHA/ACC 2019 版心血管病一级预防指南中,对阿司匹林的推荐做出了重要改变。指南认为,阿司匹林不宜常规用于 ASCVD 一级预防,否则难有净获益。有关阿司匹林的推荐内容主要是针对以下三个人群:①高 ASCVD 风险但出血风险不增高的 40~70 岁成人,可考虑服用小剂量阿司匹林(75~100mg/d)进行一级预防(Ⅱb 类推荐,A 级证据);②70 岁以上老年人中,不建议常规服用小剂量阿司匹林作为一级预防措施(Ⅲ类推荐,B 级证据);③出血风险增高的任何年龄段人群,都不推荐服用小剂量阿司匹林作为 ASCVD 一级预防措施(Ⅲ类推荐,C 级证据)。从上述推荐中也可以看出,风险评估在心血管病预防中的重要性,合理评估和甄别受益人群,是阿司匹林应用的关键所在。

如前所述,阿司匹林地位的下降很大程度上是因为既往高风险人群降为了中低风险人群,而这一变化的发生,则是由于对血脂、血压、血糖的有效控制。HOPE-3 研究中,ASCVD 中风险人群接受他汀治疗依然带来了显著获益。新的指南中,对中 - 高风险人群是直接推荐使用的他汀降脂治疗,而对于临界风险(5%~7.5%)人群,也可考虑使用他汀治疗。降压治疗药物方面,依然推荐根据血压水平合理使用。HOPE-3 研究中,常规降压治疗不能给中风险人群带来普遍获益,只有在高血压亚组中,降压治疗才是获益的。对于血糖的控制,主要的更新集中在新型药物的推荐。越来越多的证据显示,有必要使用钠 - 葡萄糖共转运蛋白 2 抑制剂(SGLT-2i)和胰高血糖素样肽 -1(GLP-1)受体激动剂进行治疗,以有效控制血糖和降低心血管疾病风险。

他汀类药物的广泛应用、合理的降压治疗策略、具有心血管获益的新型降糖药物,这些

是在临床实践中被证实有效的心血管病防治措施。积极推进治疗理念转变,在风险评估基础上合理应用上述药物,是临床医生工作的重点。

三、针对中国人群糖尿病高发、多重代谢异常聚集的特点开展预防工作

中国人群在危险因素构成和心血管病发病类型方面与西方人群存在显著差异。首先,中国的糖尿病及糖尿病前期发病率显著高于欧美国家。过去 30 年来,中国糖尿病患病率急剧增加:1980 年不到 1%,2001 年为 5.5%,2008 年为 9.7%,2013 年为 10.9%。糖尿病作为动脉粥样硬化性疾病(ASCVD)的等危症,势必会推高未来中国的心血管病发病率。此外,中国人群的高血压患病率高,而知晓率、控制率低。18 岁以上人群高血压患病率从 1991 年的 13.6% 升高至 2015 年 27.6%,而知晓率、控制率仅为 51.5% 和 16.9%。他汀的用药安全性在中国也需要更多的关注,HPS2-THRIVE 研究表明使用中等强度他汀治疗时,中国患者肝脏不良反应发生率明显高于欧洲患者,转氨酶升高率(> 正常值上限 3 倍)超过欧洲患者 10 倍,而肌病风险也高于欧洲人群 10 倍。

多种代谢危险因素的集合,是中国人群心血管病预防工作面临的另外一项重要难题。2016 年,宁光院士团队发表的研究显示,中国 18 岁以上的成人中,代谢综合征患病率为 33.9%,估计中国目前有 4.5 亿人为代谢综合征。代谢综合征人群是心血管病和糖尿病的主要“储备军”,如此庞大的患病人群,如果不能有效干预控制,则会对中国的心血管病防控带来巨大负担。而多种危险因素的集合,对干预治疗提出了极大的挑战。如何提升生活方式干预这一主要措施的有效性,如何提高针对多种危险因素治疗的依从性,均是未来需要关注的热点。

生活方式干预依然是心血管病一级预防的基石。2020 年,中华预防医学会、中华医学会糖尿病学分会等多个学会发布了《中国健康生活方式预防心血管代谢疾病指南》。指南基于中国人群的研究证据,针对膳食与饮料、身体活动、吸烟饮酒等方面提出建议,旨在促进我国居民采取健康的生活方式,预防心血管代谢疾病,推动健康中国行动的实施。让生活方式干预有证可循、有指南可依,这是我国心血管病预防领域的又一重大进步。

提升心血管病预防工作的有效性是未来我国心血管疾病领域工作的重点,也是迎来我国心血管疾病下降拐点的必由之路。在过去的数年中,该领域取得了很多重要的研究成果,也达成了新的共识和意见,对传统的理念和具体措施提出了修订。未来我们还需要针对中国的实际情况,探索更为有效的预防策略,在实践过程中推广规范、合理、高效的心血管病防治措施。

（唐熠达）

中国心血管病一级预防指南解读

一、前言

近年来,我国心血管病的发病率、患病率与死亡率总体呈上升趋势。依据《中国心血管健康与疾病报告 2019》,我国现心血管患病人数达 3.3 亿人,心血管死亡仍为第一位死因。随着心血管病患者医疗费用的不断增加,社会经济负担也日趋沉重。因此,针对可以改变的心血管病危险因素进行干预,可以降低人群心血管病发病率,同时具有良好的社会经济效益。2020 年,我国心血管病专家在国内外最新研究和相关指南基础上,依据我国实际国情,首次制定了《中国心血管病一级预防指南》,旨在为心血管病危险因素的综合防控提供建议,实现"健康中国 2030"规划纲要的战略目标。指南聚焦 18 岁以上人群动脉粥样硬化性心血管病(ASCVD)的一级预防,主要包括以下几个方面内容:心血管病一级预防的总体建议、心血管病风险评估、生活方式干预、血脂管理、血压管理、2 型糖尿病管理和阿司匹林的使用。本文拟对指南中以上问题进行解读。

二、心血管病一级预防的总体建议

心血管病的一级预防是指在心血管事件发生之前,通过控制心血管病的主要危险因素,降低心血管临床事件发生风险的预防措施。指南推荐:

1. 通过多学科合作控制心血管病危险因素(Ⅰ,A) 这种以团队为基础的模式可以更好的降低具有危险因素患者的心血管风险。

2. 通过医患沟通确定适当的干预策略(Ⅰ,B) 让患者参与风险评估、治疗目标的确定,以及共同探讨干预措施的获益和风险,可以避免治疗过程中的一些障碍。

3. 评估与患者健康相关的社会相关因素(经济状况、教育程度、文化背景、工作和生活环境),保证心血管病预防干预措施能够执行(Ⅰ,B) 在《中国心血管病预防指南 2017》中,并未对多学科协作以及医患沟通共同制定决策进行强调,本指南新增相关推荐有助于令决策的制定更为科学合理以及提高患者的依从性,并且与《2019 ACC/AHA 心血管病一级预防指南》观点一致。

三、心血管病风险评估

指南指出,总体风险评估是心血管病一级预防决策的基础。风险评估应在启动干预措施之前进行,依据总体风险评估和危险分层采取不同强度的干预措施(Ⅰ,B)。心血管病总体风险评估指根据心血管病多种危险因素的水平和组合判断或预测一个人或一群人未来发生心血管病急性事件的概率,目的是对不同的风险等级患者给予相应强度的干预,从而最大程度提高预期效益,避免过度治疗可能造成的危害。

指南推荐的风险评估流程如下。

1. 首先检出高危个体,糖尿病(≥ 40 岁)或 LDL-C ≥ 4.9mmol/L(或 TC ≥ 7.2mmol/L)或 CKD 3/4 期的患者(Ⅰ,B),已有大量循证医学证据证实上述患者心血管病风险显著增加,因此直接被列为高危人群,无需进行后续风险评估。

2. 对于不符合直接列为高危条件的个体进行 10 年风险评估,包括 ASCVD 风险和总心血管病风险(Ⅰ,B)。前者主要用于指导降脂、降糖及阿司匹林的使用;后者则包含了出血性卒中,用于指导降压治疗。本指南使用的是《中国成人血脂异常防治指南(2016 年修订版)》的风险评估方案(图 1)。

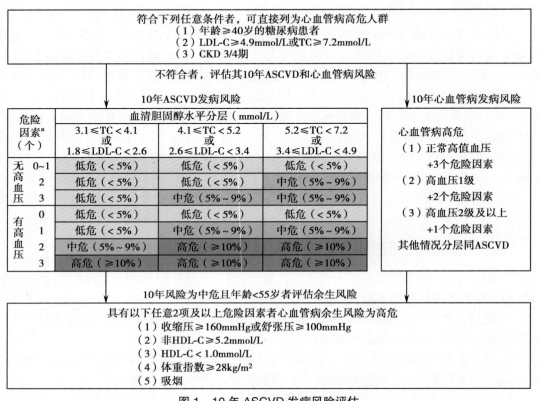

图 1　10 年 ASCVD 发病风险评估

3. 对 10 年心血管病发病风险为中危且年龄<55 岁的人群进行心血管病余生风险评估(Ⅰ,B),识别高危个体(图 1)。

对于 10 年风险为中危的个体,启动药物治疗的风险与获益难以权衡时,可结合心血管风险增强因子(表 1)制定策略(Ⅱa,B),患者所具有的风险增强因子越多,越趋近于高危。

表 1　心血管病风险增强因素

项目	内容
靶器官损害	冠状动脉钙化积分 ≥ 100AU
	超声示颈动脉内膜中层厚度 ≥ 0.9mm 或存在颈动脉粥样斑块
	踝 / 臂血压指数<0.9
	左心室肥厚:心电图 Sokolow-Lyon 电压>3.8mV 或 Cornell 乘积>244mV·ms,或超声心动图示左心室质量指数 ≥ 115g/m²(男性)或 95g/m²(女性),或室间隔厚度 ≥ 11mm

续表

项目	内容
血清生物标志物	非 HDL-C ≥ 4.9mmol/L（190mg/dl）
	载脂蛋白 B ≥ 130mg/dl
	脂蛋白 a ≥ 125nmol/L 或 50mg/dl
	甘油三酯 ≥ 2.3mmol/L（200mg/dl）
	高敏 C 反应蛋白 ≥ 2.0mg/L
其他因素	早发心血管病家族史［发病年龄 < 55 岁（男性）或 65 岁（女性）］

注：Sokolow-Lyon 电压为 Sv1+Rv5 或 Rv6 电压；Cornell 乘积为（Ravl+Sv3）× QRS 间期。

四、生活方式干预

生活方式干预主要包括合理膳食、体力锻炼、控制体重、戒烟、限制饮酒、保持良好睡眠和心理健康几方面。

（一）合理膳食

指南建议的合理膳食主要指：强调新鲜蔬菜、水果、豆类、坚果、全谷物和鱼类的摄入（Ⅰ，B），限制钠和胆固醇摄入（Ⅱa，B），用不饱和脂肪酸替代饱和脂肪酸（Ⅱa，B），避免摄入反式脂肪酸（Ⅲ，B）以及控制碳水化合物供能比例为 50%~55%（Ⅱa，B）。研究表明，健康的饮食结构如地中海饮食及 DASH 饮食可以降低心血管疾病风险。指南指出，目前中国人群饮食中钠摄入严重超标，建议控制食盐摄入在 6g/d 以内，并增加蔬菜、水果等富含钾盐食品的摄入。胆固醇的摄入与 ASCVD 风险关系的研究目前尚存在争议，本指南推荐限制摄入过高胆固醇。反式脂肪酸和饱和脂肪酸与全因死亡率增加有关，并且反式脂肪酸被证明会增加 ASCVD 风险，因此指南建议使用不饱和脂肪酸替代饱和脂肪酸并且避免反式脂肪酸的摄入。对于碳水化合物，过高或过低摄入均会增加死亡风险，供能占 50%~55% 的碳水化合物量较为合适。

（二）身体活动

研究表明，久坐行为会大大增加心血管风险；中至高强度的体力活动可以减少心血管事件和死亡的发生；即使活动水平低于当前的推荐量，仍然有明显的心血管保护效果。指南推荐成人每周应进行至少 150 分钟中等强度身体活动或 75 分钟高强度身体活动，以降低心血管病风险（Ⅰ，B）；对于因疾病或身体状态等无法达到上述推荐活动量的成人，低于推荐量的中等或高强度身体活动也有助于降低心血管病风险（Ⅱa，B）；减少静态生活方式可能有助于降低心血管病风险（Ⅱa，B）。活动强度分级可参考《2019 ACC/AHA 心血管病一级预防指南》。

（三）控制体重

减轻体重可以改善血压、血糖和胆固醇水平，研究发现超重或肥胖者体重下降 5%~10% 可以明显改善 ASCVD 危险因素。指南推荐，超重和肥胖者推荐采用限制热量摄入、增加身体活动等综合管理措施减轻并维持体重，以降低心血管病风险（Ⅰ，B）。

（四）戒烟

吸烟和二手烟暴露均会增加 ASCVD 风险，吸烟量越大、时间越长，心血管病发病及死亡风险越高。本指南推荐成人及青少年应禁止吸烟,避免二手烟暴露,吸烟者应尽早戒烟（Ⅲ,B）。

（五）控制酒精摄入

过量饮酒增加心血管病及死亡风险,本指南指出,应当避免饮酒以减少心血管病及死亡风险（Ⅲ,B）。由于有关少量饮酒有利于心血管健康的证据不足,指南并没有推荐适量饮用红酒等酒类预防心血管病的发生。

（六）保持良好的睡眠及心理状态

充足的睡眠时间和良好的睡眠质量以及健康的心理状态被证实与心血管病风险下降有关。指南推荐应保持睡眠健康（Ⅱa,B）和良好的心理状态（Ⅰ,B）。

五、血压管理

生活方式干预是降压治疗的基础。目前已有较多研究支持健康的膳食结构（如 DASH 饮食）、限制钠盐摄入、减轻体重、体育锻炼和限制饮酒可有效降低血压。指南推荐的针对高血压人群可降低血压的生活方式与上述降低心血管病风险的生活方式基本一致,其中对食盐摄入进行了明确规定,要求小于 5g/d；体重要求控制 $BMI < 24kg/m^2$,腰围<90/85cm（男性/女性）；对于体育运动,建议有氧活动为主,无氧运动作为补充,运动量与前述一致。

降压药物治疗可显著降低高血压患者心、脑、肾并发症和死亡总风险。总体风险不同的患者降压治疗的效果存在差异,基线风险越高治疗绝对获益越大。因此,指南推荐在改善生活方式的基础上,根据高血压患者的总体风险决定给予降压药物,降低心血管并发症和死亡总风险（Ⅰ,A）。对于降压药物的启动时机问题,目前针对 1 级高血压患者降压药物使用的相关研究多为高危患者,结果支持药物治疗可降低其心血管并发症的发生率。对于 1 级高血压的中危患者降压药物治疗的直接证据主要来自 HOPE3 研究的亚组分析,提示收缩压降低可减少主要终点事件。而在血压处于正常高值的高危人群中,降压药物研究缺乏,中低危的血压正常高值者药物治疗则未见明显获益。因此,指南推荐：血压超过 140/90mmHg 的心血管病高危患者,应启动降压药物治疗（Ⅰ,A）；血压超过 140/90mmHg 的心血管病低、中危患者,应考虑启动降压药物治疗（Ⅱa,A）；血压 130~139/85~89mmHg 且合并糖尿病和/或 CKD 3/4 期的高危患者,可考虑启动降压药物治疗（Ⅱb,C）。在降压目标方面,ACCORD、SPRINT 和 SPS3 研究的亚组分析和事后分析基本均支持强化降压治疗,并且不增加严重不良反应。依据上述研究,指南推荐一般高血压患者的最佳血压目标为<130/80mmHg,基本血压目标值为<140/90mmHg（Ⅰ,A）；糖尿病患者的降压目标为<130/80mmHg（Ⅰ,A）；高龄老年高血压患者的血压目标可考虑为<140/90mmHg（Ⅱb,B）。研究提示降压治疗的获益主要来自血压降低本身,五大类降压药物在减少总心血管事件方面作用近似,指南推荐利尿剂、β 受体拮抗剂、钙通道阻滞剂、血管紧张素转换酶抑制剂和血管紧张素 Ⅱ 受体阻滞剂均可作为降压治疗的初始选择（Ⅰ,A）。

六、血脂管理

（一）血脂目标推荐

目前,大多数风险模型中主要关注 TC、HDL-C 和 LDL-C 这三个指标。但在部分 TG 升高的患者（如肥胖、代谢综合征及糖尿病）,因富含 TG 的脂蛋白颗粒也是致动脉粥样硬化 ApoB 颗粒的重要组成成分,TG 升高时 LDL-C 颗粒占 ApoB 颗粒的比重减少,检测非 HDl-C 或 ApoB 可更为准确地评估 ASCVD 风险。指南推荐：采取空腹状态下静脉血检测血脂（Ⅰ,C）；TC、HDL-C 应作为 ASCVD 风险评估指标（Ⅰ,C）；LDL-C 应作为评估 ASCVD 风险的指标和降脂治疗靶点（Ⅰ,C）；TG 应作为风险增强因素用于部分患者 ASCVD 风险评估（Ⅰ,C）；非 HDL-C 作为 ASCVD 风险评估指标和干预靶点，特别是合并高 TG、糖尿病、肥胖及 LDL-C 极低的极高危患者可以替代 LDL-C（Ⅰ,C）；ApoB100 在合并高 TG、糖尿病、肥胖及 LDL-C 极低患者中作为 ASCVD 风险预测和干预指标优于非 HDL-C，可替代 LDL-C（Ⅰ,C）；成人一生中应考虑至少测定 1 次 Lp（a）以筛查极高水平人群，Lp（a）>430nmol/L（180mg/dl）的患者 ASCVD 风险相当于 FH 杂合子（Ⅱa,C）；有早发冠心病家族史的人群应检测 Lp（a），中危人群应检测 Lp（a），作为风险增强因素（Ⅱa,C）。

（二）降胆固醇目标推荐

众多研究发现，LDL-C 降低越多、持续时间越长，ASCVD 风险降低越多，两者呈线性相关。糖尿病合并 ASCVD 高危患者的心血管事件风险更大其 LDL-C 目标应更低。本指南推荐的降脂目标为：糖尿病合并 ASCVD 高风险的患者 LDL-C 目标为<1.8mmol/L（70mg/dl）或较基线下降>50%；非 HDL-C 目标为<2.6mmol/L（100mg/dl）（Ⅰ,A）。非糖尿病的 ASCVD 高危患者、ASCVD 中危患者 LDL-C 目标为<2.6mmol/L（100mg/dl）；非 HDL-C 目标为<3.4mmol/L（130mg/dl）（Ⅰ,A）。ASCVD 低危患者 LDL-C 目标为<3.4mmol/L（130mg/dl）；非 HDL-C 目标为<4.2mmol/L（160mg/dl）（Ⅱa,B）。

（三）调脂治疗中的饮食管理

指南推荐健康饮食模式，与生活方式干预中的内容基本一致。目前主要是饮食中胆固醇及鸡蛋的摄入量存在分歧。由于较多研究支持饮食中胆固醇会上调血浆 LDL-C 水平并增加冠心病和全因死亡风险，结合我国的严峻形势，指南对饮食中胆固醇摄入量进行了严格限制。指南推荐，应考虑采用不饱和脂肪酸（植物油）替代饱和脂肪酸（动物油、棕榈油等）以降低血清胆固醇水平（Ⅱa,A）；避免摄入反式脂肪（Ⅲ,A）；ASCVD 中低危人群应考虑限制食物胆固醇摄入（<300mg/d）（Ⅱa,B）；ASCVD 高危人群或合并高 TC 血症患者应考虑限制胆固醇摄入（<200mg/d）（Ⅱa,B）。

（四）降胆固醇药物治疗

目前最常使用的降胆固醇药物主要有抑制胆固醇合成的他汀类药物、抑制胆固醇吸收的依折麦布及以及抑制 LDL 受体降解的 PCSK9 抑制剂。有关他汀类药物降低高、中甚至低危人群的 ASCVD 风险的相关研究已有很多。在《2019 ACC/AHA 心血管病一级预防指南》中对于 LDL-C≥4.9mmol/L 的患者直接推荐使用高强度他汀，但中国人群对于他汀耐受性较差，指南推荐中等强度他汀，必要时联合其他种类降脂药物。EWTOPIA75 研究提示依折麦布可降低 75 岁以上老年人心血管事件，SHARP 研究提示依折麦布联合他汀可降低 CKD 患者 ASCVD 风险。OSLER 研究和 ODDYSSEY 研究均提示他汀联合 PCSK9 抑制剂可降低心血管不良事件风险。基于以上研究，指南推荐，所有 ASCVD 中高危人群均需生活方式干预（Ⅰ,B）；中等强度他汀类药物治疗作为降脂达标的起始治疗（Ⅰ,A）；中等强度他汀类药物治疗 LDL-C 不能达标者联合依折麦布治疗（Ⅰ,B）；LDL-C>4.9mmol/L 且合并其他心血管病危险因素的患者，中等强度他汀类药物治疗联合依折麦布不能达标者，应考虑联 PCSK9 单克隆抗体治疗（Ⅱa,B）；不能耐受他汀类药物治疗的 ASCVD 中高危患者应考虑使用依折麦布进行治疗（Ⅱa,C）；不能耐受他汀类药物的 ASCVD 高危患者可考虑使用 PCSK9 单克隆抗体进行治疗（Ⅱb,C）；非透析 CKD 患者应该考虑使用中等强度他汀或他汀类药物联合依折麦布进行治疗（Ⅱa,B）；不建议持续透析的 CKD 患者使用他汀类药物预防

ASCVD（Ⅲ，A）。关于最后一点，笔者建议应进一步区分持续性透析的患者是否已经发生了动脉粥样硬化（如冠状动脉粥样硬化），如已发生虽无症状、且预估患者的寿命相对长的话，建议使用他汀类等药物进行一级预防减少 MACE 事件发生。

（五）TG 管理与 ASCVD 一级预防

TG 升高与 ASCVD 风险升高有关，降低 TG 首先应改善不良生活方式。药物治疗方面，FIELD 研究和 ACCORD 的亚组分析支持贝特类药物可降低 ASCVD 高危人群的心血管事件。N-3 脂肪酸用于一级预防的证据主要来自 REDUCE-IT 研究，其余相关研究不支持 n-3 脂肪酸可降低 ASCVD 高危人群的心血管病风险。指南推荐，ASCVD 高危人群接受中等剂量他汀类药物治疗后如 TG>2.3mmol/L，应考虑给予大剂量二十碳五烯酸乙酯（IPE）（2g，每日 2 次）（Ⅱa，B）、非诺贝特（Ⅱb，B）进一步降低 ASCVD 风险。

七、2 型糖尿病管理

2 型糖尿病是 ASCVD 的主要危险因素。对于 2 型糖尿病患者，首先也应启动生活方式干预。心血管健康的饮食模式（地中海饮食、DASH 饮食及素食）、运动和减重可以减少 2 型糖尿病患者心血管病发生率和死亡率。指南提出，成年 2 型糖尿病患者建议采用有益心血管健康的饮食模式，每周应进行至少 150 分钟中等强度身体活动或 75 分钟高强度身体活动，以改善血糖、控制体重及其他 ASCVD 危险因素（Ⅰ，A）。

对于 2 型糖尿病的药物治疗，多项研究已证实二甲双胍作为一线药物，对降低糖化血红蛋白水平、控制体重和改善 ASCVD 结局有益，且安全性较好。近年来的降糖新药 SGLT-2 抑制剂可降低 2 型糖尿病患者复合心血管事件发生率和心力衰竭住院率，部分 GLP-1 受体激动剂被发现可降低成年 2 型糖尿病患者的 ASCVD 风险。基于以上结果，本指南推荐成年 2 型糖尿病患者，启动生活方式干预并启用二甲双胍作为一线治疗（Ⅱa，B）；合并其他 ASCVD 危险因素的成年 2 型糖尿病患者，在改善生活方式和二甲双胍治疗的基础上，即便血糖已控制也可考虑选择有心血管获益的 SGLT-2 抑制剂（Ⅱb，B）、GLP-1 受体激动剂（Ⅱa，B），以降低心血管病风险。

八、阿司匹林的使用

目前，阿司匹林在心血管病一级预防中的获益作用尚有争议，并且会增加严重出血和胃肠道出血的风险，因此，使用阿司匹林作为一级预防需要充分评估缺血与出血风险。研究表明，ASCVD 高风险患者预防性应用阿司匹林的获益风险比更佳。因此，指南推荐具有 ASCVD 高危且合并至少 1 项风险增强因素但无高出血风险的 40~70 岁的患者，可考虑应用低剂量阿司匹林进行 ASCVD 一级预防（Ⅱb，A），ASCVD 中低危患者（Ⅲ，A）、年龄<40 岁或>70 岁的患者（Ⅲ，B）、高出血风险的患者（Ⅲ，C）不建议使用阿司匹林作为一级预防。这一观点与《2019 ACC/AHA 心血管病一级预防指南》一致。

九、总结

《心血管病一级预防指南》就如何对个体及人群进行心血管风险评估，如何依据心血管风险进行危险因素干预给出了详细的推荐意见，对临床工作中心血管病的一级预防有重要指导作用，对全民健康也具有重大意义。

（董 玢 董吁钢）

参考文献

［1］国家心血管病中心. 中国心血管健康与疾病报告 2019 [M]. 北京 : 科学出版社 , 2020: 8-10.

［2］中华医学会心血管病学分会 , 中国康复医学会心脏预防与康复专业委员会 , 中国老年学和老年医学会心脏专业委员会 , 等 . 中国心血管病一级预防指南 [J]. 中华心血管病杂志 , 2020, 48 (12): 1000-1038.

［3］BLUMENTHAL R, FOODY J, WONG N. Preventive cardiology: a companion to Braunwald's heart disease [M]. Maine: Saunders, 2011: 4.

［4］中国心血管病预防指南 (2017) 写作组 , 中华心血管病杂志编辑委员会 . 中国心血管病预防指南 (2017) [J]. 中华心血管病杂志 , 2018, 46 (1): 10-25.

［5］ARNETT D K, BLUMENTHAL R S, ALBERT M A, et al. 2019 ACC/AHA Guideline on the primary prevention of cardiovascular disease: a report of the American College of Cardiology/American Heart Association Task Force on Clinical Practice Guidelines [J]. J Am Coll Cardiol, 2019, 74 (10): e177-e232.

［6］中国成人血脂异常防治指南修订联合委员会 . 中国成人血脂异常防治指南 (2016 年修订版)[J]. 中华心血管病杂志 , 2016, 44 (10): 833-853.

2020年《中国健康生活方式预防心血管代谢疾病指南》解读

　　心血管代谢疾病(包括高血压、糖尿病、血脂异常、冠心病和脑卒中等)是我国居民的主要死因,造成了巨大的疾病负担,据估计,我国现有高血压患者2.45亿人,糖尿病患者1.3亿人,冠心病患者1 139万人,脑卒中患者1 300万人。研究表明,保持健康生活方式是心血管代谢疾病一级预防的基础和根本措施。新时期卫生工作政策已经从"疾病"转向"健康",强化一级预防,提高全民健康水平。然而,由于我国近年来工业化和城镇化的不断加剧,居民不健康膳食和不良生活方式流行率呈现不断上升的趋势,而且我国缺乏针对生活方式管理预防心血管代谢疾病的推荐和建议,这势必会进一步加剧心血管疾病的防控形势。

　　为了进一步推动和落实国家的方针政策,由顾东风院士牵头,中华预防医学会等8个专业委员会共同起草了《中国健康生活方式预防心血管代谢疾病指南》,并于2020年3月在《中华预防医学杂志》《中华糖尿病杂志》《中华健康管理学杂志》和《中国循环杂志》上联合发布。该指南将心血管病以及高血压、糖尿病、血脂异常等代谢性疾病进行有机整合,强调心血管代谢疾病的共同管理,重点围绕合理膳食、保持充分身体活动、戒烟、限酒四个方面,纳入最新国内外研究证据,进行证据等级评估,提出了适合中国人群的健康生活方式推荐。该指南从实用性出发,给基层医务人员和公众提供易于阅读、可操作性强的生活方式管理指导知识。本文从指南的六个核心要点入手,进行详细解读。

一、终生坚持健康的生活方式是心血管代谢疾病一级预防的根本措施

　　该指南回顾了健康生活方式与心血管代谢疾病相关性的全球研究证据,以及我国的相关健康政策。近30年来,随着全球研究证据的不断积累,美国心脏协会、美国心脏病学会、欧洲心脏病协会等权威组织陆续发布指南,明确指出通过生活方式管理可以改善心血管健康状态,并有效预防心血管病、糖尿病等慢性病。近年来,国内外相关研究证据不断更新,进一步阐明了膳食、身体活动等生活方式因素与心血管代谢疾病的关系,尤其是提供了大量中国人自己的研究证据。我国心血管病相关指南也指出,健康生活方式是一级预防的基础措施,但缺乏系统的针对健康生活方式预防心血管代谢疾病的建议。2016年,《"健康中国2030"规划纲要》从全国战略层面上强调推进并普及全民健康生活方式行动,强化家庭和高危个体健康生活方式指导及干预,引导形成自主自律、符合自身特点的健康生活方式。该指南以此为纲领,进一步归纳整合最新研究证据,明确强调了终生坚持健康的生活方式在心血管代谢疾病一级预防中的重要性,并在心血管病、糖尿病等慢性病一级预防指南已有推荐的基础上,结合最新国内外研究证据,提出适合我国成人通过保持健康生活方式预防心血管代谢疾病的推荐意见,切实助力健康中国战略的实施和全民健康生活方式行动的推进。

二、合理膳食,提倡保持"中国居民平衡膳食"模式

　　不合理膳食是造成全球和我国心血管代谢疾病死亡和疾病负担的重要危险因素。据

估计,我国不合理膳食造成的心血管代谢疾病死亡已经从 1982 年的 107 万人增加到了 2010—2012 年的 151 万人。近 30 年来,我国居民不合理膳食问题日益凸显,如脂肪、添加糖摄入量逐步增加,碳水化合物摄入量逐渐减少,钠盐摄入远高于世界卫生组织推荐量,而膳食纤维、微量营养素摄入量明显不足,这也是我国心血管代谢疾病高发的一个重要原因。我国研究显示,合理膳食(蔬菜水果、鱼、豆制品、红肉和饮茶任意 2 项及以上达标)可预防 5.1% 的心血管病发病。每日蔬菜水果摄入量达到 500g,可使高血压患者血压进展风险可降低 17%,而且每日蔬菜水果摄入量与心血管病发病风险呈非线性的剂量反应关系;每日牛奶摄入量每增加 100g,心血管病发病风险可降低 11%;经常饮茶可使心血管病发病风险分别降低 20%;另外,鸡蛋摄入量与心血管病风险之间呈 U 型关系。因此,《健康中国行动(2019—2030)》明确强调合理膳食的重要性,倡导合理膳食行动,并将其列为重点专项任务,提出了具体的行动目标和方向。

该指南基于我国居民的饮食习惯和食物种类特点,结合膳食与心血管代谢疾病一级预防的研究证据,明确指出合理膳食可预防心血管代谢疾病,提倡保持"中国居民平衡膳食"模式(强调食物多样化,注意能量平衡)是能够满足居民营养和健康需要的理想膳食模式,并从谷薯类、蔬菜水果、鱼、肉、蛋、奶、豆制品及油、盐、茶等方面,凝练出适用于我国人群的膳食建议。指南建议如下:

(一)重点强调保持平衡膳食营养结构

"中国居民平衡膳食"模式强调食物品种多样,以谷类为主,能量平衡,其中食物多样是平衡膳食模式的基本原则,建议多摄入不同种类食物,每日尽可能达到 12 种及以上。

(二)明确谷类为主是平衡膳食的基础

建议增加全谷物、杂粮、杂豆和薯类的摄入;建议增加蔬菜水果摄入;建议适量食用鱼、蛋、豆制品和乳制品,适量饮茶,具体如下:

1. 谷薯类　　谷薯类食物含有丰富的碳水化合物、矿物质、B 族维生素、膳食纤维等。建议每天应摄入 250~400g,要粗细搭配,建议常吃杂粮、杂豆,如小米、玉米、燕麦、红小豆、绿豆和芸豆等。

2. 蔬菜与水果　　每天摄入不少于 500g 蔬菜和水果,其中新鲜蔬菜推荐摄入量应达到 300~500g,尤其是深色蔬菜(如菠菜、西红柿、胡萝卜、紫甘蓝等),要保证一半以上;新鲜水果摄入量应达到 200~350g,不能使用果汁代替。

3. 鱼类　　鱼肉富含优质蛋白质和丰富的不饱和脂肪酸,每周摄入量应不少于 300g;建议采用煮蒸等非油炸类烹饪方法,这样可以减少营养素的流失。

4. 畜禽肉类　　建议每天摄入畜禽肉类 40~75g,红肉(如猪、牛、羊肉类)中的脂肪尤其是多为饱和脂肪酸含量较高,摄入量不宜过多,特别注意不食用陆生野生动物。

5. 蛋类　　蛋类(包括鸡蛋、鸭蛋、鹅蛋等)富含优质蛋白质、维生素和矿物质,建议每周吃鸡蛋 3~6 个,同时注意每天控制膳食中的胆固醇摄入量。

6. 大豆及坚果类　　大豆中富含蛋白质、膳食纤维、钾、钙等营养素,建议每天食用大豆 25g(相当于南豆腐 125g 或豆腐丝 50g)。坚果富含脂类、蛋白质、矿物质等营养素,建议每周 50~70g。

7. 奶类及乳制品　　奶类等乳制品是膳食钙和蛋白质的重要来源,建议每天喝液态奶 150~300g。

8. 茶　　建议适量饮茶,以每月茶叶消耗量为 50~250g 为宜,绿茶更佳。

（三）建议减少钠盐、加工肉类、饱和脂肪酸和含糖饮料摄入，并控制膳食胆固醇摄入量，具体如下：

1. 含糖饮料　含糖饮料指添加糖含量在 5% 以上的饮品，建议不喝或少喝。

2. 盐　根据世界卫生组织标准，建议每天摄入食盐应 <5g，约为啤酒瓶盖一平盖，烹饪时少放盐，少吃腌制食品及黄酱、腐乳等。

3. 食用油　建议每天不超过 20g，约为 2 瓷勺，菜籽油、玉米油、葵花籽油、豆油、亚麻籽油、茶油和橄榄油等更佳，并经常调换使用。

4. 复合维生素及脂肪酸　无明确证据支持，因此不建议单独服用膳食补充剂预防心血管代谢疾病，尤其是孕妇等特殊人群，如果需要服用，务必先咨询医生。

三、保持充分的身体活动，减少久坐，合理选择运动类型

大量研究证据显示，身体活动不足与心血管代谢疾病的发病相关，而增加身体活动、减少久坐可以明显获益，短期内即可减轻焦虑情绪、降低血压；长期可降低高血压、糖尿病和心血管病等慢性病发病率，并可以降低死亡风险，提高预期寿命，我国研究显示，达到身体活动推荐量可使心血管病发病和死亡风险可分别降低 26% 和 35%，长时间维持推荐水平可使心血管病发病风险降低 43%。

该指南根据身体活动的特点、内容、生理功能和运动方式等，将其分为四种类型，分别为有氧运动（如跑步、快走、骑车、游泳等）、增加肌肉型身体活动（如仰卧起坐、俯卧撑、深蹲起立等）、增强骨骼型身体活动（如跳绳、跑步、举重等）和平衡型活动（如弓步走、倒退走、单脚站立等）。

该指南使用的身体活动强度评价方法包括绝对强度和相对强度两种，绝对强度衡量指标有代谢当量（MET）和千步当量时间，相对强度指标有最大心率百分比和自我感知强度，具体定义如下：

代谢当量（MET）：1MET 相当于每千克体重每分钟消耗 3.5ml 氧，或每千克体重每小时消耗 1kcal 能量的活动强度。

千步当量时间：完成 1 千步当量（以 4km/h 的速度步行 10 分钟）所需要的时间。

最大心率百分比：个体运动时的心率占最大心率的百分比，其中最大心率 =220– 年龄。

自我感知强度：通过个体主观用力和疲劳感的程度来判断身体活动的强度，可通过 0~10 级量表测量。0 级，休息状态；1~2 级，感觉弱或很弱；3~4 级，感觉温和；5~6 级，中等；7~8 级，疲惫感；9~10 级，非常疲惫。

使用不同评价方法评价后，都可以进一步换算为身体活动强度，具体换算关系如下：

低强度：1.1~2.9MET，或千步当量时间 >10 分钟，或最大心率百分比 40%~59.9%，或自我感知运动强度 <5 级。

中等强度：3~5.9MET，或千步当量时间 4~10 分钟，或最大心率百分比 60%~74.9%，或自我感知运动强度 5~6 级。

高强度：≥6MET，或千步当量时间 ≤4 分钟，或最大心率百分比 ≥75%；或自我感知运动强度 ≥7 级。

该指南结合最新研究证据和我国人群特征，提出了适合国人的身体活动推荐，并指出所有人都应当增加运动、减少久坐，即使少量增加身体活动也能带来健康获益，具体推荐如下：

1. 推荐健康成年人尽可能少坐多动　每周至少进行 150 分钟中等强度（如慢速骑车、

步行、跳社交舞、广场舞等,整理床铺、搬桌椅、拖地、手洗衣服、清扫地毯等家居活动)或 75 分钟高强度(如竞走或跑步、快速骑车、跳绳、游泳、篮球、足球、负重爬山等)有氧身体活动,或相当量的两种强度活动的组合;如果身体情况允许,可提高到每周 300 分钟中等强度或 150 分钟高强度有氧身体活动,或相当量的两种强度活动的组合,但应先进行科学评估,且要循序渐进。

2. 增强肌肉型运动　可带来不同于有氧运动的健康获益,推荐健康成年人每周至少有 2 天进行针对所有主要肌肉群(包括腹、胸、背、腿、臀、肩部和手臂肌肉等)的增强肌肉型身体活动,如俯卧撑、仰卧起坐、深蹲起立等。通常建议每组动作重复 8~12 次,每次 2~3 组,循序渐进,从而增加肌肉强度和耐力。

3. 睡眠过短或过长、睡眠障碍(如呼吸异常和失眠等)等与心血管代谢疾病风险增加有关,推荐每天睡眠时间保持在 6~8 小时,这将具有较好的心血管健康保护作用。

四、戒烟限酒,避免吸入任何形式的烟草,限制酒精摄入量

全球疾病负担研究显示,2019 年吸烟造成的疾病负担位列第二位,仅次于高血压,每年造成全球 319 万例心血管病死亡。我国人群吸烟率居高不下,现有吸烟人数超过 3 亿人,被动吸烟危害严重,给我国带来了巨大的疾病负担,已经成为我国亟待解决的重要公共卫生问题。2019 年,吸烟导致我国心血管病死亡和伤残调整寿命年损失分别达到了 97.5 万和 2 359 万。吸烟是心血管代谢疾病的独立危险因素并且效应较强,因此指南推荐所有人都应避免吸入任何形式的烟草;对吸烟者要使其充分了解吸烟的危害,反复为其提供戒烟建议,制定戒烟步骤,动员家人和亲朋好友帮助其戒烟;在法律法规方面上,指南倡导各级政府制定有效的控烟法律法规,加大执行力度,为公众创造无烟环境,同时进行大力宣传,防止民众吸烟,尤其是青少年,并减少被动吸烟;指南还强调了电子烟的危害,倡导通过立法对电子烟进行监管。

饮酒与心血管代谢疾病之间的关系复杂,应限制酒精摄入量。我国研究还显示,适度饮酒也没有心血管病保护作用。指南建议,对于饮酒者应限制每天酒精摄入量[酒精摄入量 = 饮酒量(ml) × 酒精含量(%,V/V)/100 × 0.8(g/ml)],成年男性应 <25g,成年女性应 <15g,或酒精摄入量每周 ≤100g;肝肾功能不良、高血压、心房颤动、怀孕者不应饮酒;同时对于不饮酒者不建议通过少量饮酒预防心血管病。

五、特定人群健康生活方式推荐

指南还提供了特定人群的健康生活方式推荐,强调 65 岁以上老年人、代谢风险升高人群(血压升高、腹型肥胖、糖代谢异常、甘油三酯升高、高密度脂蛋白胆固醇降低,这 5 个指标中至少有 3 个异常者)或慢性病患者(如糖尿病、高血压等),应该根据自身状况改善饮食、控制体重、选择多样化的身体活动。

1. 膳食方面　指南指出对一般成年人的膳食推荐也适用于老年人,并强调老年人需积极进行户外活动,接受紫外线照射,有利于体内维生素 D 的合成和延缓骨质疏松;对于血压升高的个体,重视限制钠盐和含钠调味品的摄入;对于肥胖个体,总体原则是通过改变膳食结构和食用量来减少能量摄入,强调低能量、低脂肪、低盐、避免饮用含糖饮料、减少甜食摄入等;对于血脂异常的个体,需要控制膳食胆固醇和富含饱和脂肪酸的食物;对于糖代谢异

常者,需在专业营养师、医师指导下进行个体化医学营养治疗,调整总能量的摄入,促进血糖、血压、血脂达标。

2. 身体活动方面　针对健康人群的身体活动推荐,原则上也适合中老年居民、慢性病患者或残障人士,但这些特定人群应根据身体状况选择适合自身的身体活动类型,即使达不到健康成人的身体活动量,也需坚持进行身体活动,尤其注意避免久坐不动。

3. 戒烟限酒方面　特定人群更应注意戒烟、避免被动吸烟,并限制饮酒;尤其是糖尿病患者,不推荐饮酒,若饮酒应警惕酒精可能引发的低血糖,避免空腹饮酒。

六、促进健康生活方式相关的干预策略

指南指出,健康生活方式相关干预策略的制订和推行需要政府、媒体、社区、医疗卫生机构、企业、非政府组织等不同机构共同参与,并应重点关注膳食、身体活动、戒烟限酒、心理健康和空气污染等方面。政府层面应制定相关法律法规,并加强执法和监督力度,媒体负责民众的健康宣传教育,卫生健康相关行业学会、社团组织等要充分发挥作用,对媒体的健康科普宣传进行指导,企事业单位等应积极配合,如此才能营造健康的社会支持环境,促进健康生活方式普及。

该指南还强调将宏观策略与个体化管理相结合,开展心血管代谢疾病的风险评估,筛查高危人群,采取个体化的生活方式干预和管理方式。充分利用印刷材料、面对面个体指导、小组式咨询、电话、短信、微信、网络媒体等形式开展健康咨询教育,传播健康知识和技能,并利用"互联网+"技术,发挥人工智能在健康管理方面的优势,为传统医疗提供"助攻",促进主动健康贯穿全生命周期,强化公众主动维护健康的意识,推动人们形成新型健康理念,做好心血管代谢病的早期预防,切实助力健康中国战略的实施。

(刘芳超　李建新　鲁向锋)

参考文献

[1] 国家心血管病中心. 中国心血管健康与疾病报告 2020 [M]. 北京:科学出版社, 2021.

[2] ARNETT D K, BLUMENTHAL R S, ALBERT M A, et al. 2019 ACC/AHA Guideline on the Primary Prevention of Cardiovascular Disease: A Report of the American College of Cardiology/American Heart Association Task Force on Clinical Practice Guidelines [J]. Circulation, 2019, 140 (11): e596-e646.

[3] 中华预防医学会, 中华预防医学会心脏病预防与控制专业委员会, 中华医学会糖尿病学分会, 等. 中国健康生活方式预防心血管代谢疾病指南 [J]. 中华预防医学杂志, 2020, 54 (3): 256-277.

[4] PIEPOLI M F, HOES A W, AGEWALL S, et al. 2016 European Guidelines on cardiovascular disease prevention in clinical practice: The Sixth Joint Task Force of the European Society of Cardiology and Other Societies on Cardiovascular Disease Prevention in Clinical Practice (constituted by representatives of 10 societies and by invited experts) Developed with the special contribution of the European Association for Cardiovascular Prevention & Rehabilitation (EACPR)[J]. Eur Heart J, 2016, 37 (29): 2315-2381.

[5] ROSENZWEIG J L, BAKRIS G L, BERGLUND L F, et al. Primary Prevention of ASCVD and T2DM in Patients at Metabolic Risk: An Endocrine Society* Clinical Practice Guideline [J]. J Clin Endocrinol Metab, 2019, 104 (9): 3939-3985.

[6] XIA X, LIU F, YANG X, et al. Associations of egg consumption with incident cardiovascular disease and all-cause mortality [J]. Sci China Life Sci, 2020, 63 (9): 1317-1327.

［7］ LIU Q, LIU F, LI J, et al. Sedentary behavior and risk of incident cardiovascular disease among Chinese adults [J]. Science Bulletin, 2020, 65 (20): 1760-1766.

［8］ 中国成人血脂异常防治指南修订联合委员会 . 中国成人血脂异常防治指南 (2016 年修订版)[J]. 中国循环杂志 , 2016, 31 (10): 937-953.

［9］ 中华医学会糖尿病学分会 . 中国 2 型糖尿病防治指南 (2017 年版)[J]. 中华糖尿病杂志 , 2018, 10 (1): 4-67.

［10］ 中华医学会心血管病学分会 , 中国康复医学会心脏预防与康复专业委员会 , 中国老年学和老年医学会心脏专业委员会 , 等 . 中国心血管病一级预防指南 [J]. 中华心血管病杂志 , 2020, 48 (12): 1000-1038.

［11］ GBD Risk Factors Collaborators. Global burden of 87 risk factors in 204 countries and territories, 1990-2019: a systematic analysis for the Global Burden of Disease Study 2019 [J]. Lancet, 2020, 396 (10258): 1223-1249.

［12］ HE Y, LI Y, YANG X, et al. The dietary transition and its association with cardiometabolic mortality among Chinese adults, 1982-2012: a cross-sectional population-based study [J]. Lancet Diabetes Endocrinol, 2019, 7 (7): 540-548.

［13］ HAN C, LIU F, YANG X, et al. Ideal cardiovascular health and incidence of atherosclerotic cardiovascular disease among Chinese adults: the China-PAR project [J]. Science China Life Sciences, 2018, 61 (5): 504-514.

［14］ WANG J, LIU F, LI J, et al. Fruit and vegetable consumption, cardiovascular disease, and all-cause mortality in China [J/OL]. Science China Life Sciences, 2021. https://doi. org/10.1007/s11427-11020-11896-x.

［15］ WANG X Y, LIU F C, YANG X L, et al. Association of cardiovascular diseases with milk intake among general Chinese adults [J]. Chin Med J (Engl), 2020, 133 (10): 1144-1154.

［16］ WANG X, LIU F, LI J, et al. Tea consumption and the risk of atherosclerotic cardiovascular disease and all-cause mortality: The China-PAR project [J]. Eur J Prev Cardiol, 2020, 27 (18): 1956-1963.

［17］ LIU Q, LIU F C, HUANG K Y, et al. Beneficial effects of moderate to vigorous physical activity on cardiovascular disease among Chinese adults [J]. J Geriatr Cardiol, 2020, 17 (2): 85-95.

［18］ MILLWOOD I Y, WALTERS R G, MEI X W, et al. Conventional and genetic evidence on alcohol and vascular disease aetiology: a prospective study of 500 000 men and women in China [J]. Lancet, 2019, 393 (10183): 1831-1842.

中国人群心血管疾病危险因素的地域差异

全球疾病负担研究结果显示,对于最主要的可改变的心血管病危险因素(包括收缩压升高、低密度脂蛋白胆固醇升高、吸烟、体重指数升高,以及血糖升高),每一项导致我国年均50万到240万的心血管病死亡人数。在这样一个幅员辽阔的国家,要降低心血管病风险、减轻心血管病负担,不仅需要认识到人群风险水平存在地域差异,还需要认识到各地的主要危险因素并不相同。

目前,我国尚缺乏心血管病风的地理分布特征的全面证据。既往研究发现,我国不同地区心血管病死亡率存在显著的差异。但是对于人群的心血管病风险而言,既往的研究往往只纳入了较小的样本量、覆盖了有限地区,或者针对了部分危险因素。此外,要制定针对性的心血管病防控策略,还需要了解在人群当中哪些危险因素往往同时出现且可以一起控制,以及这些危险因素集群的分布与哪些地区特征有关。为此,基于"心血管病高危人群早期筛查与综合干预项目"的数据,我们比较了不同地区之间的心血管病人群风险的差异,描述心血管病危险因素及其集群在全国的地理分布特征。

一、项目概述与研究方法

"心血管病高危人群早期筛查与综合干预项目"于2014年立项,是我国在心血管领域唯一的一个重大公共卫生服务项目。项目深入社区开展针对常住居民的心血管病的风险筛查,对于筛查当中发现的高危对象给予行为的干预和治疗的建议,然后进行逐年的随访,具体设计方案已经先期发表。该项目一方面突出了中央财政转移支付支持社区居民体检、高危对象干预、基层人员培训的公益属性,一方面实现了风险分布描述、干预效果评价以及健康管理模式探索的研究属性。

从2015年9月1日至2019年11月30日,项目在全国31个省(自治区、直辖市)及新疆生产建设兵团中,采用典型抽样方法每省(自治区、直辖市)及新疆生产建设兵团纳入了约8个区或县,以反映不同的地理位置、经济水平和人群构成。共选择了252个项目点,包括152个农村地区的县和100个城市地区的区,共覆盖了全国约55%的地级市。各项目点邀请35~75岁的常住居民,在研究门诊接受调查和测量。项目方案得到国家心血管病中心的伦理委员会批准。

在这基础上,我们根据世界卫生组织2019年发布的东亚地区心血管病风险预测表,将预计十年心血管病发生风险大于20%的研究对象定为高心血管病风险对象,以反映人群风险水平。我们还根据全球疾病负担研究结果和世界卫生组织2002年报告,评价了人群12种心血管病危险因素,包括血压升高(≥140/90mmHg)、总胆固醇升高(≥5.0mmol/L)、血糖升高(≥7.0mmol/L)、超重或肥胖(BMI≥25kg/m²),以及吸烟、饮酒、不健康膳食(水果、蔬菜、全谷物或豆类摄入过少,红肉摄入过多)、缺乏体育锻炼等。此外,本研究还检索了政府统计年鉴等报告,收集了各项目点年均气温、平均海拔高度,以及2017年人均国民生产总值,作为当地的自然环境和社会特征指标。在地区间的比较中,我们基于2010年全国人口普查数据对心血管病高危人群比例和各种危险因素集群的得分及进行了性别和年龄标化。

　　研究采用因子分析方法探索 12 个危险因素分布特征的集群。首先,把 12 种危险因素的定量指标转化成标准正态分布,使得所有危险因素都被赋予同样的重要性。其中,健康饮食和体力活动指标(摄入频率和每日代谢当量)取负值,使它们与其他危险因素处于同样的方向,即值越大风险越高。检查了这些标准正态分布的危险因素的相关矩阵。然后,假设所有危险因素的初始共性方差均为 1,采用因子分析方法。使用 Kaiser 原则选择危险因素的集群(特征根大于等于 1 的因子被保留),并采用正交旋转方法,使得更容易解释不同因子的涵义。最后基于所有保留的因子计算每一个调查对象的因子得分,并计算人群中的得分平均值。考虑到可能存在的性别差异,上述因子分析过程在男性和女性当中分别进行了重复。

二、主要分析发现

(一) 心血管病主要危险因素

　　在参与心血管病高危人群早期筛查与综合干预项目筛查的 290 万人中,我们采用系统抽样,共将 983 476 人纳入分析。其平均年龄 55.9 岁,60.1% 为女性。596 360 人(60.6%)居住在农村地区,172 840 人(17.6%)家庭年收入超过五万元人民币,223 785 人(22.8%)接受了高中及以上的教育,963 896 人(98.0%)拥有社会医疗保险。相比于城市人群,农村地区研究对象的收入和教育水平较低,且水果和豆类的摄入较少(表 1)。

　　此外,12 种主要心血管病危险因素在地区间的分布存在较大差异。其中,收缩压升高相关风险在华北和华中地区较突出,低密度脂蛋白胆固醇升高相关风险在华南地区较突出,吸烟相关风险在西北和西南地区较突出,体重指数升高相关风险在华北地区较突出,血糖升高相关风险在西南地区较突出。

　　一项发表于 2019 年的覆盖 195 个国家的研究指出,中国是因不健康膳食导致心血管病死亡最多的国家。而本研究进一步指出,不健康的膳食习惯与心血管病风险的关联在我国各地存在差异。就畜肉摄入过多来说,我国是西南地区风险最高,而西北地区风险最低;但如果看新鲜蔬菜摄入不足的话,则是西北地区风险最高,而华中地区风险最低;再考虑粗粮摄入不足的话,又是华中地区风险最高,而华北地区风险最低。各种危险因素分布的差异之大可见一斑。

表 1　研究对象的基本特征与危险因素情况(整体和分城乡)

	整体 / 例(%)	农村地区 / 例(%)	城市地区 / 例(%)	标准化均数差
	n=983 476	n= 596 360	n= 387 116	
心血管病高危对象	16 470(16.6)	103 761(17.2)	60 709(15.7)	0.041 8
人口学与社会经济特征				
女性	590 779(60.1)	355 364(59.6)	235 415(60.8)	−0.025 0
年龄 / 岁	55.9 ± 9.9	55.9 ± 9.8	55.9 ± 9.9	0.005 5
农民	475 785(48.4)	388 613(65.2)	87 172(22.5)	0.951 8
高中教育及以上	223 785(22.8)	86 279(14.5)	137 506(35.5)	−0.501 3
家庭年收入 50 000 元及以上	172 840(17.6)	73 088(12.3)	99 752(25.8)	−0.349 6
社会医疗保险	963 896(98.0)	588 371(98.7)	375 525(97.0)	0.113 8

续表

	整体 / 例（%） n=983 476	农村地区 / 例（%） n=596 360	城市地区 / 例（%） n=387 116	标准化 均数差
疾病史				
心肌梗死	13 074（1.3）	7 660（1.3）	5 414（1.4）	−0.009 9
脑卒中	24 193（2.5）	14 368（2.4）	9 825（2.5）	−0.008 3
缺血性脑卒中	17 478（1.8）	10 366（1.7）	7 112（1.8）	−0.007 5
糖尿病	77 144（7.8）	42 326（7.1）	34 818（9.0）	−0.069 8
危险因素				
血压 ≥ 140/90mmHg	405 776（41.3）	259 995（43.6）	145 781（37.7）	0.121 1
收缩压 /mmHg	136.1 ± 20.3	137.2 ± 20.7	134.4 ± 19.7	0.141 0
舒张压 /mmHg	81.1 ± 11.3	81.6 ± 11.4	80.3 ± 11.1	0.112 2
总胆固醇 ≥ 5.0mmol/L	304 407（31·0）	186 005（31·2）	118 402（30·6）	0.006 1
总胆固醇 /（mmol·L^{-1}）	4.6 ± 1.1	4.6 ± 1.1	4.6 ± 1.1	0.010 7
血糖 ≥ 7.0mmol/L	167 480（17.0）	100 916（16.9）	66 564（17.2）	−0.007 2
血糖 /（mmol·L^{-1}）	6.2 ± 1.7	6.2 ± 1.7	6.2 ± 1.7	0.010 5
BMI ≥ 25kg/m^2	433 479（44.1）	260 732（43.7）	172 747（44.6）	−0.017 4
BMI/（kg·m^{-2}）	24.8 ± 3.4	24.7 ± 3.5	24.8 ± 3.3	−0.031 8
腰围 /cm	83.9 ± 9.7	83.6 ± 9.8	84.3 ± 9.5	−0.065 8
吸烟	196 438（20.0）	127 889（21.4）	68 549（17.7）	0.093 5
每日吸烟支数 #	18.2 ± 9.4	18.7 ± 9.5	17.3 ± 9.2	0.146 1
饮酒	77 009（7.8）	50 387（8.4）	26 622（6.9）	0.058 5
全谷物摄入不足	691 276（70.3）	436 593（73.2）	254 683（65.8）	0.154 8
水果摄入不足	493 129（50.1）	345 967（58.0）	147 162（38.0）	0.407 2
蔬菜摄入不足	172 524（17.5）	118 609（19.9）	53 915（13.9）	0.157 2
豆类摄入不足	751 529（76.4）	483 441（81.1）	268 088（69.3）	0.271 9
红肉摄入过多	177 276（18.0）	93 494（15.7）	83 782（21.6）	−0.158 9
体力活动不足	218 925（22.3）	128 944（21.6）	89 981（23.2）	−0.052 7
每日活动量（MET-hour）	16.3 ± 12.6	16.7 ± 12.8	15.6 ± 12.1	0.083 4

注:# 仅在吸烟者中统计。

（二）心血管病整体人群风险

调查对象中有 16.6%（16.6%~16.7%）属于高心血管病风险人群。不同区县之间,这一比例从最低 2.8% 到最高的 34.2%;在基于 2010 年全国人口普查的年龄和性别进行标化后,高危人群的比例为 10.3%（10.2%~10.3%）。从区县水平分析,最低为 3.1%,最高为 24.9%,中位比值比为 1.52。

总的来说（Kruskal-Wallis 检验 P 值小于 0.000 1），标化后的人群高危对象比例在东北地区［12.6%，95% CI（12.4，12.8）］和华北地区［11.4%，95% CI（11.3，11.6）］较高（95% 置信区间均超过 11），在华南地区［8.0%，95% CI（7.8，8.2）］较低（95% 置信区间均低于 9）。华东地区、西北地区、西南地区和华中地区的高危对象比例水平居中。

在既往针对单一心血管病风险指标的分析中，一般认为北方高血压的患病率较高，南方糖尿病前期的患病率较高。而在针对多种危险因素的联合分析中，结果却并不一致。相比之下，本研究分析比较了几乎所有的主要心血管病危险因素，并采用了人群风险指标，呈现了更精细水平的地理分布差异。

（三）心血管病危险因素集群

因子分析发现了六个公因子（危险因素集群）。第一个因子是"肥胖危险因素集群"，其在 BMI 和腰围上的因子载荷均超过 0.9。第二个因子是"血压危险因素集群"，在收缩压和舒张压上的因子载荷均接近 0.9。第三个因子是"主食危险因素集群"，主要反映了全谷物和豆类的摄入不足。第四个因子为"副食危险因素集群"，主要包括了水果蔬菜摄入不足和红肉的摄入过多。第五个因子为"吸烟饮酒危险因素集群"，因其在这两项危险因素尚的因子载荷较高。最后一个因子称为"代谢和体力活动危险因素集群"，因其因子载荷在血糖、血脂和体力活动上较高。在男性和女性进行亚组分析结果类似（表 2）。在总的变异当中，以上六个因子分别占 16.2%、13.6%、9.5%、8.8%、7.9% 和 7.4%。

表 2　危险因素集群

	因子 1	因子 2	因子 3	因子 4	因子 5	因子 6
	肥胖	血压	主食	副食	吸烟饮酒	代谢和体力活动
收缩压	0.110	0.896	0.012	0.029	0.006	0.141
舒张压	0.159	0.896	−0.011	0.006	0.075	−0.023
总胆固醇	−0.088	0.096	0.123	−0.183	−0.120	0.689
血糖	0.203	0.039	0.047	−0.018	0.128	0.582
BMI	0.910	0.143	−0.014	−0.022	−0.054	0.049
腰围	0.913	0.127	−0.034	−0.003	0.077	0.065
吸烟	0.048	−0.021	0.019	0.010	0.779	−0.095
饮酒	−0.026	0.091	0.017	−0.061	0.759	0.078
全谷物摄入	−0.015	−0.034	0.787	−0.017	0.015	−0.008
水果摄入	−0.040	0.080	0.448	0.579	0.166	0.070
蔬菜摄入	−0.003	−0.041	−0.055	0.795	0.021	−0.037
豆类摄入	−0.020	0.020	0.741	0.263	−0.014	0.058
红肉摄入	0.001	−0.041	−0.185	−0.560	0.150	0.067
体力活动	−0.008	−0.038	−0.311	0.338	−0.077	0.521

六种危险因素集群的地理分布也较为复杂［除因子 4 以外（$P=0.014$），Kruskal-Wallis 检验 P 值均小于 0.000 1］。例如，华北地区主要受肥胖危险因素集群和血压危险因素集群的影响，而东北地区的副食危险因素集群高于全国其他地区。尽管华南地区高危人群比例最

低,但其主食危险因素集群以及代谢和体力活动危险因素集群处于全国最高水平。

既往研究往往只通过比较人群中每种危险因素检出率的乘积和多个危险因素共存的检出率,来评价危险因素之间是否存在聚集倾向。而本研究确定了一系列具有病理生理学意义的危险因素集群,能够更加明确地指出在人群中同时存在的危险因素,且有可能被一起控制。例如,吸烟和饮酒危险因素存在聚集倾向,可通过戒烟和控酒咨询门诊来加以干预。

(四) 心血管病危险因素与地区特征

危险因素集群与地区年均气温、海拔高度和人均国民生产总值的相关性分析结果也呈现出地区之间的差异(图1,彩图见二维码1)。较高的国民生产总值与城市地区较低的副食危险因素集群及农村地区较高的代谢和体力活动危险因素集群有关。此外,人均国民生产总值与吸烟饮酒危险因素集群的相关性在城市地区和农村地区之间呈现明显的区别。

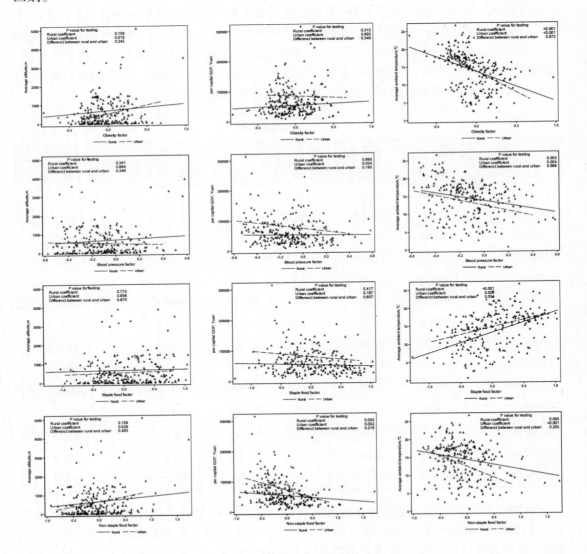

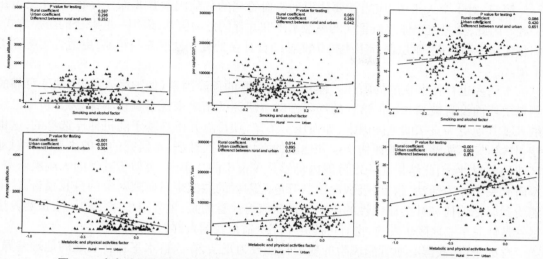

图1　6个危险因素集群与人均国民生产总值、年均气温和海拔高度之间的相关性

相比于既往在不同来源人群个体水平的研究证据,本研究发现心血管病的危险因素与当地自然环境和社会经济特征之间的关联更为复杂。气温与血压水平呈负相关,而与血糖水平正相关;气温也通过影响农业模式影响着人群的饮食习惯。既往研究报告了高血压患病率与海拔高度之间的关系,而本研究在区县水平并没有发现海拔高度与人群血压水平之间存在具有统计学意义的相关性。本研究发现人均国民生产总值与吸烟饮酒这类生活方式危险因素之间的相关性存在城乡差异——这在一定程度上说明还需要更多的研究来进一步阐释人群健康行为的复杂性。

三、对心血管病防控的意义

本研究的发现与美国既往研究中发现的"脑卒中带"(脑卒中带是指在美国西南部的一些地区,脑卒中的发生率及其他心血管病危险因素的罹患率较高)相似,这对于我国的心血管病防控具有重要价值。

首先,通过人群筛查项目等方式开展全面的危险因素调查是必要的。因此,"心血管病高危人群早期筛查与综合干预项目"应该充分利用其覆盖面广、样本量大的优势,立足各省的数据为其提供针对性的分析,而各省也可以在全国项目覆盖的区县以外,选择其他典型地区收集更多详细的信息。

第二,不同地区的政府和专业机构在资源有限的情况下,应该结合当地的最主要的危险因素去布局防控策略。这一过程中可以借鉴在国内外针对这种主要危险因素的成功的防控模式。如针对糖尿病的"大庆模式"和针对高血压的"开滦模式"等,都可以提供重要参考。

　　第三,对于个人来说,应当需要认识到心血管病的危险因素并非孤立存在,往往交织在一起。因此,要关注整体心血管病的风险水平和并存的危险因素,采用一些综合的防控方式。而相比于专科医院,基层医疗卫生机构能够结合社会处方和社区参与策略,更适合实施这类干预。

　　本研究也存在潜在的局限性。首先,一些重要的危险因素(如钠摄入)因为缺乏可靠的测量手段而没有被纳入。但这样的局限性对本研究的结果来说影响较小,因为分析中已经纳入了其他更为直接的危险因素,如血压。第二,项目点并不是基于随机抽样选择的,这也使得本研究不能够充分地评估全国和地区的平均水平。然而,本研究的目的主要是针对地区间的差异性,因此结果在一定范围内仍然是可推广的。第三,类似于其他的大规模研究,本研究关于体力活动、膳食、吸烟和饮酒等危险因素的数据来自研究对象的自我报告,这可能受到回忆偏倚和社会倾向性的影响。最后值得注意的是,世界卫生组织的风险预测算法尽管是针对东亚地区研发的,也有可能并不完全适合我国人群的异质性。

　　总的来说,我国心血管病风险的地理特征较为复杂,在人群水平存在明显的地理差异。因此需要考虑自然环境和社会经济特征,制定因地制宜的干预策略,来控制心血管病风险,降低心血管病造成的负担。

(李　希　吴超群　李　静)

参考文献

[1] ZHOU M, WANG H, ZENG X, et al. Mortality, morbidity, and risk factors in China and its provinces, 1990-2017: a systematic analysis for the Global Burden of Disease Study 2017 [J]. Lancet, 2019, 394: 1145-1158.

[2] LIU S, LI Y, ZENG X, et al. Burden of Cardiovascular Diseases in China, 1990-2016: Findings From the 2016 Global Burden of Disease Study [J]. JAMA Cardiol, 2019, 4 (4): 342-352.

[3] ZHAO Z, LI Y, WANG L, et al. Geographical variation and related factors in prediabetes prevalence in Chinese adults in 2013 [J]. Chinese Journal of Preventive Medicine (Chin), 2018, 52 (2): 158-164.

[4] HE J, KLAG M J, WU Z, et al. Stroke in the People's Republic of China. I. Geographic variations in incidence and risk factors [J]. Stroke, 1995, 26 (12): 2222-2227.

[5] WANG H, LI Y, ZHANG B, et al. Prevalence of cardio metabolic risk factors and related socio-demographic factors in adults aged 18-59 years in 15 provinces of China [J]. Chinese Journal of Epidemiology (Chin), 2018, 39 (7): 904-908.

[6] JIE W, CHENG X, LING Q, et al. Prevalence and Clustering of Major Cardiovascular Risk Factors in China: A Recent Cross-Sectional Survey [J]. Medicine, 2016, 95 (10): e2712.

[7] LU J, XUAN S, DOWNING N S, et al. Protocol for the China PEACE (Patient-centered Evaluative Assessment of Cardiac Events) Million Persons Project pilot [J]. BMJ Open, 2016, 6 (1): e010200.

[8] WHO CVD Risk Chart Working Group. World Health Organization cardiovascular disease risk charts: revised models to estimate risk in 21 global regions [J]. Lancet Glob Health, 2019, 7 (10): e1332-e1345.

[9] GBD 2016 Risk Factors Collaborators. Global, regional, and national comparative risk assessment of 84 behavioural, environmental and occupational, and metabolic risks or clusters of risks for 195 countries and territories, 1990-2017: a systematic analysis for the Global Burden of Disease Study 2017 [J]. Lancet, 2018, 392: 1923-1994.

[10] GBD 2017 Diet Collaborators. Health effects of dietary risks in 195 countries, 1990-2017: a systematic

analysis for the Global Burden of Disease Study 2017 [J]. Lancet, 2019, 393 (10184): 1958-1972.

[11] WU D M, PAI L, CHU N F, et al. Prevalence and clustering of cardiovascular risk factors among healthy adults in a Chinese population: the MJ Health Screening Center Study in Taiwan [J]. Int J Obes Relat Metab Disord, 2001, 25 (8): 1189-1195.

[12] RAITAKARI O T, LEINO M, RAKKONEN K, et al. Clustering of risk habits in young adults. The Cardiovascular Risk in Young Finns Study [J]. Am J Epidemiol, 1995, 142 (1): 36-44.

[13] WANG Q, LI C, GUO Y, et al. Environmental ambient temperature and blood pressure in adults: A systematic review and meta-analysis [J]. Sci Total Environ, 2017, 575: 276-286.

[14] VALDES S, DOULATRAM-GAMGARAM V, LAGO A, et al. Ambient temperature and prevalence of diabetes and insulin resistance in the Spanish population: Di@bet. es study [J]. Eur J Endocrinol, 2019, 180 (5): 273-280.

[15] BLAUW L L, AZIZ N A, TANNEMAAT M R, et al. Diabetes incidence and glucose intolerance prevalence increase with higher outdoor temperature [J]. BMJ Open Diabetes Res Care, 2017, 5 (1): e000317.

[16] LI X, LIU N, YOU L, et al. Patterns of Cereal Yield Growth across China from 1980 to 2010 and Their Implications for Food Production and Food Security [J]. PLoS One, 2016, 11 (7): e0159061.

[17] ROBINSON T P, WINT G R W, CONCHEDDA G, et al. Mapping the Global Distribution of Livestock [J]. PLoS One, 2014, 9 (5): e96084.

[18] MINGJI C, ONAKPOYA I J, PERERA R, et al. Relationship between altitude and the prevalence of hypertension in Tibet: a systematic review [J]. Heart, 2015, 101 (13): 1054-1060.

[19] LANSKA D J. Geographic distribution of stroke mortality in the United States: 1939-1941 to 1979-1981 [J]. Neurology, 1993, 43 (9): 1839-1851.

[20] OVBIAGELE B, GOLDSTEIN L B, HIGASHIDA R T, et al. Forecasting the Future of Stroke in the United States: a policy statement from the American Heart Association and American Stroke Association [J]. Stroke, 2013, 44 (8): 2361-2375.

[21] LI G, ZHANG P, WANG J, et al. The long-term effect of lifestyle interventions to prevent diabetes in the China Da Qing Diabetes Prevention Study: a 20-year follow-up study [J]. Lancet, 2008, 371 (9626): 1783-1789.

[22] GAO F, LIU X, WANG X, et al. Changes in Cardiovascular Health Status and the Risk of New-Onset Hypertension in Kailuan Cohort Study [J]. PLoS One, 2016, 11 (7): e0158869.

[23] LI X, LU J, HU S, et al. The primary health-care system in China [J]. Lancet, 2017, 390: 2584-2594.

国际心血管疾病患者运动心脏病学和运动训练指南解读

2018 年由美国运动医学学会（American College of Sports Medicine，ACSM）编著的《ACSM 运动测试与运动处方指南》（第 10 版）在既往版本的基础上，对患有心血管疾病或相关危险因素患者的运动方案专门设立章节，进行了详细的阐释。2020 年 8 月 29 日欧洲心脏病学会（European society of cardiology，ESC）也发布了首部针对心血管疾病患者的运动心脏病学和运动训练指南。两项指南均对心血管疾病及其危险因素患者的运动评估、训练与监测原则进行了解析，更针对各类心血管疾病患者给出了明确、详尽的运动方案。指南内容丰富、操作性强，列出的多项图表便于应用，适合作为日常医疗行为中的临床决策辅助工具，本文谨对两项指南重点内容进行简要解读。

一、将人作为一个整体进行运动前评估

两项指南都提出规律运动可以预防心血管疾病，并降低心血管疾病患者过早死亡的风险，应推荐所有心血管疾病患者进行适度的体力活动。尽管对于心血管疾病患者来说，运动有使其发生心血管意外的风险，但国外有研究指出心脏康复过程中心血管疾病并发症的发生率很低，每 169 344 人时出现 1 例心搏骤停，每 338 638 人时发生 0 例急性心肌梗死、1 例死亡，因此，医师仍需强调运动获益良多。对于患者能否参加相对剧烈的运动，需要医患双方共同决策、权衡利弊，适当的风险分层和最佳治疗对于提供更有活力的运动处方至关重要（图 1，彩图见二维码 2）。

两项指南都指出，当我们面对某个"人"是否可以做某项"运动"的临床决策时，需要首先厘清是什么样的"人"，即患有何种心血管危险因素或临床疾病，目前疾病控制情况如何，既往体检结果（心脏听诊、肺部听诊和其他心血管异常），实验室检查结果（血红蛋白、血糖、糖化血红蛋白、血脂、脂蛋白和高敏 C 反应蛋白等）；既往生活习惯如何，如饮酒、吸烟及咖啡因摄入等；运动习惯如何；工作经历和家族史；计划做什么样的"运动"，即休闲运动还是竞技运动，运动的具体类型和强度如何等，从而进行详细的运动前评估。

在"人"这个维度的评估中，除对心血管疾病的严重程度进行评价外，体适能评估也是重要的组成部分。心肺、形态、肌肉、代谢和肌肉运动共同构成全面的体适能评估，其中心肺运动试验可评估整体心血管情况，并为运动类型及强度处方提供依据。而对于"运动"来说，仍遵循频率、强度、时间、方式、量和进阶（Frequency，Intensity，Time，Type，Volume，and Progression，FITT-VP）的原则，不仅按最大摄氧量、最大心率、心率储备和自感劳累计分等区分不同耐力运动强度等级（表 1），更将多种体育运动项目就运动类型（技巧、力量、混合、耐力）和强度（低、中、高）进行分类。

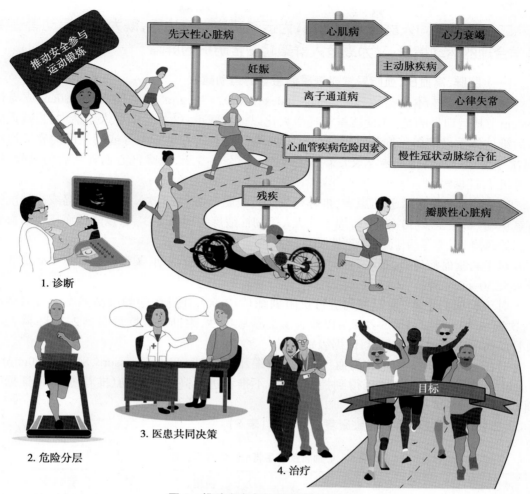

图 1　推动安全参与运动锻炼示意图

表 1　耐力运动强度分级标准

强度	最大摄氧量 /%	最大心率 /%	心率储备 /%	自感劳累程度计分	训练区间
低强度	<40	<55	<40	10~11	有氧
中强度	40~69	55~74	40~69	12~13	有氧
高强度	70~85	75~90	70~85	14~16	有氧 + 乳酸
极高强度	>85	>90	>85	17~19	有氧 + 乳酸 + 无氧

二、针对不同人群的运动指南，为运动建议划清边界，既为参与运动者提供科学合理的运动指导，又为高危人群架起安全防护的屏障

（一）肥胖、高血压、血脂异常或糖尿病患者的运动建议

对于肥胖者［体重指数（body mass index，BMI）≥30kg/m^2 或腰围女性>80cm 或男性>94cm］，其运动目的是：①使能量消耗最大化以促进减重；②将运动融入生活中，为减重成功后维持体重做准备。推荐每周进行抗阻训练（≥3 次），并进行中等或高强度的有氧运动（每次至少 30 分钟，每周 5~7 天），柔韧性锻炼每周 ≥2~3 天，以降低心血管疾病的风险（推荐等级 I，证据级别 A）。

对于控制良好的高血压患者，推荐每周进行抗阻训练（≥3 次），并进行中等或高强度的有氧运动（每次至少 30 分钟，每周 5~7 天），柔韧性锻炼每周 ≥2~3 天，以降低血压及心血管疾病的风险（推荐等级 I，证据级别 A）。

对于高脂血症患者，推荐每周 3.5~7 小时中等强度体育活动，柔韧性锻炼每周 ≥2~3 天或每天 30~60 分钟。

对于糖尿病患者，推荐每周进行抗阻训练（≥3 次），并进行中等或高强度的有氧运动（每次至少 30 分钟，每周 5~7 天），以改善胰岛素敏感性，柔韧性锻炼每周 ≥2~3 天，降低心血管疾病的风险（推荐等级 I，证据级别 A）。

对于血压未得到控制的高血压患者［收缩压（systolic blood pressure，SBP）>160mmHg（1mmHg=0.133kPa）］，在血压得到控制之前，不推荐进行高强度运动（推荐等级 III，证据级别 C）。

（二）心血管疾病患者心脏康复运动建议（表 2）

表 2　心血管疾病患者心脏康复运动建议

	有氧	抗阻	柔韧性
频率	至少 ≥3 次/周，≥5 次/周最佳	2~3 次/周，隔天进行	≥2~3 次/周，每天做效果最好
强度	40%~80% 的运动能力，用 HRR、VO$_2$R、VO$_{2peak}$ 表示。未进行运动测试者，按坐位或站立位 HRrest + 20 次/min 到 HRrest + 30 次/min 或 RPE 12~16（6~20 评分）	在没有明显疲劳的情况下每个动作重复 10~15 次；RPE 11~13（6~20 评分）或 40%~60% 1-RM	达到拉紧或轻度不适感
时间	20~60 分钟	1~3 组；8~10 个锻炼全身肌肉群的动作	静态拉伸保持 15 秒，每个动作重复 ≥4 次
方式	上肢功率车、上下肢功率车、直立或卧式自行车、卧式踏步机、划船机、椭圆机、爬楼梯、跑台	选择患者使用起来安全、舒适的设备	重点关注四肢和腰部主要关节静态和动态拉伸，考虑 PNF 技术

注：1-RM，One repetition maximum，1 次最大重复重量；HRR，Heart rate reserve，储备心率；Hrrest，Resting heart rate，安静心率；PNF，Proprioceptive neuromuscular facilitation，本体感受性神经肌肉易化拉伸术；RPE，Rating of perceived exertion，主观疲劳感觉；VO$_2$R，Oxygen uptake reserve，储备摄氧量；VO$_{2peak}$，Peak oxygen uptake，峰值摄氧量。

1. 冠心病患者的运动建议 对于患有长期慢性冠脉综合征的人群,推荐在运动前对其进行运动诱发不良事件的风险分层(推荐等级Ⅰ,证据级别C),除了个体化推荐的技能性运动外,不建议运动诱发不良事件高风险人群或残留缺血人群参加竞技运动(推荐等级Ⅲ,证据级别C)。

对于急性冠脉综合征后的患者恢复锻炼,推荐其进行以运动为基础的心脏康复,以降低心源性死亡率和再住院率(推荐等级Ⅰ,证据级别A)。

对于冠状动脉起源异常的年轻人或运动员,不推荐血管起始角度过尖锐或大血管间走势异常的冠状动脉起源异常患者参与大多数中等或高心血管要求的竞技体育项目(推荐等级Ⅲ,证据级别C)。

对于有心肌桥和持续性缺血或最大运动负荷试验期间复杂心律失常者不推荐进行竞技运动(推荐等级Ⅲ,证据级别C)。

2. 慢性心力衰竭患者的运动建议

(1)中低射血分数心力衰竭患者运动处方推荐:推荐所有心力衰竭患者常规讨论运动参与,并为其提供个性化运动处方(推荐等级Ⅰ,证据级别A)。

建议所有病情稳定的患者进行以运动为基础的心脏康复,以提高运动能力和生活质量,并降低再住院率(推荐等级Ⅰ,证据级别A)。

在考虑进行一项体育运动之前,推荐对心力衰竭危险因素控制和治疗预先进行优化,包括装置置入(如果适用)(推荐等级Ⅰ,证据级别C)。

无论其症状如何,不推荐射血分数降低性心力衰竭患者进行高强度力量和耐力运动(推荐等级Ⅲ,证据级别C)。

(2)射血分数保留性心力衰竭人群进行锻炼和参加体育运动的推荐:建议进行中等耐力和动态抗阻运动,同时进行生活方式干预,并对心血管危险因素(如高血压病和2型糖尿病)进行最佳治疗(推荐等级Ⅰ,证据级别C)。

3. 无症状的心脏瓣膜病患者进行锻炼的推荐 患有严重主动脉瓣狭窄的患者不推荐参与中强度和高强度的竞技或娱乐运动(推荐等级Ⅲ,证据级别C)。

左心室射血分数(left ventricular ejection fraction,LVEF)≤50%的重度主动脉瓣关闭不全和/或运动性心律失常的患者不推荐参与中强度和/或高强度的竞技或娱乐运动(推荐等级Ⅲ,证据级别C)。

LVEF<60%的重度二尖瓣反流患者不推荐参与竞技运动(推荐等级Ⅲ,证据级别C)。

对于重度(二尖瓣面积<1cm²)的二尖瓣狭窄患者,不推荐参加任何竞技运动或轻至中等强度的休闲运动锻炼(推荐等级Ⅲ,证据级别C)。

4. 心肌病患者进行锻炼的推荐

(1)一般推荐:推荐对所有规律锻炼的心肌病患者进行危险分层的年度评估(推荐等级Ⅰ,证据级别C)。

(2)肥厚型心肌病患者锻炼和运动参与的推荐:有以下任何危险指标异常不推荐。

1)心脏症状或心搏骤停史或不明原因晕厥。

2)5年内的中等ESC风险评分(≥4%)。

3)静息左室流出道梯度>30mmHg。

4)运动引起的血压反应异常。

5)运动引起心律失常的人群,不推荐参加高强度锻炼(包括娱乐和竞技运动)(推荐等级Ⅲ,证据级别 C)。

（3）扩张型心肌病患者锻炼和运动参与的推荐:出现下列任何一种情况的扩张型心肌病患者不推荐参加高强度或极高强度的运动,包括竞技运动。

1）心搏骤停或不明原因晕厥的症状或病史。

2）LVEF<45%。

3）动态心电图或运动试验中频繁和/或复杂的室性心律失常。

4）心脏磁共振出现广泛的钆延迟强化(>20%)。

5）高危基因型(层蛋白 A/C 或细丝蛋白 C)(推荐等级Ⅲ,证据级别 C)。

5. 心肌炎和心包炎患者锻炼的推荐　推荐在急性心肌炎康复后进行综合评估,使用影像学检查、运动负荷试验和动态心电图监测来评估运动相关的心原性猝死风险(推荐等级Ⅰ,证据级别 B)。

对于急性心包炎完全康复者,推荐在休息 30 天至 3 个月后恢复所有形式的锻炼,包括竞技运动,这取决于疾病的严重程度(推荐等级Ⅰ,证据级别 C)。

对于可能或明确诊断为新发心肌炎或心包炎者,不推荐在炎症活跃时参加休闲或竞技运动(推荐等级Ⅲ,证据级别 C)。

急性心肌炎后 3~6 个月不推荐参加中到高强度锻炼(推荐等级Ⅲ,证据级别 B)。缩窄性心包炎患者不推荐参加中到高强度锻炼,包括竞技运动(推荐等级Ⅲ,证据级别 C)。

6. 心律失常患者锻炼的推荐

（1）对心房颤动患者的运动推荐:推荐进行规律体育锻炼以预防心房颤动(推荐等级Ⅰ,证据级别 A)。

推荐在参加体育运动前进行评估,并管理结构性心脏病、甲状腺功能障碍、酗酒或滥用药物,以及其他会导致心房颤动的主要原因(推荐等级Ⅰ,证据级别 A)。

对于复发性、症状性心房颤动和/或考虑对运动表现的影响而不想接受药物治疗的运动锻炼者,推荐进行心房颤动消融治疗(推荐等级Ⅰ,证据级别 B)。

不推荐正在接受抗凝治疗的心房颤动患者进行有直接身体接触或容易受伤的运动(推荐等级Ⅲ,证据级别 C)。

（2）对预激合并阵发性室上性心动过速患者进行锻炼和运动的推荐:对于有心悸症状的患者,推荐进行综合评估以排除(潜在)预激综合征、结构性心脏病和室性心律失常(ventricular arrythmia,VA)(推荐等级Ⅰ,证据级别 B)。

推荐有预激综合征合并确诊心律失常的竞技运动和业余运动员进行旁道消融(推荐等级Ⅰ,证据级别 C)。

对于无症状预激的竞技/专业运动员,推荐进行电生理检查以评估猝死风险(推荐等级Ⅰ,证据级别 B)。

（3）对室性期前收缩或非持续性室性心动过速患者的运动推荐:推荐基线心电图检查有≥2 个连发室性期前收缩的患者(或对于高强度耐力运动员,基线心电图有≥1 次室性期前收缩)进行全面评估(包括详细的家族史)以排除潜在的结构性心脏疾病或心律失常情况(推荐等级Ⅰ,证据级别 C)。

推荐有频发室性期前收缩和非持续性室性心动过速的患者进行全面的检查,包括动态心电图监测、12 导联心电图、运动试验以及适宜的影像检查(推荐等级Ⅰ,证据级别 C)。

此外,目前针对心血管疾病患者的运动锻炼方面,多个领域尚缺乏足够的研究证据,致使依据 C 类证据（专家共识）制定的指南建议较多。诸如运动对心血管疾病患者的预后、竞技运动员的心血管评估、高强度运动对心血管疾病的作用与安全性、运动和心房颤动的关系，以及心肌桥的风险等目前仍欠缺深入研究的部分，正是我们未来的工作方向所在。

  总之，欧美两项指南的推出，为参与心血管疾病管理，尤其是心脏运动干预的医务工作者引领了明确的方向。一方面，我们应树立并引导公众"运动贯穿终生"的理念，但同时也应正视运动中的心血管风险，强调"无评估不康复"；医患应就如何开展运动锻炼共同决策，将相关内容详细记录进病历，并持续随访、更新。每一位心血管科医师都应做运动干预的践行者与推广者，以实际行动遵循指南建议，推动学术进步。

（宋燕新　赵　威）

参考文献

［1］ American College of Sports Medicine. ACSM's guidelines for exercise testing and prescription.(Tenth edition)[M]. Philadelphia: Wloters Kluwer, 2018.

［2］ PELLICCIA A, SHARMA S, GATI S, et al. 2020 ESC Guidelines on sports cardiology and exercise in patients with cardiovascular disease [J]. Eur Heart J, 2021, 42 (1): 17-96.

［3］ SCHEINOWITZ M, HARPAZ D. Safety of cardiac rehabilitation in a medically supervised, community based program [J]. Circulation, 2005, 103 (3): 113-117.

［4］ YUMUK V, TSIGOS C, FRIED M, et al. European Guidelines for obesity management in adults [J]. Obes Facts, 2015, 8 (6): 402-424.

［5］ WILLIAMS B, MANCIA G, SPIERING W, et al. 2018 ESC/ESH Guidelines for the management of arterial hypertension [J]. Eur Heart J, 2018, 39 (33): 3021-3104.

［6］ FLETCHER B, BERRA K, ADES P, et al. Managing abnormal blood lipids: a collaborative approach [J]. Circulation, 2005, 112 (20): 3184-3209.

［7］ PAN B, GE L, XUN Y Q, et al. Exercise training modalities in patients with type 2 diabetes mellitus: a systematic review and network meta-analysis [J]. Int J Behav Nutr Phys Act, 2018, 15 (1): 72.

［8］ FLETCHER G F, ADES P A, KLIGFIELD P, et al. Exercise standards for testing and training: a scientific statement from the American Heart Association [J]. Circulation, 2013, 128 (8): 873-934.

［9］ THOMPSON P D, FRANKLIN B A, BALADY G J, et al. Exercise and acute cardiovascular events placing the risks into perspective: a scientific statement from the American Heart Association Council on Nutrition, Physical Activity, and Metabolism and the Council on Clinical Cardiology [J]. Circulation, 2007, 115 (17): 2358-2368.

［10］ SOUSA-UVA M, NEUMANN F J, AHLSSON A, et al. 2018 ESC/EACTS Guidelines on myocardial revascularization [J]. Eur J Cardiothorac Surg, 2019, 55 (1): 4-90.

［11］ CERRATO E, BARBERO U, D'ASCENZO F, et al. What is the optimal treatment for symptomatic patients with isolated coronary myocardial bridge？A systematic review and pooled analysis [J]. J Cardiovasc Med (Hagerstown), 2017, 18 (10): 758-770.

［12］ LONG L, MORDI I R, BRIDGES C, et al. Exercise-based cardiac rehabilitation for adults with heart failure [J]. Cochrane Database Syst Rev, 2019, 1 (1): CD003331.

［13］ SCHUMM J, GREULICH S, WAGNER A, et al. Cardiovascular magnetic resonance risk stratification in patients with clinically suspected myocarditis [J]. J Cardiovasc Magn Reson, 2014, 16 (1): 14.

［14］ ENRICO A, MANLIO C, CLAUDIO M, et al. Clinical presentation and outcome in a contemporary cohort of patients with acute myocarditis [J]. Circulation, 2018, 138 (11): 1088-1099.

［15］MORSETH B, GRAFF-IVERSEN S, JACOBSEN B K, et al. Physical activity, resting heart rate, and atrial fibrillation: the Tromso Study [J]. Eur Heart J, 2016, 37 (29): 2307-2313.

［16］AHLSSON A, ATAR D, CASADEI B, et al. 2016 ESC Guidelines for the management of atrial fibrillation developed in collaboration with EACTS [J]. Eur J Cardiothorac Surg, 2016, 50 (5): e1-e88.

［17］BRUGADA J, KATRITSIS D G, ARBELO E, et al. 2019 ESC Guidelines for the management of patients with supraventricular tachycardia. The Task Force for the management of patients with supraventricular tachycardia of the European Society of Cardiology (ESC)[J]. Eur Heart J, 2019, 41 (5): 655-720.

［18］LEE V, PERERA D, LAMBIASE P. Prognostic significance of exercise-induced premature ventricular complexes: a systematic review and meta-analysis of observational studies [J]. Heart Asia, 2017, 9 (1): 14-24.

肥胖和心血管健康：肥胖症与心血管疾病最新科学声明解读

2021年5月，AHA发布了"肥胖症与心血管疾病"的最新科学声明。该声明利用最新的临床研究证据，明确了腹部肥胖和内脏肥胖与心血管疾病（cardiovascular disease，CVD）发生风险的关系；着重阐述了肥胖对冠心病（coronary artery heart disease，CHD）、心力衰竭（简称"心衰"）和心律失常的诊断、治疗，以及临床结局的影响；系统综述了较新的药物疗法和干预措施（如减肥手术和生活方式的调整）在减少肥胖患者CVD发生中的作用。

一、异位脂肪沉积与CVD发生风险的相关关系

1. 需要将BMI与腹围联合进行临床CVD风险评估　越来越多的临床证据支持把内脏肥胖作为心血管疾病的危险因素。腹围（WC）是腹部脂肪的评价指标，在体重正常的个体中，高WC也可显示出较高的CVD风险，与心血管代谢疾病、CVD相关，并可以预测死亡率。在超重和肥胖的人群中，内脏脂肪组织（VAT）水平低的人，CVD风险较低，被称为代谢健康型肥胖。将代谢健康型肥胖患者与VAT过量患者进行比较，VAT过多的人群独立于BMI，是CVD风险最高的亚组。影像学研究表明，内脏肥胖的一个常见伴随症状是肝脏脂肪堆积，但肝脏脂肪过多是否与CVD的高风险相关尚不明确。

2. 心包和心外膜脂肪沉积与CVD风险相关　与CVD风险相关的其他异位脂肪沉积主要指心包和心外膜脂肪组织沉积。心包脂肪是指左或右主冠状动脉上部以下心包囊内的总脂肪含量，可通过CT成像检测。在校正了年龄、性别、BMI和WC后，心包脂肪与CVD相关。在AS的多种族研究中，心包脂肪与全因CVD、ASC和心衰的高风险相关。将心包脂肪添加到临床参数和冠状动脉钙（CAC）评分中，可提高对这些结局的风险识别能力。

心外膜脂肪组织是指心肌外壁与心包脏层之间的内脏脂肪。这种脂肪组织来源于胚胎棕色脂肪组织，并向血管系统释放细胞因子和趋化因子。它与CVD和2型糖尿病（T2DM）患者的总体心血管健康评分和动脉僵硬度相关，可能是心血管风险指标。

3. 其他肥胖和身体组成指标与CVD发生风险的相关关系　WC与身高的比值（考虑到身体大小）可能是CVD的更好预测指标。此外，腰臀比（WHR）已被证明可独立于BMI预测心血管死亡率。CT、MRI、超声、双能X射线吸收测量、空气置换容积描记术和生物电阻抗分析的非各向异性测量，都可用于量化体脂成分。AHA的科学声明"不同种族和民族人群中，肥胖和心血管风险的识别"详细总结了体脂成分测量与心血管风险的关系。

4. 生活方式干预对异位/心包脂肪沉积的影响　大量研究表明，生活方式干预，如糖尿病预防计划和运动，与药物治疗一样有效降低体脂和VAT含量，甚至比药物更有效。荟萃分析报告证实，在没有体重减轻的情况下，运动能导致VAT减少6.1%。最有益的运动干预是有氧运动。同样，高强度运动减少VAT的效果并不优于中等强度运动，3个月的步行导致VAT减少的幅度比对照组更大。达到目前建议的150min/周的体力活动足以减少VAT，而额外的活动不会进一步减少VAT。通过限制热量减少体重的干预措施也能有效降低VAT。在大多数研究和荟萃分析中，运动干预比饮食干预显示更有效降低VAT。尽管荟萃分析没有发现运动能显著减少心外膜脂肪，但热量限制已被证明可减少肝脏、心外膜和心包脂肪。

二、肥胖患者的冠心病诊断

该声明中回顾了使用非侵入性和侵入性方法评估肥胖患者 CHD 的优点和局限性。基线 ECG 可能受肥胖的影响,肥胖患者的最大运动试验能力受损[呼吸困难、机械受限、左室舒张功能不全(LVDD)]。其他模态如核医学方法、负荷超声心动图、药物负荷和负荷心脏磁共振成像可能对肥胖人群 CHD 的评估有意义。CAC 筛查和 CCTA 可用于 CHD 鉴别诊断,冠状动脉造影仍是鉴别 CHD 诊断的"金标准"。

三、肥胖患者伴发冠心病的临床管理

1. 肥胖悖论与 CVD 风险和结局　肥胖是 CVD 的一项重要危险因素,因为肥胖患者伴随发生 CVD 的比率更大,发生 CVD 事件的年龄更轻,平均寿命比正常体重的人更短。然而,在超重,特别是 1 级肥胖人群中,BMI 和其他身体成分参数与 CVD 短期(≤10 年)不良结局相悖。这种传统流行病学的逆转,被称为肥胖悖论。肥胖悖论的根本原因尚不清楚。但无论 BMI 如何,心肺健康的差异是评估 CVD 预后的更好指标。同时,也有人提出可能存在"瘦悖论",即低体脂百分比和低 BMI 伴更少的能量储备,可能是 CVD 不良结局的相关预测因素。

2. 减肥管理和 CHD 风险　减肥管理的总体目标是减轻体重并长期保持较低的体重。通过测量患者的 BMI 和 WC,进行超重和肥胖程度的初步评估和减肥治疗效果的指导。此外,体力活动,特别是有氧运动可以独立于体重减轻,改善胰岛素敏感性和内皮功能、减少促炎标志物表达。LEADER 试验证明利拉鲁肽药物治疗可减少 T2DM 患者主要心血管不良事件(major adverse cardiovascular events,MACE)和心血管死亡。多项研究表明,减肥手术与较低的 CHD[急性心肌梗死、不稳定心绞痛、经皮冠状动脉介入治疗(PCI)或冠状动脉旁路移植术(CABG)]发病率和心血管死亡率相关。迄今,还没有关于减肥手术对 MACE 发生率的随机对照试验(RCT)研究报道。

3. 肥胖患者的 PCI 及管理

(1)肥胖与 PCI 预后研究:Cath PCI 注册研究通过多变量校正分析发现,肥胖与较高的死亡率和较低的出血率独立相关。另一项注册研究报告,与超重患者相比,重度肥胖患者中造影剂肾病、需要透析治疗的肾病和血管并发症(几乎完全是股动脉)显著增多。英国心血管干预学会注册中心报告指出,PCI 30 天后,BMI ≥ 25kg/m² 的患者死亡率较低。PCI 术后 5 年内,BMI>25kg/m² 是生存率更高的独立预测因素。APPROACH 注册研究报告超重或肥胖患者的 6 个月死亡率低于 BMI 正常的患者。

低 BMI 患者 PCI 后事件发生率比肥胖患者多。前瞻性 PCI 研究的荟萃研究证实,BMI 较低(<18.5kg/m²)患者 MACE 的发生风险较高,而 BMI 较高(>30.0kg/m²)的患者 MACE 的风险较低。865 774 名 PCI 或 CABG 治疗的患者的荟萃分析也证实,BMI 类别与 PCI 或 CABG 术后全因死亡率和 MACE 呈 U 型关系。

(2)肥胖患者的抗血小板治疗:与体重正常的患者相比,肥胖患者表现出较高的血小板反应性。与非肥胖的患者相比,肥胖组服用阿司匹林 1 小时和服用阿司匹林 24 小时后的血小板反应性均较高。肥胖和 T2DM 患者的药代动力学 / 药效学研究发现,肠溶性阿司匹林的高阿司匹林血小板反应性最强。此外,肥胖相关的内皮功能障碍和持续的低度炎症导致

血小板消耗量增加,血小板周转率增加和环氧合酶-1更新加速,导致血栓素依赖性血小板功能的快速恢复和阿司匹林效应丧失。

肥胖患者服用氯吡格雷和普拉格雷治疗后,患者BMI与残余血小板反应性之间存在相关关系。与肥胖合并代谢综合征患者相比,没有代谢综合征的肥胖患者对噻吩吡啶类药物的反应更好,并且与非肥胖患者反应类似,提示代谢状态较BMI与血小板反应性的相关关系更强。与服用氯吡格雷的患者相比,服用普拉格雷的肥胖患者血小板高反应性发生率较低。对肥胖患者和非肥胖患者服用普拉格雷的比较显示,28%的肥胖患者具有较高治疗血小板反应性,而非肥胖患者的血小板反应性为4%($P<0.01$)。

尽管研究表明肥胖可能促进血小板活化并钝化抗血小板药物的作用,但临床观察指出了一种肥胖悖论,即肥胖患者在急性冠脉综合征后可能有更好的结局,再梗死或死亡风险可能较低。涉及血小板检测的数据往往相互矛盾,样本量太小,无法对临床结局得出决定性结论,也无法对肥胖患者抗血小板治疗的剂量调整提出建议。

4. 肥胖与外科血运重建术 对胸外科学会数据库(1997—2000年间接受单纯CABG的559 004例患者)的分析显示,与BMI为18.5~34.9kg/m^{2}的患者相比,中度肥胖患者(n=42 060,BMI 35~39.9kg/m^2)和重度肥胖患者(n=18 735,BMI>40kg/m^2)住院死亡率较高。这些结果与既往的研究结果相悖。以往研究发现,肥胖患者CABG术后的死亡率没有显著增加。相反,肥胖患者术后脑血管事件、心肌梗死和术后出血的发生率似乎并不高。肥胖患者术后心房颤动(AF)发生率较高,住院时间较长。在一项对接受单独CABG的患者进行的大型队列研究中,WC独立于BMI,与术后AF、机械通气和再插管时间延长、肾功能不全和术后新的肾替代治疗、血液感染、胸骨伤口感染、在ICU和住院时间长相关。肥胖还被确定为浅表伤口感染和隐静脉采血部位感染的危险因素。

四、肥胖与心律失常、心衰

1. 肥胖与心衰 肥胖是高血压、CVD和左室肥厚的主要危险因素,也是发生心衰(HF)的主要危险因素。肥胖对左室功能,尤其是左室舒张功能存在着不利影响。多项研究证实,肥胖是心衰的主要危险因素。在校正了其他危险因素后,BMI每增加1单位,男性心衰发病率增加5%,女性增加7%。过度肥胖患者的WC、WHR和腰高比,也与心衰风险独立相关。最近的研究还表明,与射血分数降低的心力衰竭(HFrEF)相比,较高的BMI与射血分数保留的心力衰竭(HFpEF)的风险更密切相关。Pandey等对3项大型纵向研究的分析表明,较高的BMI与HFpEF风险之间存在更大的关联,超重和1级肥胖者患者HFpEF的风险分别高出38%和56%,并独立于其他心血管危险因素。在所有BMI分类中,低适应性与心衰的高风险显著相关,这可能解释了接近50%的心衰风险与BMI相关。

2. 肥胖与心律失常

(1)肥胖与心源性猝死:肥胖被确定为心源性猝死(SCD)最常见的非缺血性原因。BMI每增加5个单位,患SCD的风险就增加16%。腹部肥胖是SCD的标志物。这种关联的潜在机制可能包括LVH、QT间期延长、室性早搏和自主神经失衡。肥胖介导SCD的一个常见症状是QRS波碎裂,这是异质性传导的一项替代指标。QRS波碎裂和纤维变性是SCD的独立预测因子,提示肥胖在介导折返性室性心律失常中的潜在作用。鉴于CVD导致的死亡约有一半是由SCD引起的,肥胖也是减轻社会SCD公共卫生负担的一个治疗目标。此外,BMI相关的胸阻抗增高还可能降低除颤成功率。研究表明,严重肥胖与住院期间院内心脏停搏后死亡率增高和预后不良相关。

(2)肥胖与心房颤动:据估计,肥胖可能占 AF 病例的 1/5。并且,中年 BMI 较高与晚年 AF 发生密切相关。BMI 每增加 5 个单位,发生 AF 的风险增高约 29%。BMI 每增加 5 个单位,术后 AF 增加 10%,消融后 AF 增加 13%。BMI 在 $30\sim34.9kg/m^2$ 的阵发性 AF 进展到永久性 AF 的概率增加 54%,2 级肥胖(BMI $35.0\sim39.9kg/m^2$)的风险增加 87%。超重和肥胖通过多种机制增加 AF 的风险,包括结构重构和电重构,导致心律失常基质的形成。此外,肥胖患者左房重构明显,收缩力受损;在校正了高血压、睡眠呼吸暂停和糖尿病等常见心血管危险因素后这些特征仍然明显。最新的队列研究表明,肥胖患者心房重构明显增多、有低电压区、传导减慢,ECG 分级增加。心外膜脂肪沉积较多的区域,改变更明显,提示心外膜脂肪在促进 AF 中的作用。心外膜脂肪组织是一种重要的促心律失常基质,这可能解释肥胖患者 AF 的过度风险。AF 与心外膜脂肪的关联强度大于腹型肥胖和整体肥胖的测量值。

3. 肥胖患者心衰及心律失常的干预治疗

(1)心衰肥胖患者的生活方式干预:很少有证据表明,心衰患者的体重减轻会导致更好的主要临床结局或生存率。但体重减轻可能会减轻症状,改善生活质量和其他疾病,如睡眠呼吸暂停或糖尿病。此外,晚期心衰患者的体重减轻可提高肥胖患者接受积极干预措施的可能性,如左心室辅助装置植入和心脏移植。因此,对于伴有心衰的肥胖患者,为了改善体质进行的体育活动和运动训练,应予积极鼓励。对于可能存在最大心衰风险的肥胖老年人群,则需制订有效的维持体重和改善功能结局的策略。

(2)心衰患者的减肥药物治疗:虽然目前有许多药物适用于减肥,但只有一种脂酶抑制剂——奥利司他,具有有限的治疗 HF 伴肥胖患者的有效性和安全性评价。最初为 T2DM 患者开发的几种新药已显示有望治疗肥胖和 HF。胰高血糖素样肽 -1 受体激动剂(至少利拉鲁肽)和钠 - 葡萄糖协同转运蛋白 2 抑制剂治疗已被证明对减肥和减少心衰住院和心血管死亡有效。在超重 / 肥胖和 HFrEF 患者中,服用达格列净的患者,无论是否存在糖尿病,发生 HF 恶化或心血管死亡的风险低于安慰剂组。

(3)晚期心衰患者的肥胖管理:晚期心衰通常被认为是减肥手术的禁忌证,但减肥手术的小规模研究表明,肥胖心衰患者的左室功能、心肌力学和功能分类均有改善。最近的一项回顾性研究也表明,减肥手术可降低有心衰病史患者的心衰住院率。最近的心衰指南并未强调减肥,这些指南认识到了与严重肥胖相关的高风险。显然,需要努力减肥,特别是减少肥胖发展到 2 级或 3 级水平。3 级肥胖是心脏移植的相对禁忌证,因为与接受心脏移植的正常体重患者相比,接受心脏移植的肥胖患者,急性排斥反应率和 5 年死亡率更高。但肥胖并没有被普遍认为是左室辅助装置植入的一种禁忌证,尽管肥胖会带来一些不良影响,如更高的装置传动系感染率,而且临床试验通常排除了 3 级肥胖患者。对于用了左室辅助装置,预期行心脏移植的肥胖患者,仍要努力减肥,包括多学科方法,如热量限制、体力活动 / 运动训练,甚至减肥手术,可以增加肌肉质量和功能,可能有助于左心室恢复,且肯定可以使心脏移植获得更好的成功。

(4)心衰患者的肥胖管理:AF 患者减肥的获益已被认同。RCT 研究和队列研究均证实,强化减肥和心脏代谢危险因素管理计划,随访 15 个月,可使 AF 负荷的累积时间大大缩短、症状负荷减轻、AF 基质严重程度评分减少和心脏重构减轻。同时,许多其他心血管危险因素,包括血压和血脂均得到改善。五年的长期随访证明,如果每个人都能够实现体重减轻 ≥10% 的目标,AF 发生率减少到原来的 1/6。除了控制心率、节律以及适当的抗凝外,

AF 基质的动态特征是 AF 管理的第四大支柱。

五、结论

肥胖是一种异质性疾病，具有相似 BMI 的个体可能存在不同的代谢和心血管疾病风险。因此，肥胖相关的心血管并发症不仅由整体脂肪量介导，还取决于区域体脂的个体分布差异及其对心脏结构和功能产生的负性影响。随着肥胖症的患病率增高，需要全面系统评估肥胖相关心脏的潜在功能障碍，并通过改善管理更好地治疗肥胖症慢性病。

（刘 丹 闫承慧）

参考文献

［1］ PICHÉ M E, POIRIER P, LEMIEUX I, et al. Overview of epidemiology and contribution of obesity and body fat distribution to cardiovascular disease: an update [J]. Prog Cardiovasc Dis, 2018, 61 (2): 103-113.

［2］ SHAH R V, ANDERSON A, DING J Z, et al. Pericardial, but not hepatic, fat by CT Is Associated With cv outcomes and structure: the Multi-Ethnic Study of Atherosclerosis [J]. JACC Cardiovasc Imag, 2017, 10 (9): 1016-1027.

［3］ COUTINHO T, GOEL K, DE SA D C, et al. Combining body mass index with measures of central obesity in the assessment of mortality in subjects with coronary disease: role of "normal weight central obesity" [J]. J Am Coll Cardiol, 2013, 61 (5): 553-560.

［4］ VERHEGGEN R J, MAESSEN M F, GREEN D J, et al. A systematic review and meta-analysis on the effects of exercise training versus hypocaloric diet: distinct effects on body weight and visceral adipose tissue [J]. Obes Rev, 2016, 17 (8): 664-690.

［5］ HORWICH T B, FONAROW G C, CLARK A L. Obesity and the obesity paradox in heart failure [J]. Prog Cardiovasc Dis, 2018, 61 (2): 151-156.

［6］ MARSO S P, DANIELS G H, BROWN-FRANDSEN K, et al. LEADER Steering Committee; LEADER Trial Investigators. Liraglutide and cardiovascular outcomes in type 2 diabetes [J]. N Engl J Med, 2016, 375 (4): 311-322.

［7］ FISHER D P, JOHNSON E, HANEUSE S, et al. Association between bariatric surgery and macrovascular disease outcomes in patients with type 2 diabetes and severe obesity [J]. JAMA, 2018, 320 (15): 1570-1582.

［8］ PAYVAR S, KIM S, RAO S V, et al. In-hospital outcomes of percutaneous coronary interventions in extremely obese and normal-weight patients: findings from the NCDR (National Cardiovascular Data Registry)[J]. J Am Coll Cardiol, 2013, 62 (8): 692-696.

［9］ HOLROYD E W, SIRKER A, KWOK C S, et al. The relationship of body mass index to percutaneous coronary intervention outcomes: does the obesity paradox exist in contemporary percutaneous coronary intervention cohorts？Insights from the British Cardiovascular Intervention Society Registry [J]. JACC Cardiovasc Interv, 2017, 10 (13): 1283-1292.

［10］ PARK D W, KIM Y H, YUN S C, et al. Association of body mass index with major cardiovascular events and with mortality after percutaneous coronary intervention [J]. Circ Cardiovasc Interv, 2013, 6 (2): 146-153.

［11］ BEAVERS C J, HERON P, SMYTH S S, et al. Obesity and antiplatelets: does one size fit all？[J]. Thromb Res, 2015, 136 (4): 712-716.

［12］ PRABHAKAR G, HAAN C K, PETERSON E D, et al. The risks of moderate and extreme obesity for coronary artery bypass grafting outcomes: a study from the Society of Thoracic Surgeons'database [J]. Ann

Thorac Surg, 2002, 74 (4): 1125-1130.

[13] KENCHAIAH S, EVANS J C, LEVY D, et al. Obesity and the risk of heart failure [J]. N Engl J Med, 2002, 347 (5): 305-313.

[14] HOOKANA E, JUNTTILA M J, PUURUNEN V P, et al. Causes of nonischemic sudden cardiac death in the current era [J]. Heart Rhythm, 2011, 8 (10): 1570-1575.

[15] MAHAJAN R, NELSON A, PATHAK R K, et al. Electroanatomical remodeling of the atria in obesity: impact of adjacent epicardial fat [J]. JACC Clin Electrophysiol, 2018, 4 (12): 1529-1540.

[16] BOZKURT B, AGUILAR D, DESWAL A, et al. Contributory risk and management of comorbidities of hypertension, obesity, diabetes mellitus, hyperlipidemia, and metabolic syndrome in chronic heart failure: a scientific statement from the American Heart Association [J]. Circulation, 2016, 134 (23): e535-e578.

[17] FLYNN K E, PIÑA I L, WHELLAN D J, et al. Effects of exercise training on health status in patients with chronic heart failure: HF-ACTION randomized controlled trial [J]. JAMA, 2009, 301 (14): 1451-1459.

[18] SHIMADA Y J, TSUGAWA Y, BROWN D F M, et al. Bariatric surgery and emergency department visits and hospitalizations for heart failure exacerbation: population-based, self-controlled series [J]. J Am Coll Cardiol, 2016, 67 (8): 895-903.

[19] ABED H S, WITTERT G A, LEONG D P, et al. Effect of weight reduction and cardiometabolic risk factor management on symptom burden and severity in patients with atrial fibrillation: a randomized clinical trial [J]. JAMA, 2013, 310 (19): 2050-2060.

饮食模式与心血管健康

一、中国人群饮食结构与心血管疾病流行病学特点

　　饮食结构与模式的选择是心血管疾病预防和管理中的重要环节之一。近 20 年来,随着经济的快速发展及城市化进程的推进,我国居民饮食结构发生较大变化。中国营养协会最新颁布的《中国居民膳食指南科学研究报告 (2021)》数据显示,1992—2015 年期间,中国居民饮食中动物蛋白质比例由 18.9% 增加至 35.2%,碳水化合物供能占比由 70.1% 下降至 55.3%,城镇与乡村饮食结构差异逐渐缩小。虽然中国居民营养不良的状况明显改善,但是当今的中国人群饮食结构与模式存在诸多增加心血管、代谢性疾病风险的因素,如钠盐摄入量超标、脂肪供能占比过高、新鲜蔬菜水果摄入不足等(图 1)。《中国居民营养与健康状况监测报告(2010—2013)》显示,2012 年家庭人均每日烹调用盐高达 10.5g;2019 年该指标下降至 9.3g,但距离《中国心血管病一级预防指南》中提出的每日食盐摄入量不超过 5g 的要求仍有较大差距。2015 年我国成年居民膳食脂肪摄入量为 82.9g/d,膳食脂肪供能比为 35.8%,膳食脂肪供能比超过 30.0% 的人群比例高达 67.9%。2012 年水果摄入量相较于 2002 年呈下降趋势,人均每日水果摄入量不足 50g。膳食比例失调已成当前心血管疾病防治工作面临的一大难题。

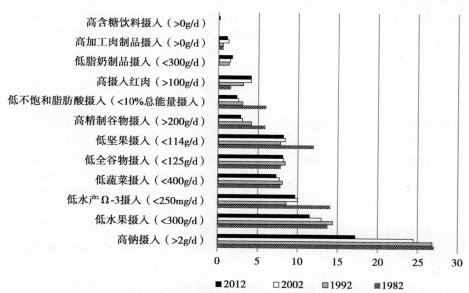

图 1　中国成年居民不良膳食因素对心血管代谢性疾病死亡归因百分比

　　代谢紊乱是促进心血管疾病发生发展的重要危险因素。2020 年中国成年居民超重率与肥胖率分别为 34.3% 和 16.4%,合计超过全国成年人口一半(50.7%)。2019 年我国心血管病现患人数约 3.3 亿人,心血管死亡占城乡居民总死亡原因的首位。随着中国医疗水平大幅提升,心血管疾病过早死亡率逐年下降,心血管疾病患者生存期的延长,我国心血管疾病

患者基数仍呈上升趋势。不科学的饮食结构、营养失衡、过高的油盐摄入是心血管疾病发病率呈上升态势的重要原因之一,普及合理膳食相关知识,推行健康饮食模式是加强心血管疾病防治的重要工作内容之一。

二、饮食模式对心血管健康的影响与意义

饮食模式是指不同食物种类、比例、数量的组合,具有一定的区域性。近年来,世界各地区研究者更加关注饮食模式的平衡与健康,特定的饮食模式内容中不同食物组成部分具有协同作用,合理的膳食模式一般具有高新鲜蔬菜、全谷物、优质脂肪摄入,低胆固醇、调味用盐、反式脂肪、精细碳水化合物摄入以及烹饪方式简单等特点,合理健康的饮食模式可以降低发生肥胖、高胆固醇血症、糖尿病的风险,有助于心血管疾病预防及管理。饮食模式与心血管疾病死亡率的关系已经得到多项研究的证实(表 1),以全谷物、蔬菜、水果为主辅以橄榄油、鱼、红酒以及少量奶制品、禽类的地中海饮食模式可以显著降低人群心肌梗死、卒中、心血管病死亡风险,心血管高危人群执行植物性饮食可以显著降低全因死亡的风险,DASH(Dietary Approaches to Stop Hypertension)饮食模式是通过使用植物蛋白和单不饱和脂肪替代部分碳水化合物供能,以减少钠盐、热量、酒精的摄入,增加钾、钙的摄入为主要特点的一种针对高血压人群的特殊饮食模式,DASH 饮食可以有效控制高血压人群血压水平,降低心血管事件发生率,进而改善心血管远期预后。

表 1　饮食模式与心血管健康的大型临床研究及主要结论

年份	研究名称	研究类型	主要结论
2018	PREMDIMED	随机对照临床研究	心血管高危人群中地中海饮食联合特级初榨橄榄油或坚果组的 5 年主要心血管事件(心肌梗死、卒中、心血管死亡)发生率低于低脂饮食组; 不限制植物性脂肪摄入的地中海饮食联合特级初榨橄榄油或坚果组与低脂饮食组相比不具有更高的增加中心性肥胖的风险
2020	CORDIOPREV	随机对照临床试验	冠心病人群中地中海饮食组,相较于低脂饮食组,具有更好地内皮功能调节,平衡血管稳态的作用
2018	CARDIVEG	临床交叉试验	低热量植物性饮食与地中海饮食均能有效降低体重,体重指数和脂肪含量,两者无显著差异。低脂素食在降低低密度脂蛋白胆固醇水平方面更为有效,地中海饮食降低甘油三酯水平更为有效
2018	Adventist Health Study-2	队列研究	动物蛋白高摄入者较低摄入者死亡率增加 61%;而坚果和种子类食物代替肉类作为蛋白质来源的高摄入者较低摄入者死亡率降低 40%
2015	REGARDS	纵向回顾性研究	美国南方饮食模式(高摄入油炸食品、内脏、加工肉类及甜味饮料)显著增加健康风险,其中冠心病风险增加 56%,卒中风险增加 30%
2016	PESA	队列研究	社交 - 商务饮食模式增加健康人群亚临床动脉粥样樱花风险。
2018	PURE	队列研究	每日摄入乳制品 500ml 相较于无乳制品摄入者心血管死亡率降低 23%

　　尽管诸多饮食模式已被证实在心血管疾病预防管理中可以发挥积极的作用,但是伴随着社会经济的发展与沟通方式的转变,人类社会的饮食模式也开始发生改变,2016 年 Peñalvo 等在 PESA(Progression of Early Subclinical Atherosclerosis)研究中首次提出了"社交 - 商务"饮食模式(Social-Business Eating Pattern)的概念,该饮食模式是以大量摄入红肉、深加工预制食物、高卡路里零食、酒精、含糖饮料以及频繁外出就餐行为为特点的新型饮食模式,该队列研究纳入 4 082 例 40~54 岁健康人群(平均年龄 45.8 岁,男性比例 63%)并进行为期 3~6 年的随访,结果显示遵循"社交 - 商务"饮食模式会增加健康人群中亚临床动脉粥样硬化发生率及心血管疾病患病风险。合理健康的饮食模式能够比单一食物或营养素更全面的影响心血管疾病的发生、发展,具有更强的改善心血管事件不良预后作用,普及不良饮食模式对心血管健康的危害,推广健康饮食模式可以提高心血管疾病健康管理的效率,最终降低心血管终点事件的发生及医疗成本,改善心血管预后(表 2,表 3)。

表 2　膳食摄入与降低心血管不良健康结局风险评价

食物	与健康的关系	证据级别 /可信等级
全谷物	1. 增加全谷物可降低全因死亡风险 2. 增加摄入量可降低发生心血管疾病、2 型糖尿病、结直肠癌的风险 3. 有助于维持正常体重,延缓体重增长	B
蔬菜	1. 增加摄入可降低心血管疾病的发病和死亡风险 2. 增加绿叶蔬菜、黄色蔬菜摄入量可降低 2 型糖尿病发病风险	B
水果	增加水果摄入量可降低心血管疾病、消化道肿瘤(胃癌、结直肠癌、食管癌)发病风险	B
蔬菜水果(联合摄入)	可降低心血管疾病的发病和死亡风险	B
坚果类	1. 降低成年人心血管疾病的发病和死亡风险 2. 降低全因死亡风险	B
大豆及其制品	降低心血管疾病的发生风险	B
鱼肉	1. 增加摄入可降低全因死亡风险 2. 增加摄入可降低脑卒中发病风险 3. 增加摄入可降低老年人认知功能障碍风险	B

表 3　过多膳食摄入与增加心血管不良健康结局风险的综合评价

食物	与健康的关系	证据级别 /可信等级
食盐(钠盐)	1. 高钠盐能够增加高血压的发病风险,低钠盐摄入能够降低血压水平,成年人钠摄入量限制在 2 300mg/d 内能够降低心血管疾病风险 2. 高钠盐可增加脑卒中的发病风险 3. 高钠盐可增加全因死亡风险	A
酒精	1. 酒精摄入与心血管疾病危险性呈 J 型关系;过量饮酒可显著增加心血管疾病风险 2. 少量酒精摄入(酒精摄入<14g/d)仍然会增加心血管疾病风险	B

续表

食物	与健康的关系	证据级别 / 可信等级
添加糖和含糖饮料	1. 过多摄入含糖饮料增加成人 2 型糖尿病发病风险 2. 过多摄入含糖饮料增加儿童、成年人肥胖风险	B
油脂	1. 高脂肪摄入可增加肥胖风险,减少总脂肪摄入有助于减少体重 2. 反式脂肪摄入过多可导致心血管疾病死亡风险升高	B

三、饮食模式管理的理论依据与循证医学证据

近年来,世界各国的慢性疾病预防管理指南中开始将饮食模式管理作为重要环节,美国预防服务工作组(US Preventive Services Task Force,USTPF)在 2020 年最新发布的心血管疾病预防指南中指出,合并心血管危险因素的成年人应该执行 DASH、地中海饮食等特殊饮食模式,一些基于营养物质供能比例、动植物来源、进食时间、食物加工方式等方面的差异而形成的其他特殊饮食模式(如植物性饮食、间歇性禁食、生酮饮食、低碳水化合物饮食等)也先后被证实在心血管疾病预防管理中具有一定临床意义(表 4)。

表 4　不同饮食模式的主要内容及特点

饮食模式	内容及特点
地中海饮食	膳食富含植物性食物,包括水果、蔬菜、全谷类、豆类和坚果等;食物的加工程度低,新鲜度高,以橄榄油为主要食用油,脂肪提供能量占膳食总能量比 25%~35%,其中饱和脂肪占比 7%~8%,每日摄入适量奶及奶制品,每周摄入适量鱼、禽肉和蛋类,限制红肉摄取量
DASH 饮食	严格限制钠盐的摄入,减少总热量摄入,以五谷根茎类粗粮作为主要碳水化合物供能来源,增加钾、钙的摄入;强调水果、蔬菜和低脂奶制品的摄入;包括全谷物、禽肉、鱼肉和坚果,减少脂肪、红肉、糖和含糖饮料的摄入
植物性饮食	以水果和蔬菜、豆类、坚果和全谷类食品为膳食摄入的主要成分,在此基础上少量摄入瘦肉与低脂乳品
间歇性禁食	通过短期禁食调整进食时间,主要包含三种形式: 1. 隔日禁食(alternate-day fasting)　由随意禁食日与禁食日交替进行,禁食日为每日 1 餐,该餐摄入每日需要能量的 25%; 2. 全日禁食(whole-day fasting)　每周任意 1 至 2 日完全禁食或摄入每日需要能量25%; 3. 限时进食(time-restricted feeding)　每日进食时间限制在固定的时间窗内,该时间窗一般为 6~8 小时
低碳水化合物饮食	广义低碳水化合物饮食指碳水化合物摄入量低于传统膳食指南推荐量的饮食,国际上暂无严格归纳量化定义,普遍接受的标准是每日碳水摄入量 <130g 或碳水化合物供能占比 <45%
生酮饮食	以脂肪高比例、碳水化合物低比例,适量蛋白质和其他营养素配比为特征的饮食模式,每日碳水摄入量 <50g,碳水供能占比 <10%
社交 - 商务饮食	大量摄入红肉、深加工肉制品、酒精、含糖饮料,高频外出餐饮机构进食

1. 地中海饮食　地中海饮食是以食物多样性高、营养素丰富、高单不饱和脂肪酸和膳食纤维摄入、低加工为特点的饮食模式,大量膳食指南以及研究报道已经明确地中海饮食在心血管健康领域发挥积极作用,近年来细化地中海饮食中不同营养素来源的选择进而最大化心血管获益成为临床研究的重点。

地中海饮食相较于低脂饮食,具有更强地调节内皮功能作用,即使在患有严重内皮功能障碍的冠心病(coronary heart disease,CHD)患者中,地中海饮食亦具有平衡血管稳态的作用。PREDIMED 研究是一项大型、多中心、随机对照临床试验,纳入 2 型糖尿病患者以及合并 3 个及 3 个以上心血管危险因素的无症状人群 7 447 例。在为期中位数 4.8 年的随访后,结果显示地中海饮食搭配优质脂肪(特级初榨橄榄油、坚果)的饮食方式相较于低脂饮食模式能更显著地降低心血管疾病风险;与此同时,其子研究结果表明不限制植物脂肪摄入的地中海饮食不会增加中心性肥胖的风险。Li 等人通过将合并心血管危险因素的无症状人群 1 859 例作为建模队列,6 868 例作为验证队列构建了 MEDAS 代谢特征评分,该评分可以显著反映被评估者对地中海饮食的依从性和代谢反应,并且能够提供独立于传统心血管危险因素的心血管不良事件预测价值,这项研究为心血管疾病一级预防的饮食模式选择环节提供了一定参考价值。Yaskolka 等人通过对 294 例腹部肥胖或血脂异常参与者进行为期 18 个月的临床随机对照试验,结果显示绿色地中海饮食(传统地中海饮食联合绿色植物蛋白/多酚)降低肝内脂肪的效率是传统地中海饮食的 2 倍,提示绿色地中海饮食可能在非酒精性脂肪肝疾病管理中具有巨大潜力。

随着地中海饮食在心脑血管疾病中的循证依据逐渐完善,细化地中海饮食中营养素配比及其在精准医学领域的研究逐渐成为热点。近期有研究显示地中海式饮食的心血管获益与肠道微菌群异质性密切相关。在肠道普雷沃氏菌丰度较低的人群中,地中海饮食对心脏代谢疾病保护性更为显著。2020 年间歇性禁食 - 地中海饮食(Pesco-Mediterranean)被 *JACC* 杂志评为最适合心血管疾病预防的饮食模式。

2. DASH 饮食　DASH 饮食是最早于 1997 年美国国立卫生研究院及其他相关协会提出的一种饮食模式。该饮食模式初衷旨在控制高血压及其高危人群血压水平。近年来临床研究结果表明 DASH 饮食降低心脑血管疾病风险的临床价值不仅仅局限于降低血压基线。

Juraschek 等通过对 412 例无症状成年人进行随机对照研究,结果显示与单纯低钠饮食相比,DASH 饮食的心血管获益潜在机制可能是降低血管炎症。低钠 DASH 饮食对不同血压基线水平的降压作用不同,一项研究根据参与者收缩压(systolic blood pressure,SBP)基线水平分为<130mmHg、130~140mmHg、140~149mmHg、≥150mmHg 四层,结果显示低钠(钠摄入量约为 50mmol/d)DASH 组在四种 SBP 基线分层中 SBP 下降分别为 5.3mmHg、7.5mmHg、9.7mmHg 及 20.8mmHg($P<0.001$),这提示低钠 DASH 饮食在高 SBP 基线水平人群中的心血管获益更高。DASH 饮食具有促进心血管代谢健康的临床价值,Ferguson 等人通过采集 508 例社区居民的 Dixon's DASH 评分与内脏脂肪指数等指标进行多元线性回归分析,结果显示 DASH 评分与内脏脂肪指数存在显著反比关系(β=-0.19,t=-2.73,P=0.009)。Rai 等人在 2017 年的一项纳入 44 444 例无痛风病史的男性队列研究中发现,较高的 DASH 饮食模式评分与较低的痛风患病风险相关($P<0.001$)。这些研究表明 DASH 饮食对心血管健康可能带来控制血压之外的获益。

JAMA 与 *JACC* 杂志近期先后发表评论表示,严格限钠的 DASH 饮食应该重新引起现阶段人类心血管疾病预防管理工作中的重视,DASH 饮食模式中主要营养素来源具有可选

择性灵活、获取成本低等优势,这使得 DASH 饮食模式在心血管疾病高危人群中的依从性高,更利于真实世界中心血管疾病一级预防工作的开展(表5)。

表 5 Dixon's DASH 评分

膳食构成	摄入量(男/女)	评分
蔬菜	≥4 份/d	1
水果	≥4 或 3 份/d	1
全谷物	≥4.7 或 4 份/d	1
乳制品	≥2 份/d	1
坚果、豆类	≥4 或 3 份/d	1
肉类	<170g/d	1
添加糖类	≤全天能量摄入的 3%	1
酒精	≤20g 或 10g/d	1
饱和脂肪	≤全天能量摄入的 5%	1
总分		0~9

3. 植物性饮食 目前国际上尚未对植物性饮食中植物来源食物占比制定严谨的量化标准,不同研究中对植物性饮食的定义亦存在不同程度的差异。膳食以植物来源为主的饮食模式均可以称为植物性饮食。植物性饮食不同于"纯素食"(vegan),"纯素食"会导致营养不足,易患骨质减少、肌少症和贫血。植物性饮食在心血管疾病、糖尿病的预防管理中发挥积极作用。

PURE 研究是一项共纳入 135 335 例无心血管疾病人群的大型前瞻性队列研究,该研究结果显示在矫正年龄、性别后更高的水果、蔬菜和豆类的总摄入与心肌梗死、心血管死亡率、总死亡率呈负相关。更多的植物性饮食和更少的动物性饮食可能会降低发生胰岛素抵抗、2型糖尿病的风险。

最新的研究显示植物性饮食是否具有心血管健康获益取决于植物来源食物是否健康。植物性饮食分为健康植物性饮食与不健康植物性饮食,Baden 等人归纳了之前的研究将植物来源食物进行分类(表6),并构建了素食指数(plant-based diet index,PDI)、健康素食指数(hPDI)和不健康素食指数(uPDI)以评估植物性饮食的质量,通过对 725 316 例无心血管疾病、癌症人群的队列研究发现,结果显示 12 年内改善植物性饮食质量与较低的总死亡率和心血管死亡率相关,增加不健康植物性食物的消耗与较高的总死亡率和心血管死亡率相关,该队列随访期间共记录了 6 241 例卒中病例,结果显示较高 hPDI 参与者缺血性卒中的危险比(hazard ratio,HR)较低[0.92(0.82~1.04)],hPDI 与出血性卒中没有一致性。另一项研究显示 PDI 与 hPDI 最大跌幅(4 年降幅>10%)者与保持稳定(4 年浮动<3%)者相比 4 年糖尿病患病风险增加 12%~23%,PDI 和 hPDI 在 4 年中每增加 10%,糖尿病患病风险降低 7%~9%,表明改善总体和健康植物性饮食的依从性与较低的 2 型糖尿病风险相关,而该依从性降低与较高的 2 型糖尿病患病风险相关。

表 6　植物性食物分类

分类	具体种类
健康植物性食物	全谷物,水果,蔬菜,坚果,豆类,植物油,茶,咖啡
不健康植物性食物	果汁,精制谷物,土豆(主要指煎炸、烘烤后的土豆以及土豆泥),含糖饮料,果酱,烘焙面点,糖果,含糖巧克力

4. 间歇性禁食　间歇性禁食是一种在禁食与进食之间循环的饮食模式,间歇性禁食对减脂和心血管健康指标(低密度脂蛋白、高密度脂蛋白、甘油三酯、血糖、血清胰岛素、静息心率、心率变异率、血压等)的改善通常在隔天禁食开始后的 2~4 周内变得明显,在恢复正常饮食后的几周内逐渐消失。

间歇性禁食方案可分为隔日禁食、全日禁食和限时喂养。持续 3~12 周的隔日禁食试验可有效减轻正常体重,超重和肥胖人群中的体重(3%~7%)、体脂(3~5.5kg)、总胆固醇(10%~21%)、甘油三酯(14%~42%)。持续 12~24 周的全日禁食可减少体脂(3%~9%),并有利地改善血脂(总胆固醇降低 5%~20%,甘油三酯降低 17%~50%),限时喂养的研究是有限的,目前尚无明确的结论。Su 等人通过对无禁食与间歇性禁食两个队列纵向生理数据的采集进行测序分析显示,间歇性禁食组中肠道梭状芽孢杆菌属的毛螺菌科微生物相较于无禁食组的比例明显上调。这提示产生丁酸的毛螺菌的比例升高可能是间歇性禁食促进心血管健康的重要机制之一。

间歇性禁食仅限制进食时间,而未细化摄入食物种类,这提示间歇性禁食在心血管健康预防管理中仍有巨大开发潜力。2020 年 *JACC* 杂志评论间歇性禁食 - 地中海饮食(Pesco-Mediterranean)饮食最利于促进心血管健康的饮食模式。这种饮食的特点是在地中海饮食的膳食摄入总量与种类的基础上,每天维持禁食 12~16 小时。值得注意的是间歇性禁食对 2 型糖尿病患者获益的证据仍然有限,Carter 等人通过对 137 例 2 型糖尿病患者分为平行饮食组(间歇性禁食组 70 人,持续能量控制组 67 人),并进行为期 12 个月的随访,结果显示两组在糖化血红蛋白、降低体重方面无明显差异。间歇性禁食带来的血糖波动可能会使 2 型糖尿病患者承担更高的风险,因此 2 型糖尿病患者需谨慎实行间歇性禁食。

5. 低碳水化合物饮食与生酮饮食　低碳水饮食的核心要素是降低膳食中碳水化合物的总量,生酮饮食、地中海饮食均属于广义低碳水饮食范畴,根据具体碳水化合物摄入量可以进一步将低碳水饮食细化(表7),美国糖尿病协会(American Diabetes Association,ADA)颁布的《2018 糖尿病诊疗标准》,以及 ADA 和欧洲糖尿病研究协会(European Association for the Study of Diabetes,EASD)共同发布的《2 型糖尿病管理共识》中,均指出低碳水饮食具有减重、改善糖尿病、降低心血管不良事件发生率的潜在效果。

表 7　广义低碳水化合物饮食中碳水化合物供能占比

低碳水化合物饮食分类	每日碳水化合物摄入总量 /g	每日碳水化合物供能占比 /%
极低碳水化合物饮食	<50	<10
低碳水化合物饮食	<130	<26
中碳水化合物饮食	<225	<45

低碳水化合物饮食对心血管系统的保护作用可能与其低升糖指数相关,Jenkins 等人通

过对世界五大洲范围内的 137 851 例年龄在 35~70 岁的参与者进行为期 9.5 年的随访,结果显示高升糖指数饮食与心血管疾病发病以及心血管死亡相关。

生酮饮食属于极低碳水化合饮食范畴,生酮饮食最初应用于小儿癫痫发作的预防,近期的研究表明生酮饮食通过酮体信号调节肠道稳态进而发挥心血管的保护作用。传统观点认为高碳水化合物饮食会导致胰岛素分泌过多,从而促进脂肪堆积并增加能量摄入。一项纳入 12 项维持生酮饮食 4 周以上研究的 Meta 分析结果显示,在生酮饮食期间 BMI、腰围、糖化血红蛋白、总胆固醇、甘油三酯、血压、谷草转氨酶、谷丙转氨酶呈现不同程度的降低,低密度脂蛋白胆固醇、高密度脂蛋白胆固醇、血肌酐、血尿酸、血钾无明显变化。然而 Hall 等人通过对比观察分别执行低脂高碳水饮食与生酮饮食 2 周后任意能量摄入的情况,结果显示在结束特殊饮食后的两周内低脂高碳水饮食组比生酮饮食组总任意能量摄入减少(689 ± 73) kcal/d$(P < 0.000\ 1)$,其中第 2 周减少了(544 ± 68) kcal/d$(P < 0.000\ 1)$,这与先前观点不一致,该研究提示通过生酮饮食长期控制能量摄入降低 BMI 可能存在依从性低的问题。

四、总结

有广泛有力的证据证明饮食模式在心血管及代谢健康管理中发挥一定作用。选择健康的饮食模式,可以有效地控制心血管病及代谢危险因素,并降低心血管事件风险。调整饮食结构、平衡能量摄入、设置饮食时间窗是通过改变饮食模式最大化心血管获益的重要环节,甄别及制订最佳的个体化饮食模式需要患者与医务人员共同完成,并需要社会对食物源头品质以及加工环节作出严格把控。普及不利于身体健康的饮食模式的危害,提倡健康的饮食模式以提高民众对饮食模式的重视程度,进而降低心血管病的发病风险,为心血管疾病的预防及管理奠定基石。

(何　天　蔡菁菁)

参考文献

［1］中国营养协会 . 中国居民膳食指南科学研究报告 (2021)[R]. 北京 : 人民卫生出版社 , 2021.

［2］马冠生 , 赵丽云 . 中国居民营养与健康状况监测报告 (2010-2013)[C]. 中国营养学研究发展报告研讨会论文集 , 2014: 6-13.

［3］中国心血管病一级预防指南 [J] 中华心血管病杂志 , 2020, 48 (12): 1000-1038.

［4］中国居民营养与慢性病状况报告 (2020 年)[J]. 营养学报 , 2020, 42 (6): 521.

［5］ESTRUCH R, MARTÍNEZ-GONZÁLEZ M A, CORELLA D, et al. Effect of a high-fat Mediterranean diet on bodyweight and waist circumference: a prespecified secondary outcomes analysis of the PREDIMED randomised controlled trial [J]. Lancet Diabetes Endocrinol, 2019, 7 (5): e6-e17.

［6］ESTRUCH R, ROS E, SALAS-SALVADÓ J, et al. Primary Prevention of Cardiovascular Disease with a Mediterranean Diet Supplemented with Extra-Virgin Olive Oil or Nuts [J]. N Engl J Med, 2018, 378 (25): e34.

［7］LI J, GUASCH-FERRÉ M, CHUNG W, et al. The Mediterranean diet, plasma metabolome, and cardiovascular disease risk [J]. Eur Heart J, 2020, 41 (28): 2645-2656.

［8］O'KEEFE J H, TORRES-ACOSTA N, O'KEEFE E L, et al. A Pesco-Mediterranean Diet With Intermittent Fasting: JACC Review Topic of the Week [J]. J Am Coll Cardiol, 2020, 76 (12): 1484-1493.

［9］YASKOLKA MEIR A, RINOTT E, TSABAN G, et al. Effect of green-Mediterranean diet on intrahepatic fat: the DIRECT PLUS randomised controlled trial [J/OL]. Gut, 2021 [2021-07-16]. https://gut. bmj. com/ content/early/2021/01/04/gutjnl-2020-323106. DOI: 10. 1136/gutjnl-2020-323106

［10］ YUBERO-SERRANO E M, FERNANDEZ-GANDARA C, GARCIA-RIOS A, et al. Mediterranean diet and endothelial function in patients with coronary heart disease: An analysis of t he CORDIOPREV randomized controlled trial [J]. PLoS Med, 2020, 17 (9): e1003282.

［11］ BADEN M Y, SHAN Z, WANG F, et al. Quality of Plant-Based Diet and Risk of Total, Ischemic, and Hemorrhagic Stroke [J]. Neurology, 2021, 96 (15): e1940-e1953.

［12］ CHEN Z, ZUURMOND M G, VAN DER SCHAFT N, et al. Plant versus animal based diets and insulin resistance, prediabetes and type 2 diabetes: the Rotterda m Study [J]. Eur J Epide-miol, 2018, 33 (9): 883-893.

［13］ MILLER V, MENTE A, DEHGHAN M, et al. Fruit, vegetable, and legume intake, and cardiovascular disease and deaths in 18 countries (PURE): a prospective cohort study [J]. Lancet, 2017, 390 (10107): 2037-2049.

［14］ FORCE U S P S T, KRIST A H, DAVIDSON K W, et al. Behavioral Counseling Interventions to Promote a Healthy Diet and Physical Activity for Cardiovascular Disease Prevention in Adults With Cardiovascular Risk Factors: US Preventive Services Task Force Recommendation Statement [J]. JAMA, 2020, 324 (20): 2069-2075.

［15］ STEINBERG D, BENNETT G G, SVETKEY L. The DASH Diet, 20 Years Later [J]. JAMA, 2017, 317 (15): 1529-1530.

［16］ PAGIDIPATI N J, SVETKEY L P. Time for a Renewed Focus on the DASH-Low Sodium Diet [J]. J Am Coll Cardiol, 2021, 77 (21): 2635-2637.

［17］ PEÑALVO J L, FERNÁNDEZ-FRIERA L, LÓPEZ-MELGAR B, et al. Association Between a Social-Business?Eating Pattern and Early?Asymptomatic Atherosclerosis [J]. J Am Coll Cardiol, 2016, 68 (8): 805-814.

［18］ WANG D D, NGUYEN L H, LI Y, et al. The gut microbiome modulates the protective association between a Mediterranean diet and cardiometabolic disease risk [J]. Nat Med, 2021, 27 (2): 333-343.

［19］ LIM G B. Hypertension: Low sodium and DASH diet to lower blood pressure [J]. Nat Rev Cardiol, 2018, 15 (2): 68.

［20］ JURASCHEK S P, MILLER E R, WEAVER C M, et al. Effects of Sodium Reduction and the DASH Diet in Relation to Baseline Blood Pressure [J]. J Am Coll Cardiol, 2017, 70 (23): 2841-2848.

［21］ JURASCHEK S P, KOVELL L C, APPEL L J, et al. Effects of Diet and Sodium Reduction on Cardiac Injury, Strain, and Inflammation: The DASH-Sodium Trial [J]. J Am Coll Cardiol, 2021, 77 (21): 2625-2634.

［22］ FERGUSON C C, KNOL L L, ELLIS A C. Visceral adiposity index and its association with Dietary Approaches to Stop Hypertension (DASH) diet scores among older adults: National Health and Nutrition Examination Surveys 2011-2014 [J]. Clin Nutr, 2021, 40 (6): 4085-4089.

［23］ RAI S K, FUNG T T, LU N, et al. The Dietary Approaches to Stop Hypertension (DASH) diet, Western diet, and risk of gout in men: prospective cohort study [J/OL]. BMJ, 2017 [2021-07-16]. https://doi. org/10. 1136/bmj. j1794

［24］ CHEN Z, DROUIN-CHARTIER J P, LI Y, et al. Changes in Plant-Based Diet Indices and Subsequent Risk of Type 2 Diabetes in Women and Men: Three U. S. Prospective Cohorts [J]. Diabetes Care, 2021, 44 (3): 663-671.

［25］ BADEN M Y, LIU G, SATIJA A, et al. Changes in Plant-Based Diet Quality and Total and Cause-Specific Mortality [J]. Circulation, 2019, 140 (12): 979-991.

［26］ Effects of Intermittent Fasting on Health, Aging, and Disease [J]. N Engl J Med, 2020, 382 (10): 978.

［27］ TINSLEY G M, LA BOUNTY P M. Effects of intermittent fasting on body composition and clinical health markers in humans [J]. Nutr Rev, 2015, 73 (10): 661-674.

[28] SU J, WANG Y, ZHANG X, et al. Remodeling of the gut microbiome during Ramadan-associated intermittent fasting [J]. Am J Clin Nutr, 2021, 113 (5): 1332-1342.

[29] CARTER S, CLIFTON P M, KEOGH J B. Effect of Intermittent Compared With Continuous Energy Restricted Diet on Glycemic Control in Patient s With Type 2 Diabetes: A Randomized Noninferiority Trial [J]. JAMA Netw Open, 2018, 1 (3): e180756.

[30] BUSE J B, WEXLER D J, TSAPAS A, et al. 2019 Update to: Management of Hyperglycemia in Type 2 Diabetes, 2018. A Consensus Report by the American Diabetes Association (ADA) and the European Association for the Study of Diabetes (EASD)[J]. Diabetes Care, 2020, 43 (2): 487-493.

[31] CHAMBERLAIN J J, JOHNSON E L, LEAL S, et al. Cardiovascular Disease and Risk Management: Review of the American Diabetes Association Standards of Medical Care in Diabetes 2018 [J]. Ann Intern Med, 2018, 168 (9): 640-650.

[32] JENKINS D J A, DEHGHAN M, MENTE A, et al. Glycemic Index, Glycemic Load, and Cardiovascular Disease and Mortality [J]. N Engl J Med, 2021, 384 (14): 1312-1322.

[33] GENTILE C L, WEIR T L. The gut microbiota at the intersection of diet and human health [J]. Science, 2018, 362 (6416): 776-780.

[34] ANG Q Y, ALEXANDER M, NEWMAN J C, et al. Ketogenic Diets Alter the Gut Microbiome Resulting in Decreased Intestinal Th17 Cells [J]. Cell, 2020, 181 (6): 1263-1275.

[35] CHENG C W, BITON M, HABER A L, et al. Ketone Body Signaling Mediates Intestinal Stem Cell Homeostasis and Adaptation to Diet [J]. Cell, 2019, 178 (5): 1115-1131.

[36] CASTELLANA M, CONTE E, CIGNARELLI A, et al. Efficacy and safety of very low calorie ketogenic diet (VLCKD) in patients with overweight and obesity: A systematic review and meta-analysis [J]. Rev Endocr Metab Disord, 2020, 21 (1): 5-16.

[37] HALL K D, GUO J, COURVILLE A B, et al. Effect of a plant-based, low-fat diet versus an animal-based, ketogenic diet on ad libitum energy intake [J]. Nat Med, 2021, 27 (2): 344-353.

睡眠障碍、高血压与心血管疾病

心血管疾病可防可治,干预其危险因素是预防的主要手段。高血压是致死/非致死心血管疾病的主要危险因素;睡眠障碍对多种心血管危险因素产生影响,包括高血压,并最终增加心血管事件的风险。及时识别和有效管理心血管疾病的危险因素是重要的公共卫生问题。

一、睡眠障碍与心血管病

睡眠障碍在普通人群中发病率很高。最常见的睡眠障碍是失眠症,在普通人群中患病率为 10%~30%;其次为睡眠呼吸紊乱,如阻塞性睡眠呼吸暂停(obstructive sleep apnea,OSA),成年男性患病率为 20%~30%,成年女性约为 15%。睡眠障碍与高血压、心脑血管疾病、肥胖、糖尿病、神经退行性变性疾病及癌症的发展和进展有着明显的联系,目前已经成为公共卫生问题。

(一)睡眠时长与心血管病

人的一生中大约有 1/3 的时间在睡觉。一名成年人每晚的适宜睡眠时间是 7 至 9 小时;然而,人类已经逐渐减少了睡眠时间。1900 年美国成年人的平均睡眠时间估计为 9 小时;在 1980 年大约为 7 小时;在 2000 年,平均睡眠时间下降到 6.5 小时。真实世界研究发现,大约 35.0% 的普通人睡眠时间为每晚 6 小时,29.5% 的普通人睡眠时间为每晚 7 小时。流行病学数据支持睡眠时间短与心血管事件风险之间存在相关性,睡眠不足也逐渐成为"公共卫生问题"。

2019 年 Iyas Daghlas 发表了一篇有关睡眠时长与心肌梗死之间关系的文章。这篇文章中短睡眠指短于 6 小时的睡眠时长,长睡眠指多于 9 小时的睡眠时长。该研究共纳入461 347 名没有心血管相关疾病的研究对象。结果显示,与每晚睡 6 到 9 小时相比,睡眠时间短者患心肌梗死的多变量校正风险高 20%[HR 1.20,95% CI(1.07,1.33)],睡眠时间长者的风险高 34%[HR 1.34,95% CI(1.13,1.58)];并且这种联系与其他睡眠特征无关。健康的睡眠时间甚至可以降低遗传易感性较高个体的心肌梗死风险[HR 0.82,95% CI(0.68,0.998)]。孟德尔随机化(MR)研究显示睡眠时间短与心肌梗死符合因果关系。此研究提示适当延长短睡眠者睡眠时长可能减少心肌梗死的发生。

Yu-Tsung Chou 等研究了睡眠时长与血尿酸水平之间的关系。共有 4 555 名 18 岁以上的成年人入选本研究,根据睡眠时长将研究对象分为三组;短睡眠组指睡眠短于 7 小时,正常组睡眠时长在 7~9 小时之间,睡眠过长组睡眠在 9 小时以上。结果发现短睡眠与较高的尿酸水平相关。

一些研究报告了睡眠时长与高血压之间的关系,但结果并非一致。有研究似乎表明睡眠时长与高血压之间存在 U 形关系,睡眠时间减少和睡眠时间增加的人患高血压的风险都会增加。然而,在纵向研究中发现睡眠时间短者与高血压相关,睡眠时间长者无关。

2020 年发表了一项有关失眠和高血压的前瞻性队列研究的荟萃分析,共纳入了 14

项前瞻性队列研究,涉及 395 641 名研究对象。高血压患者合并失眠的汇总风险比为 1.21 [95% $CI(1.10,1.33)$],失眠者高血压风险增加 [RR 1.27,95% $CI(1.04,1.55)$],清晨早醒者风险增加 [RR 1.14,95% $CI(1.08,1.20)$],但在入睡困难者中尚未发现差异有统计学意义 [RR 1.14,95% $CI(0.95,1.37)$]。这项荟萃分析表明,失眠与患高血压风险的增加有关。

失眠的一线治疗是认知行为疗法,保持良好的睡眠卫生习惯是认知行为疗法的一个重要组成部分,并且通常是轻度睡眠问题患者需要的唯一治疗方法。如使用催眠药,应遵循相关指南,减少滥用、误用和依赖。

(二)阻塞性睡眠呼吸暂停与心血管病

阻塞性睡眠呼吸暂停是以睡眠打鼾伴呼吸暂停和日间思睡为主要临床表现的睡眠呼吸疾病。众多研究证明 OSA 与冠心病、心房颤动、心力衰竭、卒中等心脑血管病发生及不良预后相关,是心脑血管病的重要危险因素;OSA 也是一种全身性疾病,是多种慢性疾病的源头疾病,也是引起猝死、道路交通事故的重要原因。

2020 年呼吸疾病领域权威杂志 *Eur Respir J* 上发表了一篇研究文章,发现 OSA 与心脏代谢健康密切相关。此文章的研究人员使用 FinnGen 研究(217 955 名参与者)数据进行了首次大规模的 OSA 全基因组关联研究,研究对象是其中通过全国健康登记机构确定的 1 617 名 OSA 患者。研究人员发现 OSA 与体重指数(BMI)之间存在高度的遗传相关性 [r_g=0.72,95% $CI(0.62\sim0.83)$],并伴有合并症,包括高血压、2 型糖尿病、冠心病、卒中、抑郁症、甲状腺功能减退、哮喘等(r_g>0.30)。BMI 的多基因风险评分(PRS)显示最高和最低五分位数之间的 OSA 风险增加了 1.98 倍,孟德尔随机化支持了 BMI 与 OSA 之间的因果关系。由此可见,该研究结果支持肥胖与 OSA 之间的因果关系,以及 OSA 与合并症之间的联合遗传基础。

中国的一项前瞻性研究发现,中 / 重度 OSA 在急性心肌梗死患者中患病率为 48.8%,合并中 / 重度 OSA 的患者 BMI 更高、hs-CRP 水平更高、冠脉多支病变比例更高,中 / 重度 OSA 及糖尿病是急性心肌梗死患者 1 年 MACE 的独立危险因素。

OSA 与房颤的关系也非常密切,高达 74% 的房颤患者存在阻塞性睡眠呼吸暂停,非随机研究表明,阻塞性睡眠呼吸暂停的治疗可能有助于维持窦性心律。房颤患者阻塞性睡眠呼吸暂停综合征的治疗需要综合治疗,进行密切的跨学科合作。需要随机对照试验来证实常规筛查和治疗 OSA 对房颤患者的益处。

《成人阻塞性睡眠呼吸暂停多学科诊疗指南》指出,对 OSA 患者均应进行多方面的指导。根据患者病情特点,提倡实施多学科个体化联合治疗。

(1)推荐对所有超重患者(BMI ≥ 23kg/m²)应鼓励其减重;肥胖患者根据不同病情,减重方法可分为非手术治疗和手术治疗;

(2)推荐 OSA 患者戒烟、戒酒、慎用镇静催眠药物及其他可引起或加重 OSA 的药物;

(3)建议体位治疗,包括侧卧位睡眠、适当抬高床头;

(4)建议避免日间过度劳累,避免睡眠剥夺。

无创正压通气(non-invasive positive ventilation,NPPV)作为一线治疗手段,有助于消除睡眠期低氧,纠正睡眠结构紊乱,提高睡眠质量和生活质量,降低相关并发症发生率和病死率。建议在专业医务人员的指导下实施,依照患者具体情况选择适合的 NPPV 工作模式。

睡眠是一个基本的生理过程,睡眠丧失、长期睡眠剥夺、替代节律和睡眠质量下降都是现代社会的重大问题。合适时长、高质量的睡眠不仅能保持身体功能,还能预防高血压、心血管疾病和其他慢性疾病,我们还需要更多的前瞻性队列研究来探索睡眠障碍和心血管病危险因素之间的联系,并探寻适当的治疗方法。

二、高血压与心血管疾病

高血压是心血管疾病最主要的危险因素,是导致我国心血管病发病和死亡增加的首要原因,通过控制高血压可降低心血管疾病的风险,改善我国的居民健康水平。

(一)人群血压变化与心血管疾病

随着年龄的增长,高血压的患病率在增加,心血管疾病的风险也相应增加。控制随年龄增长的高血压患病率可降低心血管疾病风险。多项研究表明,随着盐摄入量的增加,人群的平均生理血压增加,年龄增长相关的高血压发生风险也相应增加。

一项在亚马逊人群中进行的早期研究发现,相同文化背景的人群,移民者因环境变化增加了盐的摄入,这部分人群的平均生理血压随着年龄的增长而增加;而原居住区的人群,保留了原来的生活方式,盐的摄入没有增加,他们在成年期间的平均生理血压没有明显的变化,保留在 110/60mmHg 左右。另一项在巴西进行的研究也发现,如果控制盐的摄入,随年龄增长的血压升高有限。因此,盐的过量摄入是导致年龄相关的血压升高的重要原因,可使整体人群的平均生理血压升高。

按照 2017 年美国 ACC/AHA 的高血压诊断标准(收缩压 ≥130mmHg 或舒张压 ≥80mmHg),在 45~75 岁的人群中,63% 的美国人和 55% 的中国人患有高血压。相比既往的高血压诊断标准,新标准下的高血压患病率增加。在近几十年,高收入国家的人群整体血压在下降,心血管疾病的发生率相应减少。然而,在低收入国家和中等收入国家,人群整体血压在升高,高血压的发生率增加,使得全球的心血管疾病风险增加。因此,控制随年龄增长的高血压患病率、降低人群整体血压对于降低心血管疾病风险至关重要。

(二)降压治疗与心血管疾病

降压治疗可以有效降低心血管疾病的风险。SHEP 研究和 SPRINT 研究均直接证实了上述观点。SHEP 研究结果显示,同安慰剂相比,降压治疗使主要终点卒中的发生率降低 36%。在 SPRINT 研究中,强化降压组(目标收缩压<120mmHg)主要复合心血管疾病终点的发生率较标准治疗组(目标收缩压<140mmHg)低 25%,前者心血管疾病的死亡率下降 43%,全因死亡率下降 27%。在年龄 ≥75 岁患者的亚组分析中也发现了类似的结果。荟萃分析也证实了降压治疗对于预防心血管疾病的有效性。多项荟萃分析对比了随机对照研究中血压下降的实际获益和观察性研究中的预期获益。Law 等在荟萃分析中计算了收缩压下降(10mmHg)所降低的心血管疾病风险。收缩压下降 10mmHg 使卒中和冠心病发生率下降,与观察性研究中的预期获益相似,而相同的血压下降带来的卒中获益更多。由此推测,相对于冠脉循环,血压升高带来更多的脑血管事件风险。

在一些研究中,伴随治疗过程中血压的升高,心血管疾病的风险增加;而在 SGLT2 抑制剂的研究中,心血管事件发生率下降可能得益于血压的下降。这些研究结果表明了控制血压对于降低心血管疾病风险的重要性。

（三）血压控制的评估指标

关于血压控制情况,普遍的做法是依据指南建议的降压目标,评估患者血压的达标率。这可能不能反映血压随时间的波动情况。一项针对 SPRINT 研究的回顾性分析发现,收缩压的目标范围内时间(time in target range,TTR)可能预测主要的不良心血管事件(MACE)。在该研究中,最初三个月的随访时间内,收缩压 TTR 更长的人群(收缩压目标:强化降压组为 110~130mmHg;标准治疗组为 120~140mmHg),无论强化降压组还是标准治疗组,基线收缩压更低、更年轻,10 年心血管病风险更低。TTR 每增加一个标准差,MACE 风险均有下降。在平均收缩压控制于目标范围内或低于目标范围的人群中,TTR 也与 MACE 事件相关。因此,收缩压的 TTR 可以独立预测不良心血管事件风险,可能是人群血压控制质量评估和临床试验干预中血压控制评估的有用评测方法。这个观点进一步加深了对"控制的高血压"含义的理解,并且更新了"最佳血压"的定义的完整性。

（四）监测和管理血压的方法

随着高血压的定义和评估方法的变迁,高血压导致的心血管疾病归因危险度在逐渐增加。早期的冠心病归因危险度为 25%,卒中的为 50%。另一项研究中,依据新的危险分层,血压 ≥ 115/75mmHg 时冠心病的归因危险度为 49%,卒中的为 62%。然而,这些可能低估了高血压对于心血管疾病的实际归因危险。在大量的队列研究中,心血管疾病风险的估测仅基于一小部分的血压测量值,仅 1 或 2 次的血压测量不足以评估高血压负荷,预估风险很可能有剩余偏差。监测血压的有效方法很多,例如动态血压监测,特别是夜间血压监测、家庭血压监测和自动的诊室血压测量,可以更精确地评估高血压相关的心血管疾病风险。

依据科学的血压监测结果进行血压管理可以更有效地控制高血压。传统的血压管理主要依赖于内科医生,HOPE4 研究探索了新的血压管理模式。该研究主要由非内科医生的健康顾问(non-physician health workers,NPHWs)进行血压管理,干预组的 10 年心血管疾病风险(Framingham 危险评分)下降 11.17%,而对照组下降 6.4%。随访 1 年,NPHWs 干预组的收缩压绝对值下降比对照组多 11.45mmHg,两组的血压控制率分别为 69% 和 30%。因此,由非内科医生的健康顾问主导的血压管理模式,可以有效改善血压的控制,降低心血管疾病风险。

因缺乏个性化的照护以及照护的不连续性,传统的血压管理方法不能达到持续、精准监测和管理的要求。随着人工智能技术的发展,数据化的处理平台被应用于血压管理。一项研究将高血压患者纳入数据化治疗平台(Wellthy CARETM digital therapeutics,WDTx),该平台为心血管疾病人群获得个性化的疾病处理流程提供人工智能支持。每个用户可以通过该平台联系健康教练以获得生活方式指导,从 AI 辅助的聊天机器人那里得到关于饮食、体重和其他参数的实时反馈,以及获得具有循证医学证据的指南级别的教育资料。研究结果发现,通过平台管理,基线血压正常的用户,其血压(收缩压和舒张压)维持在正常范围内;而基线血压高于正常的用户,收缩压下降了 6.3mmHg,舒张压下降了 5.3mmHg。1 级高血压患者的收缩压和舒张压分别下降 7.9mmHg 和 5mmHg;2 级高血压患者的收缩压和舒张压分别下降 14.7mmHg 和 11mmHg。70% 的用户达到了国际高血压协会(ISH)推荐的目标血压(血液 <130/80mmHg)。平均动脉压下降最多的人群使用 WDTx 平台干预的概率比平均动脉压下降最少的人群高 76.4%。该研究提示将数字化的人工智能管

理平台与现有的血压管理模式相结合,可以更有效地管理高血压患者,降低心血管疾病风险。

高血压是心血管疾病的主要危险因素,其发病率随年龄增长而增加,控制盐的摄入可以预防年龄增长相关的血压升高,从而降低心血管疾病风险。良好的血压管理建立在科学监测血压基础之上,收缩压的目标范围内时间可以反映高血压的长期控制情况,可作为一种新的血压控制评估指标。培训非内科医生的健康顾问、启用人工智能管理平台等方式可以更有效的管理高血压,改善高血压的控制率,从而降低心血管疾病的风险。

(巫华兰　齐 欣)

参考文献

[1] MONTANO N, FIORELLI E, TOBALDINI E. Sleep Duration and the Heart: I Sleep, Therefore I Beat [J]. J Am Coll Cardiol, 2019, 74 (10): 1315-1316.

[2] DEL PINTO R, GRASSI G, FERRI C, et al. Diagnostic and Therapeutic Approach to Sleep Disorders, High Blood Pressure and Cardiovascular Diseases: A Consensus Document by the Italian Society of Hypertension (SIIA)[J]. High Blood Press Cardiovasc Prev, 2021, 28 (2): 85-102.

[3] DAGHLAS I, DASHTI H S, LANE J, et al. Sleep Duration and Myocardial Infarction [J]. J Am Coll Cardio, 2019, 74 (10): 1304-1314.

[4] CHOU Y T, LI C H, SHEN W C, et al. Association of sleep quality and sleep duration with serum uric acid levels in adults [J]. PLoS One, 2020, 15 (9): e0239185.

[5] LI L, GAN Y, ZHOU X, et al. Insomnia and the risk of hypertension: A meta-analysis of prospective cohort studies [J]. Sleep Med Rev, 2021, 56: 101403.

[6] 李诗琪, 张柳, 李庆云. 阻塞性睡眠呼吸暂停对免疫功能的影响 [J]. 中华结核和呼吸杂志, 2021, 44 (5): 500-504.

[7] STRAUSZ S, RUOTSALAINEN S, OLLILA H M, et al. Genetic analysis of obstructive sleep apnoea discovers a strong association with cardiometabolic health [J]. Eur Respir J, 2021, 57 (5): 2003091.

[8] 周生辉, 王晓, 范婧尧, 等. 中 / 重度阻塞性睡眠呼吸暂停对急性心肌梗死患者预后影响的前瞻性队列研究 [J]. 中华心血管病杂志, 2018, 46 (8): 622-628.

[9] LINZ D, NATTEL S, KALMAN J M, et al. Sleep Apnea and Atrial Fibrillation [J]. Card Electrophysiol Clin, 2021, 13 (1): 87-94.

[10] 陈贵海, 张立强, 高雪梅, 等. 成人阻塞性睡眠呼吸暂停多学科诊疗指南 [J]. 中华医学杂志, 2018, 98 (24): 1902-1914.

[11] KHERA R, LU Y, LU J, et al. Impact of 2017 ACC/AHA guidelines on prevalence of hypertension and eligibility for antihypertensive treatment in United States and China: nationally representative cross sectional study [J]. BMJ, 2018, 362: k2357.

[12] LAW M R, MORRIS J K, WALD N J. Use of blood pressure lowering drugs in the prevention of cardio-vascular disease: meta-analysis of 147 randomised trials in the context of expectations from prospective epidemiological studies [J]. BMJ, 2009, 338: b1665.

[13] FATANI N, DIXON D L, VAN TASSELL B W, et al. Systolic blood pressure time in target range and cardiovascular outcomes in patients with hypertension [J]. J Am Coll Cardiol, 2021, 77 (10): 1290-1299.

[14] SCHWALM J D, MCCREADY T, LOPEZ-JARAMILLO P, et al. A community-based comprehensive

intervention to reduce cardiovascular risk in hypertension (HOPE4): a cluster-randomised controlled trial [J]. Lancet, 2019, 394: 1231-1242.

[15] STOGIOS N, KAUR B, HUSZTI E, et al. Cardiovascular rish reduction in patients with hypertension using a digital therapeutics platform [J]. J Am Coll Cardiol, 2021, 77 (18): 3215.

阿司匹林在一级预防中的应用：争议与新证据

由于损伤的血管内皮具有黏附与聚集的功能，血小板是生理性止血和动脉粥样硬化血栓形成的核心参与者。动脉粥样硬化斑块的突然破裂所引发的血小板黏附与聚集以及凝血系统的激活，是机体维护脉管系统结构完整性的一种生理性防护反应，但过度反应所产生的闭塞性血栓可以导致组织一过性缺血甚至坏死。目前的抗血小板药物从不同环节干扰了血小板的活化或聚集，从而显著减少了临床血栓事件。阿司匹林作为一种抗血小板药物已经被充分评估，抗栓试验协作组对超过 100 个随机临床试验所做的荟萃分析显示，阿司匹林可以使血管性死亡减少 15%，非致命性血管事件减少 30%。

尽管阿司匹林在减少动脉粥样硬化性血栓事件方面具有无可争议的潜力，而且在临床上已经应用了上百年，但其在动脉粥样硬化性心血管疾病（ASCVD）一级预防人群中的总体疗效和安全性仍然值得商榷。最近几项大型随机对照试验评估了阿司匹林在各种一级预防人群（包括中度心血管风险的患者、糖尿病患者，以及老年人群）中的作用，对阿司匹林的临床净效益提出了质疑，近期国内外指南对阿司匹林在中度至高度 ASCVD 风险人群中的使用进行了更加严格的界定。本文对阿司匹林作用特点、在一级预防中的争议及应用做一简单综述。

一、阿司匹林的作用机制

细胞中的花生四烯酸以磷脂的形式存在于细胞膜中。多种刺激因素可激活磷脂酶 A，使花生四烯酸从膜磷脂中释放出来。游离的花生四烯酸在环氧化酶（COX）的作用下转变成前列腺素 G_2（PGG_2）和前列腺素 H_2（PGH_2）。在体内有两种同工酶，即 COX-1 与 COX-2，两者都作用于花生四烯酸，产生相同的代谢产物 PGG_2 和 PGH_2。COX-1 是结构酶，正常生理情况下即存在，主要介导生理性前列腺素类物质形成。COX-2 是诱导酶，在炎性细胞因子的刺激下大量生成，主要存在于炎症部位，促使炎性前列腺素类物质的合成，可引起炎症反应、发热和疼痛。血小板内有血栓素 A_2（TXA_2）合成酶，可将 COX 的代谢产物 PGH_2 转变为 TXA_2，有强烈的促血小板聚集作用。血管内皮细胞含有前列环素（PGI_2）合成酶，能将 COX 的代谢产物 PGH_2 转变为 PGI_2，它是至今发现的活性最强的内源性血小板抑制剂，能抑制 ADP、胶原等诱导的血小板聚集和释放。血小板产生 TXA_2 与内皮细胞产生 PGI_2 之间的动态平衡，是机体调控血栓形成的重要机制。

阿司匹林可使 COX 丝氨酸位点乙酰化，从而阻断催化位点与底物的结合，导致 COX 永久失活，血小板生成 TXA_2 受到抑制。血小板没有细胞核，不能重新合成酶，血小板的 COX 一旦失活，就不能重新生成，因此阿司匹林对血小板的抑制是永久性的，直到血小板重新生成。血小板的寿命为 7~10 天，每天约有 10% 的血小板重新生成，每天 1 次的阿司匹林足以维持对血小板 TXA_2 生成的抑制。内皮细胞是有核细胞，失去活性的 COX 可在数小时内重新合成。总体来说，阿司匹林可充分抑制血小板合成具有促栓活性的 TXA_2，而对内皮细胞合成具有抗栓活性的 PGI_2 影响不大。因此，小剂量阿司匹林发挥的是抗栓作用。

二、阿司匹林的药物代谢动力学

非肠溶阿司匹林在胃和小肠上段快速吸收,吸收后 30~40 分钟达血浆峰浓度,1 小时后对血小板功能有明显的抑制作用。相反,肠溶阿司匹林在给药 3~4 小时后血浆浓度达峰。如果是肠溶片剂,又需快速起作用时,药片须嚼服。阿司匹林的血浆半衰期是 15~20 分钟。虽然阿司匹林从循环中快速清除,但血小板的抑制作用持续血小板的整个生命周期。

三、阿司匹林最佳剂量

适当的阿司匹林治疗剂量一直是人们争论的问题。极小剂量的阿司匹林 20~40mg/d,就能抑制 78% 以上 TXA_2 的生成。许多临床试验对不同的阿司匹林剂量,从 30mg/d 到 3 900mg/d 进行了比较,除一个试验证明 3 900mg/d 大剂量的治疗效果优于 975mg/d,其他试验均未能证明血栓发生率在不同剂量之间差异有统计学意义。其中有 7 项研究直接对比了大剂量(500~1 500mg)与小剂量(50~325mg)阿司匹林的效应,结果发现,血管性死亡、心肌梗死和卒中联合终点比值在大剂量组为 14.1%,小剂量组为 14.5%,两者之间差异无统计学意义,剂量<325mg/d 的不良反应较少,尤其是胃肠道出血少。5 个小剂量阿司匹林随机试验表明,75~160mg/d 的效果类似于 160~325mg/d 的效果。总之,阿司匹林作用机制的生化研究结果及评价阿司匹林抗栓作用的临床研究均发现阿司匹林缺乏明显的量效关系,而不良反应的发生与剂量增加有关,这些均支持选择较低剂量的阿司匹林(75~325mg/d),因为在该剂量组已达到对血小板 COX 的最大抑制,再增加剂量和增加服药次数对血小板以外有核细胞 COX 抑制增强,表现为抗感染作用增强,但不良反应也增加,而抗栓作用没有明显增加。急性冠脉综合征患者首次可嚼服 160~325mg 阿司匹林,长期维持剂量为 75~100mg。

四、阿司匹林抵抗

阿司匹林抵抗这个词汇被用来描述许多不同的现象,包括阿司匹林不能保护个体免受血栓并发症;不能导致出血时间延长;不能减少 TXA_2 产生;在体外血小板功能检测中不能达到预期的作用。从治疗学的角度来看,确定阿司匹林抵抗是否能被增加剂量所克服是非常重要的。但遗憾的是,缺乏直接针对此问题的研究数据。事实上,有些患者虽然长期服用阿司匹林,但反复发作血管事件,应称为治疗失败而不是阿司匹林抵抗。治疗失败是所有药物治疗中常见的现象(如降脂药物或降压药物)。动脉血栓的形成有多重影响因素,并且血小板血栓并非引起所有血管事件的全部原因,故一种单一的预防措施仅能够预防所有血管事件的一部分(通常为 1/4 或 1/3)。

阿司匹林抵抗的机制及相关临床问题,像以血小板聚集率的检测来定义阿司匹林抵抗一样,目前都尚未确定。没有一种检测血小板功能的方法可以作为全面反映阿司匹林在个体中抗血小板效果的指标。虽然越来越多的研究显示,对阿司匹林反应性差的患者血栓事件增加,但仅仅依靠单次血小板聚集率的测定就判断是否为阿司匹林抵抗并改变抗栓策略,不仅缺乏循证医学证据,且具有一定风险。关于阿司匹林抵抗的定义、机制及临床处理对策,均需要更进一步的研究。

五、阿司匹林的不良反应

阿司匹林的不良反应主要有：出血并发症、胃肠道刺激症状、腹泻及皮疹等。阿司匹林引起的出血主要表现为胃肠道出血，与安慰剂相比，其发生率绝对值增加 0.12%/ 年（每 900 人服用 1 年阿司匹林增加 1 例消化道出血）。对服用阿司匹林时出现胃肠道出血的患者，出血控制后抗血小板治疗可用氯吡格雷替代阿司匹林，因为氯吡格雷胃黏膜损伤不良反应较少。

阿司匹林的抗栓作用在较宽的剂量范围内（30~1 300mg/d）没有量效关系，这与阿司匹林在低剂量时血小板 COX 抑制已经饱和相符合。相反，阿司匹林的消化道出血不良反应显示存在量效关系，这与上消化道黏膜为有核细胞，其 COX 活性抑制存在剂量依赖和给药间期依赖相符合。减少阿司匹林剂量不能消除风险，但可以减少风险，75mg 与 150mg 相比胃肠道出血可减少 30%，与 300mg 相比可减少 40%。对于既往有胃肠道出血病史或需要服用较大剂量阿司匹林的患者，加用胃黏膜保护剂、H_2 受体拮抗剂或质子泵抑制剂有助于减少胃肠道出血并发症。

六、阿司匹林的抗栓作用

从表面健康的低危患者，到患有急性心肌梗死或急性缺血性卒中的高危患者，阿司匹林已经在所有表现为动脉粥样硬化的人群中实验过，服用的时间短至几周，长至十几年。虽然这些实验显示阿司匹林预防致命性和 / 或非致命性血管事件有效，但风险和效益比在不同的临床背景下尚有一些不同。阿司匹林主要用于预防和治疗动脉粥样硬化血栓事件，动脉粥样硬化血栓风险越高的患者，服用阿司匹林的净获益就越大。随着血栓事件风险的降低，服用阿司匹林的净获益逐渐降低。但血栓事件风险低至何种水平长期服用阿司匹林不再受益，却是尚未完全解决的问题。根据大量临床数据，我们有一个简单的评价标准，阿司匹林长期服用其严重不良事件的风险为 1.5%/10 年（主要是出血事件），而获益是可以减少 25% 的 ASCVD 事件。因此，如果一个人群 10 年 ASCVD 事件的风险等于 6%，则阿司匹林可减少 1.5 个 ASCVD 事件，同时增加 1.5 个严重不良事件，没有临床净获益；如果一个人群 10 年 ASCVD 事件的风险大于 6%，则阿司匹林可减少 1.5 个以上 ASCVD 事件，同时增加 1.5 个严重不良事件，有机会产生临床净获益；对于 10 年 ASCVD 事件风险大于 10% 的人群，阿司匹林可以获得显著临床净获益。多数指南把阿司匹林明确获益的界限定在 10 年 ASCVD 事件风险大于 10%，而对 ASCVD 事件风险处于 6%~10% 的患者，是否给予阿司匹林治疗需要根据临床情况仔细判断。需要强调的是，上述界限在临床上应用有两个前提：①能够准确评判患者未来 10 年 ASCVD 事件的风险；②患者没有超出一般人群显著增加的出血风险。对于未来 10 年 ASCVD 事件风险小于 10% 的患者，阿司匹林很难有净获益。如果患者出血风险显著升高，即使未来 10 年 ASCVD 事件风险大于 10%，阿司匹林也很难有净获益。

七、近期有关阿司匹林的争议

对于确诊的 ASCVD 患者，其未来 10 年发生心血管事件的风险在 20%~40%，远超 10% 的界限，因此阿司匹林在二级预防有着良好的净获益。而对于一级预防人群，其心血管事件风险有着巨大差异，阿司匹林的应用应高度个体化。一般而言，指南推荐对未来 10 年

ASCVD 事件风险大于 10% 的一级预防人群可以给予阿司匹林。但 2018 年发表了三项大型随机对照试验,纳入 47 000 余名患者,评估 100mg/d 阿司匹林对 ASCVD 一级预防的疗效和安全性。这些研究发现,阿司匹林对糖尿病患者心血管获益很小,对老年人和中高危人群似乎没有益处。这三项研究对阿司匹林在一级预防中的应用带来了巨大争议。我们简单分析一下这三项研究。

1. ARRIVE 研究　一项在 7 个国家进行的随机、双盲、安慰剂对照、多中心研究,共纳入 12 546 例未诊断心血管疾病的受试者,其中男性 ≥55 岁并伴有 2~4 个危险因素[总胆固醇(TC)>5.18mmol/L 或低密度脂蛋白胆固醇(LDL-C)>3.37mmol/L,吸烟,高密度脂蛋白胆固醇(HDL-C)<1.0mmol/L,高血压或正在接受降压药物治疗,早发冠心病家族史],女性 ≥60 岁并伴 ≥3 项危险因素(TC>6.13mmol/L 或 LDL-C>4.14mmol/L,吸烟,HDL-C<1.0mmol/L,高血压或正在接受降压药物治疗,早发冠心病家族史)。将受试者随机分为两组,分别应用肠溶阿司匹林 100mg/d($n=6\ 270$)或安慰剂($n=6\ 276$)治疗,中位随访时间为 60 个月。主要有效性终点为首次发生的心肌梗死、卒中、心源性死亡、不稳定型心绞痛或短暂性脑缺血发作组成的复合终点。安全性终点包括出血事件以及其他不良事件。至随访结束时,意向性治疗(ITT)分析显示,阿司匹林组与安慰剂组受试者主要终点事件发生率分别为 4.29% 与 4.48%($HR=0.96$,95% CI:0.81~1.13,$P=0.603\ 8$)。胃肠道出血事件(大多数为轻微出血)发生率分别为 0.97% 与 0.46%($HR=2.11$,95% CI:1.36~3.28,$P=0.000\ 7$)。两组间严重不良反应事件发生率无显著差异,任何不良反应事件发生率在两组间亦无明显差异。两组受试者死亡率分别为 2.55% 与 2.57%,无显著差异。研究表明,对于无心血管疾病且心血管危险水平较低的人群,应用阿司匹林进行心血管事件一级预防不能获益,且可能增加胃肠道出血事件风险,但不会增加总体不良事件与严重不良事件发生率。

该研究结果的可靠性有着较大争议,最大争议来自该人群的心血管事件风险。按照试验设计,入选人群为中高危患者,预期其心血管事件的风险为 17.3%,远超 10% 获益界限值。但该试验入选人群实际 10 年 ASCVD 风险阿司匹林组为 8.43%,安慰剂组为 8.80%,明显低于 10% 阿司匹林获益界限值。此外,该试验结果来自对意向治疗人群的分析。该试验有着很高的退出率(大部分与药物不良反应无关),如果对接受治疗方案的患者人群进行分析,则显示主要心血管事件($HR=0.81$,95% CI:0.64~1.02)有降低趋势,心肌梗死($HR=0.53$,95% CI:0.36~0.79)显著减少。

2. ASCEND 研究　该研究是一项随机、安慰剂对照临床研究,纳入 15 480 例不合并心血管疾病的糖尿病患者,这些患者于 2005 年 6 月至 2011 年 7 月入组,年龄>40 岁。随机给予患者阿司匹林 100mg/d 或安慰剂治疗。主要有效性终点为首次严重血管事件[包括心肌梗死、卒中、短暂性脑缺血发作(TIA)及心血管原因的死亡,但排除了任何确定的颅内出血事件];主要安全性终点为首次大出血事件(颅内出血、影响视力的眼出血、消化道出血及其他严重出血事件);次要终点为肿瘤发生风险。随访时间平均 7.4 年,主要终点显示:使用阿司匹林 100mg/d 进行一级预防的糖尿病患者,其首次严重 ASCVD 事件发生风险显著低于安慰剂组(8.5% vs. 9.6%,$P=0.01$),但同时主要出血风险增加(4.1% vs. 3.2%,$P=0.003$)。次要终点显示:糖尿病患者阿司匹林 100mg/d 组与安慰剂组无论在消化道肿瘤发生风险(2.0% vs. 2.0%),还是所有肿瘤发生风险上(11.6% vs. 11.5%),均无显著性差异。

该研究显示阿司匹林能够减少糖尿病患者心血管事件的风险,但净获益较小。该研究人群心血管事件风险最终结果与预期有较大差异。传统上,我们一般把糖尿病看作冠心病等危症，即糖尿病患者与确诊冠心病患者相似，其未来 10 年心血管事件的风险均大于 20%。ASCEND 研究初始设计，预测入选人群事件风险大于 20%，但该试验入选人群最终心血管事件率约 10%，为预测值的一半，仅达到阿司匹林受益的界限值。近些年糖尿病患者危险因素的综合防控，尤其他汀类药物的广泛应用，大大降低了其心血管事件的风险，该试验人群中 70% 患者服用了他汀类药物，仅 20% 患者的心血管事件大于 20%/10 年。

3. ASPREE 研究　一项主要由美国国立卫生研究院资助的随机、双盲、安慰剂对照试验，2010—2014 年在澳大利亚和美国招募了 19 114 名社区居民，年龄 ≥ 70 岁（美国黑种人或西班牙裔年龄 ≥ 65 岁），中位年龄为 74 岁，女性占 56.4%，基线时无心血管疾病、痴呆或身体残疾。入选患者被随机分配到阿司匹林组或安慰剂组。主要终点是死亡、痴呆或持续性身体残疾的复合终点。心血管疾病终点定义为致死性冠心病、非致死性心肌梗死、致死或非致死性卒中或心力衰竭住院。中位随访时间为 4.7 年。

随访期内共 1 052 例参与者死亡。阿司匹林组和安慰剂组主要终点发生率分别为 21.5% 和 21.2%，两者没有显著差异。阿司匹林组和安慰剂组的心血管疾病发生率分别为 10.7% 和 11.3%，也无显著差异。但大出血发生率阿司匹林组显著增加。ASPREE 研究主要入选人群为 70 岁以上的老年患者，其心血管事件及出血事件均较一般人群升高，该研究预计其心血管病发病风险为 22.4%，但实际上仅 11% 左右，考虑与血压、血糖及血脂等危险因素的强化控制有关，因整体人群基线心血管事件风险较预期显著降低，但基线出血的风险却没有明显降低，高龄患者阿司匹林获益的空间很小。

八、对目前阿司匹林应用于一级预防的思考

目前动脉粥样硬化血栓所导致的死亡占全部死亡原因的 20%~25%。以急性心肌梗死为例，虽然目前治疗手段较以往有了显著提升，但即使在一流的心血管中心首次心肌梗死患者住院期间死亡率仍高达 3%~5%，该数值还不包括院前死亡患者，因此，预防第一次动脉粥样硬化血栓事件非常重要。控制 ASCVD 的危险因素，包括戒烟、控制血压、血脂、血糖，能够显著减少动脉粥样斑块的形成和发展。但斑块一旦形成，即使 ASCVD 危险因素得到良好管控，其仍有破损导致动脉血栓事件的风险。对于 ASCVD 高危患者，仅仅控制危险因素是不够的，抗栓治疗是其最后一道防线，突破该防线，患者即面临致死或致残的血栓事件。因此，一级预防中抗栓治疗仍然是预防 ASCVD 事件的基石，只是如何选择合适的人群和药物。任何抗栓药物都能够减少血栓事件的风险，任何抗栓药物也都有出血并发症，如何选择合适的人群，使其服用抗栓药物血栓事件的减少显著高于出血事件的增加，这是近 40 年临床实践持续在探索的话题。

既往大量临床试验证实，阿司匹林可用于 ASCVD 一级预防，但近期的几项研究结果不尽如人意，很多专家从不同角度做了很多解读。我个人谈几点看法：

第一，ASCVD 一级预防不需要抗栓治疗吗？肯定需要，我们不可能等待患者发生了第一次血栓事件存活下来后，才开始应用抗栓药物来预防复发，应用抗栓药物预防第一次血栓事件同样重要。

第二，为什么之前证据显示服用阿司匹林可以获益的人群，现在没有看到明显获益？主要原因是试验人群 ASCVD 事件风险大幅度降低了，抗栓治疗的益处大打折扣，而试验人群出血风险没有降低，最终很难得到临床净获益。按照既往 ASCVD 事件评价体系进行预估，ARRIVE 试验人群 ASCVD 事件风险为 17.3%，试验结束后实际计算其 ASCVD 事件风险仅

8% 左右。ASCEND 研究初始设计，预测入选人群事件风险大于 20%，但该试验入选人群最终心血管事件率约 10%。ASPREE 研究预计其入选人群心血管病发病风险为 22.4%，但实际上仅 11% 左右。为何实践中 ASCVD 事件的发生率较试验前按照评分预估有显著降低，主要原因是目前各个国家的 ASCVD 事件风险评估标准都是沿用十几年前甚至更早的流行病学数据推导的，而临床治疗手段在飞速发展，尤其他汀类药物的广泛应用，大大降低了人群 ASCVD 事件风险，按照既往的评分标准来预测目前患者人群 ASCVD 事件风险就有很大偏差，往往高估 30%~50%。但上述研究人群出血风险却没有降低，甚至是增高的。试验没有得到阳性结果不足为奇。

第三，一级预防是否可以应用阿司匹林？阿司匹林可以在一级预防人群中发挥重要作用，只是需要选择适宜人群。除非出血风险显著升高，阿司匹林可以使 10 年 ASCVD 事件风险超过 10% 的人群受益的标准没有改变。但如何确定 10% 风险人群，是目前临床实践中的难点，因为多数 ASCVD 事件风险评价体系不能够准确反映目前患者真实的心血管事件风险。因此，完善目前评价标准，并开发出能够适应目前临床需求的新的 ASCVD 风险预测标准，就变得非常迫切。

第四，目前如何在一级预防中合理应用阿司匹林？目前多数指南仍然沿用既往 ASCVD 风险评价体系，对风险超过 10% 的高危人群建议应用阿司匹林，但为平衡风险预测系统低估事件风险的不足，对阿司匹林的应用增加了很多限定条件，这些限定条件一部分提升了推荐人群 ASCVD 事件风险，一部分降低了推荐人群出血风险。2019 年美国心脏病学会/美国心脏协会指南建议，40~70 岁 ASCVD 高危人群每天口服 75~100mg 阿司匹林，70 岁以上的人群和出血风险增加的人群不推荐服用阿司匹林进行 ASCVD 一级预防。

2019 年发表的阿司匹林一级预防中国专家共识推荐，符合以下条件的 ASCVD 高危人群可以考虑服用小剂量阿司匹林（75~100mg/d）进行一级预防：① 40~70 岁成年人；②缺血风险增高：初始风险评估时 ASCVD 的 10 年预期风险 ≥10%，且经积极治疗干预后仍然有 ≥3 个主要危险因素控制不佳或难于改变（如早发心血管病家族史）。同时，还应该评估出血风险，并考虑患者的意愿。ASCVD 的危险因素主要包括以下 7 项：①高血压；②糖尿病；③血脂异常：总胆固醇 ≥6.2mmol/L、LDL-C ≥4.1mmol/L 或 HDL-C<1.0mmol/L；④吸烟；⑤早发心血管病家族史（一级亲属发病年龄<50 岁）；⑥肥胖，体重指数（BMI）≥28kg/m²；⑦冠状动脉钙化评分 ≥100 分或非阻塞性冠状动脉狭窄（<50%）。

2020 年发表的中国心血管病一级预防指南推荐，对具有 ASCVD 高危且合并至少 1 项风险增强因素但无高出血风险的 40~70 岁患者，可考虑应用低剂量阿司匹林进行 ASCVD 一级预防。风险增强因素包括：靶器官损害，血清生物标记物异常（包括脂蛋白 a、甘油三酯、高敏 C 反应蛋白等），早发冠心病家族史等。

（吴健雄　崔雪晨　史旭波）

参考文献

[1] MAHMOUD A N, GAD M M, ELGENDY A Y, et al. Efficacy and safety of aspirin for primary prevention of cardiovascular events: a meta-analysis and trial sequential analysis of randomized controlled trials [J]. Eur Heart J, 2019, 40 (7): 607-617.

［2］ ARNETT D K, BLUMENTHAL R S, ALBERT M A, et al. 2019 ACC/AHA Guideline on the Primary Prevention of Cardiovascular Disease: a report of the American College of Cardiology/American Heart Association Task Force on Clinical Practice Guidelines [J]. J Am Coll Cardiol, 2019, 74 (10): e177-e232.

［3］ GAZIANO J M, BROTONS C, COPPOLECCHIA R, et al. Use of aspirin to reduce risk of initial vascular events in patients at moderate risk of cardiovascular disease (ARRIVE): a randomised, double-blind, placebo-controlled trial [J]. Lancet, 2018, 392 (10152): 1036-1046.

［4］ ASCEND Study Collaborative Group, BOWMAN L, MAFHAM M, et al. Effects of aspirin for primary prevention in persons with diabetes mellitus [J]. N Engl J Med, 2018, 379 (16): 1529-1539.

［5］ MCNEIL J J, NELSON M R, WOODS R L, et al. Effect of aspirin on all-cause mortality in the healthy elderly [J]. N Engl J Med, 2018, 379 (16): 1519-1528.

［6］ MCNEIL J J, WOLFE R, WOODS R L, et al. Effect of aspirin on cardiovascular events and bleeding in the healthy elderly [J]. N Engl J Med, 2018, 379 (16): 1509-1518.

［7］ MCNEIL J J, WOODS R L, NELSON M R, et al. Effect of aspirin on disability-free survival in the healthy elderly [J]. N Engl J Med, 2018, 379 (16): 1499-1508.

第二部分

高 血 压

《亚洲动态血压监测专家共识》解读

　　无创的动态血压监测进入临床应用已经超过 30 年。2011 年英国高血压指南与 2015 年加拿大高血压指南也已明确推荐,根据诊室外血压尤其是动态血压诊断高血压,观察降压治疗的效果。2013 年国际血压测量领域的一组专家学者在复习文献的基础上,发表了动态血压监测现状的文章;2014 年这组学者又共同发布了第一部动态血压监测临床应用指南。2017 年美国高血压指南与 2018 年欧洲高血压指南等主要高血压诊治文件都明确建议更广泛开展动态血压监测。2018 年中国高血压防治指南,以及 2019 年日本高血压指南同样非常重视诊室外血压的临床应用,建议在高血压诊断与治疗中更多依靠动态血压监测。

　　正是在这样的背景之下,亚洲高血压防治网络(The HOPE Asia Network)邀请亚洲地区的高血压专家,在分析专业文献的同时,深入讨论如何充分发挥动态血压监测的作用,提升亚洲地区的高血压管理水平,在以下几个方面提出了明确建议。

一、坚持动态血压的核心应用价值

　　动态血压监测的核心应用价值在于提高血压测量的准确性,更准确地诊断高血压、观察降压治疗的效果,主要体现在通过与诊室血压进行对比,发现并诊断"白大衣性高血压"与"隐匿性高血压"(图 1)。如果按照 140/90mmHg 的诊室血压标准诊断高血压,相对应的 24 小时、白天与夜间血压分别为 130/80mmHg、135/85mmHg、120/70mmHg;如果像 2017 年美国高血压指南一样采用 130/80mmHg 的诊室血压诊断标准,则相对应的 24 小时、白天与夜间血压分别为 125/75mmHg、130/80mmHg、110/65mmHg(表 1)。这些血压分级的合理性在最近的国际动态血压合作数据临床结局分析中进一步得到了证实。亚洲共识仍然以 140/90mmHg 的诊室血压及其对应的动态血压标准,诊断"白大衣性高血压"与"隐匿性高血压"。

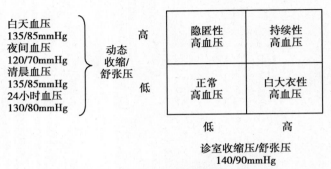

图 1　诊室与动态血压为基础的高血压分类

表 1　诊室与动态收缩压 / 舒张压的分级

	美国心脏病学会（ACC）/ 美国心脏协会（AHA）2017 年高血压指南中诊室与动态血压分级				国际动态血压合作数据库根据临床结局建议的分级界线值		
	诊室血压	24 小时	白天	夜间	24 小时	白天	夜间
血压升高（elevated blood pressure）/ mmHg	120/80	115/75	120/80	100/65	120/75	120/80	105/65
1 级高血压 /mmHg	130/80	125/75	130/80	110/65	125/75	130/80	110/65
2 级高血压 /mmHg	140/90	130/80	135/85	120/70	130/80	135/85	120/70
严重（severe）高血压 / mmHg	160/100	145/90	145/90	140/85	140/85	150/95	130/80

　　如果按照上述"白大衣性高血压"诊断标准，在国际动态血压合作研究中，不管是按照24 小时血压，还是按照白天或夜间血压，人群中都有 10% 左右诊断为"白大衣性高血压"；而在上海市未治疗高血压患者研究中，根据 3 次非同日诊室血压诊断的高血压患者中，仍有超过 10% 诊断为"白大衣性高血压"。"白大衣性高血压"一方面很常见，另一方面其预后以及降压治疗的意义仍不确定。在已经接受降压药物治疗的"高血压"患者中，"白大衣性未控制高血压"更为常见，在我国动态血压登记研究中，接近 20% 的接受降压治疗的高血压患者诊断为"白大衣性未控制高血压"。对这些"白大衣性高血压"进行降压治疗，尽管诊室血压会有明显下降，但动态血压基本没有变化，而且增加药物的剂量或进行联合治疗都不增加降压治疗的效果。如果是持续性高血压患者，则在观察到诊室与动态血压下降的同时，还可以看到增加药物剂量、联合治疗甚至是不同降压药物之间的显著差别。

　　"隐匿性高血压"同样很常见。在国际动态血压合作研究中，如果把 24 小时、白天和夜间的隐匿性高血压加起来，20% 诊断为"隐匿性高血压"；而在上海市未治疗高血压患者研究中，超过 50% 的 3 次非同日诊室血压平均值低于 140/90mmHg 的"正常"血压者诊断为"隐匿性高血压"。"隐匿性高血压"的预后和持续性高血压相似，但对其进行降压治疗的意义还有待进一步研究。在已经接受降压药物治疗的"高血压"患者中，"隐匿性未控制高血压"同样很常见，在我国动态血压登记研究中，接近 20% 的接受降压治疗的高血压患者诊断为"隐匿性未控制高血压"。根据动态血压管理这些高血压患者是否可以改善这些患者的不良预后，相关研究也在进行中。

二、突出动态血压的亚洲人群特征

　　亚洲人群具有明显的 24 小时动态血压特征。与欧洲人群相比，亚洲人群夜间血压的下降幅度较小，夜间高血压的患病率较高。另外，亚洲人群清晨血压的上升幅度也较高，因此清晨高血压患病率较高，危害更大。

　　共识对夜间高血压非常重视，尤其是白天血压尚正常的单纯夜间高血压。后者实际上是一种特殊类型的隐匿性高血压，诊室血压还处于正常水平，白天的动态血压也处于正常水平，仅表现为夜间血压升高，≥ 120/70mmHg。单纯夜间高血压只有通过 24 小时动态血压监测才能发现并诊断，在亚洲人群中的患病率约为 11%，显著高于欧洲人群，而且显著升高患者心血管事件的风险。夜间高血压的机制尚不十分清楚,但很可能和夜间睡眠呼吸暂停以及水钠潴留有关。对这种类型高血压的治疗和管理,也还有待进一步研究。在已经接受降压治疗的高血压患者中,夜间血压未得到有效控制的比例很高。共识建议,对这些夜间血压未控制的患者而言,应注意使用长效降压药物,进行联合治疗,特别是足剂量长效降压药物的联合治疗,必要时可以考虑使用新的作用机制的降压药物,或去神经治疗。

共识对血压晨峰与清晨血压也进行了全面、深入的讨论,主要原因是亚洲人群尤其是日本人群的晨峰血压显著高于欧洲人群,而在接受降压治疗的亚洲高血压患者中清晨血压的控制情况较差。血压晨峰可能具有重要的临床意义,但尚无法在高血压的诊治中发挥其作用。因此,我们主要着眼于清晨血压,在亚洲地区进行了较多清晨血压的讨论,发布了相关的专家共识。但研究发现,对于清晨血压测量而言,家庭血压监测可能比动态血压监测的重复性更好,与靶器官损害的关系也更密切,因此,尽管动态血压监测同样可以用于清晨血压的测量与管理,家庭血压监测的临床应用价值可能更大。

三、推动亚洲地区动态血压监测的应用

共识充分认识到,动态血压监测在亚洲地区的使用还很不充分,可能主要有两个方面的原因。

1. 专业技术方面　即动态血压监测过程与数据分析的规范化、监测结果解读的复杂性。为了解决这一问题,上海市高血压研究所与工业界合作,成功开发了动态血压网络技术支持系统,建立了基于互联网、无线通信与云计算平台的动态血压分析系统,并在此基础上建立了动态血压专业会诊中心,即烁云平台(www. shuoyun. com. cn)。动态血压监测技术人员可用该系统规范地设置监测方案,并在监测完成后将监测数据上传,即可由专业软件进行完整的分析,并由高血压专业技术人员对计算结果进行评估、分析与判断。动态血压监测技术人员可在自己的办公地点打印经过专业评估的监测报告,及时为患者做出正确的临床判断。

2. 社会支持方面　在包括我国在内已经得到医疗保障覆盖的亚洲国家与地区,动态血压监测都得到了比较好的开展,但在没有医保覆盖的国家或地区,即便经济、社会比较发达,也很少在高血压管理过程中进行动态血压监测。因此,应进一步改善这一高血压重要诊断技术的社会支持,使之成为改善亚洲地区高血压防治水平的重要技术手段。

四、结论与展望

动态血压监测已成为高血压管理不可或缺的检测手段,用于高血压的识别与诊断,更加准确地评估心脑血管并发症的风险与降压治疗的效果。共识为在亚洲地区更加广泛地开展动态血压监测提供了规范与指导。基于互联网的远程动态血压监测系统为动态血压监测的普遍应用创造了技术条件。

但动态血压与诊室血压相比,在临床试验证据方面还有较大差距。尽管在若干已经发表的临床试验中包括了动态血压亚组,但总体而言,降压治疗的临床试验证据主要来自诊室血压。远程动态血压监测系统为开展以动态血压监测为主要血压测量手段的临床试验研究创造了条件。依托这一技术平台,目前我们正在开展万人动态血压达标的前瞻性观察研究,并将在此基础上开展随机对照的降压治疗临床试验,探讨动态血压达标对临床结局的影响。在新技术时代,动态血压监测必将在高血压管理中大放异彩!

(王继光)

参考文献

［1］ PERLOFF D, SOKOLOW M, COWAN R. The prognostic value of ambulatory blood pressures [J]. JAMA, 1983, 249 (20): 2792-2798.

［2］ KRAUSE T, LOVIBOND K, CAULFIELD M, et al. Management of hypertension: summary of NICE guidance [J]. BMJ, 2011, 343: d4891.

［3］ DASKALOPOULOU S S, RABI D M, ZARNKE K B, et al. The 2015 Canadian Hypertension Education Program recommendations for blood pressure measurement, diagnosis, assessment of risk, prevention, and treatment of hypertension [J]. Can J Cardiol, 2015, 31 (5): 549-568.

［4］ O'BRIEN E, PARATI G, STERGIOU G, et al. European Society of Hypertension position paper on ambulatory blood pressure monitoring [J]. J Hypertens, 2013, 31 (9): 1731-1768.

［5］ PARATI G, STERGIOU G, O'BRIEN E, et al. European Society of Hypertension practice guidelines for ambulatory blood pressure monitoring [J]. J Hypertens, 2014, 32 (7): 1359-1366.

［6］ WHELTON P K, CAREY R M, ARONOW W S, et al. 2017 ACC/AHA/AAPA/ABC/ACPM/AGS/APhA/ASH/ASPC/NMA/PCNA Guideline for the Prevention, Detection, Evaluation, and Management of High Blood Pressure in Adults: A Report of the American College of Cardiology/American Heart Association Task Force on Clinical Practice Guidelines [J]. Hypertension, 2018, 71 (6): e13-e115.

［7］ WILLIAMS B, MANCIA G, SPIERING W, et al. 2018 ESC/ESH Guidelines for the management of arterial hypertension: The Task Force for the management of arterial hypertension of the European Society of Cardiology and the European Society of Hypertension [J]. J Hypertens, 2018, 36 (10): 1953-2041.

［8］ 中国高血压防治指南修订委员会. 中国高血压防治指南 (2018 年修订版)[J]. 中国心血管杂志, 2019, 24 (1): 1-46.

［9］ UMEMURA S, ARIMA H, ARIMA S, et al. The Japanese Society of Hypertension guidelines for the management of hypertension (JSH 2019)[J]. Hypertens Res, 2019, 42 (9): 1235-1481.

［10］ KARIO K, SHIN J, CHEN C H, et al. Expert panel consensus recommendations for ambulatory blood pressure monitoring in Asia: The HOPE Asia Network [J]. J Clin Hypertens (Greenwich), 2019, 21 (9): 1250-1283.

［11］ CHENG Y B, THIJS L, ZHANG Z Y, et al. Outcome-driven thresholds for ambulatory blood pressure based on the new American College of Cardiology/American Heart Association classification of hypertension [J]. Hypertension, 2019, 74 (4): 776-783.

［12］ ASAYAMA K, THIJS L, LI Y, et al. Setting thresholds to varying blood pressure monitoring intervals differentially affects risk estimates associated with white-coat and masked hypertension in the population [J]. Hypertension, 2014, 64 (5): 935-942.

［13］ ZHANG L, LI Y, WEI F F, et al. Strategies for classifying patients based on office, home, and ambulatory blood pressure measurement [J]. Hypertension, 2015, 65 (6): 1258-1265.

［14］ FRANKLIN S S, THIJS L, ASAYAMA K, et al. The cardiovascular risk of white-coat hypertension [J]. J Am Coll Cardiol, 2016, 68 (19): 2033-2043.

［15］ KANG Y Y, LI Y, HUANG Q F, et al. Accuracy of home versus ambulatory blood pressure monitoring in the diagnosis of white-coat and masked hypertension [J]. J Hypertens, 2015, 33 (8): 1580-1587.

［16］ CHEN Q, HUANG Q F, KANG Y Y, et al. Efficacy and tolerability of initial high vs low doses of S-(−)-amlodipine in hypertension [J]. J Clin Hypertens (Greenwich), 2017, 19 (10): 973-982.

［17］ XU S K, HUANG Q F, ZENG W F, et al. A randomized multicenter study on ambulatory blood pressure and arterial stiffness in patients treated with valsartan/amlodipine or nifedipine GITS [J]. J Clin Hypertens (Greenwich), 2019, 21 (2): 252-261.

［18］ HUANG Q F, SHENG C S, LI Y, et al. A randomized controlled trial on the blood pressure-lowering effect of amlodipine and nifedipine-GITS in sustained hypertension [J]. J Clin Hypertens (Greenwich), 2019, 21 (5): 648-657.

［19］ FRANKLIN S S, THIJS L, LI Y, et al. Masked hypertension in diabetes mellitus: treatment implications for clinical practice [J]. Hypertension, 2013, 61 (5): 964-971.

［20］ ZHANG D Y, GUO Q H, AN D W, et al. A comparative meta-analysis of prospective observational studies on masked hypertension and masked uncontrolled hypertension defined by ambulatory and home blood pressure [J]. J Hypertens, 2019, 37 (9): 1775-1785.

［21］ PARATI G, AGABITI-ROSEI E, BAKRIS G L, et al. MASked-unconTrolled hypERtension management based on office BP or on ambulatory blood pressure measurement (MASTER) Study: a randomised controlled trial protocol [J]. BMJ Open, 2018, 8 (12): e021038.

［22］ LI Y, WANG J G, GAO P J, et al. Are published characteristics of the ambulatory blood pressure generalizable to rural Chinese？The JingNing population study [J]. Blood Press Monit, 2005, 10 (3): 125-134.

［23］ LI Y, STAESSEN J A, LU L, et al. Is isolated nocturnal hypertension a novel clinical entity？Findings from a Chinese population study [J]. Hypertension, 2007, 50 (2): 333-339.

［24］ FAN H Q, LI Y, THIJS L, et al. Prognostic value of isolated nocturnal hypertension in 8711 subjects from 10 populations [J]. J Hypertens, 2010, 28 (10): 2036-2045.

［25］ LI Y, WANG J G. Isolated nocturnal hypertension: a disease masked in the dark [J]. Hypertension, 2013, 61 (2): 278-283.

［26］ LI Y, THIJS L, HANSEN T W, et al. Prognostic value of the morning blood pressure surge in 5645 subjects from 8 populations [J]. Hypertension, 2010, 55 (4): 1040-1048.

［27］ WANG J G, KARIO K, PARK J B, et al. Morning blood pressure monitoring in the management of hypertension [J]. J Hypertens, 2017, 35 (8): 1554-1563.

［28］ WANG J G, KARIO K, CHEN C H, et al. Management of morning hypertension: a consensus statement of an Asian expert panel [J]. J Clin Hypertension (Greenwich), 2018, 20 (1): 39-44.

［29］ CHEN Q, CHENG Y B, LIU C Y, et al. Ambulatory blood pressure in relation to oxygen desaturation index as simultaneously assessed by nighttime finger pulse oximetry at home [J]. J Clin Hypertens (Greenwich), 2018, 20 (4): 648-655.

［30］ ZOU J, LI Y, YAN C H, et al. Blood pressure in relation to interactions between sodium dietary intake and renal handling [J]. Hypertension, 2013, 62 (4): 719-725.

［31］ HOSHIDE S, KARIO K, DE LA SIERRA A, et al. Ethnic differences in the degree of morning blood pressure surge and in its determinants between Japanese and European hypertensive subjects: data from the ARTEMIS study [J]. Hypertension, 2015, 66 (4): 750-756.

［32］ GUO Q H, CHENG Y B, ZHANG D Y, et al. Comparison between home and ambulatory morning blood pressure and morning hypertension in their reproducibility and associations with vascular injury [J]. Hypertension, 2019, 74 (1): 137-144.

［33］ YANG W Y, MELGAREJO J D, THIJS L, et al. Association of office and ambulatory blood pressure with mortality and cardiovascular outcomes [J]. JAMA, 2019, 322 (5): 409-420.

［34］ BANEGAS J R, RUILOPE L M, DE LA SIERRA A, et al. Relationship between clinic and ambulatory blood-pressure measurements and mortality [J]. N Engl J Med, 2018, 378 (16): 1509-1520.

《2020 中国动态血压监测指南》解读

目前高血压的诊断治疗管理中常用的血压测量方法有三种：一种是在医院诊室里面测量的血压，称为诊室血压；另外两种在诊室外进行，包括 24 小时动态血压监测和家庭自测血压。在这三种血压测量方法中，24 小时动态血压监测包含的血压信息比较全面，同时又能够最大限度地减少测量者带来的误差，因此动态血压监测已经成为目前诊断高血压、准确评估降压疗效、指导高血压个体化降压治疗的一种不可或缺的检测手段。为了规范 24 小时动态血压监测的临床应用，国内外近些年来制定和出台了多部动态血压监测的指南或者共识。2015 年我国专家就动态血压监测的临床应用撰写发布了专家共识。随着近年来动态血压监测临床应用的进一步开展，动态血压监测相关临床研究的进一步深入，根据最新的临床研究证据进一步规范动态血压监测的推广和运用是非常有必要的。

《2020 中国动态血压监测指南》(简称"2020 指南")由中国高血压联盟组织全国 40 多位专家历时 10 多个月的讨论和工作完成撰写，在上海举办的第 7 届中国血压监测学术会议上正式发布。指南的目录内容、体系结构和 2015 年的《动态血压监测临床应用中国专家共识》相似，就如何规范开展 24 小时动态血压监测，如何临床应用 24 小时动态血压监测这两个方面的问题做了明确的推荐，包括在临床上如何去选择动态血压计，动态血压监测的测量设定、结果判定、适应证、临床意义等。另一方面，和以前的专家共识相比，新指南里面也增加了两部分非常重要的内容，一个是有关特殊人群的动态血压监测，另一个是在基层社区如何开展动态血压监测的临床应用。2020 指南和 2015 共识相比，内容更加全面、系统，是我们去了解 24 小时动态血压监测非常好的学习文件。

一、如何规范开展 24 小时动态血压监测

(一) 血压计和袖带的选择

指南推荐，动态血压计的选择，关键是要选择经过准确性验证的动态血压计型号。这个准确性验证，应当是使用专业学会认可的国际标准化的验证方案，由独立于厂家的有资质的机构进行验证，验证结果公开发表在学术杂志上。目前 24 小时动态血压计的验证仍沿用诊室医用血压计的验证方案，没有专门针对 24 小时动态血压测量的验证方案。既往美国医疗器械进展协会(the US Association for the Advancement of Medical Instrumentation，AAMI)、英国高血压学会及欧洲高血压学会(European Hypertension Society，ESH)血压测量工作组分别推荐了不同的验证方案。2018 年，AAMI、ESH 及国际标准化组织(International Organization for Standardization，ISO)制定了统一的标准化验证方案，以替代以前各个组织推荐的不同方案。

经过准确性验证的血压计型号，可以在专业学会支持的网站上进行查询(www.stridebp.org)。2020 指南的附录一显示了网站上优先推荐的 19 款动态血压计设备以及经过验证的 12 款设备的产地、中文名称、型号和适用的人群，可供查询使用。

根据患者的臂围选用大小合适的袖带，也是保证动态血压测量的准确性的一个前提条件。选择的标准同诊室血压及家庭血压监测。对大多数臂围在 24~32cm 范围的人来说，可

以选择标准袖带;形体肥胖,臂围>32cm 需要选择大袖带;形体瘦小,臂围<24cm 需要选择小袖带。使用过大的袖带会低估血压,相反,使用的袖带过小过紧会高估血压。

(二)测量设置和方法要求

指南推荐动态血压监测前,最好先测量双侧上臂诊室血压,或了解既往双侧血压测量结果,如果两侧上臂血压相差≥10mmHg,应选择血压较高一侧上臂进行动态血压监测;如果两侧差别<10mmHg,建议选择非优势臂进行监测,以减少手臂活动对血压监测的影响;同时告知患者在动态血压自动测量时,测量手臂需保持静止不动。动态血压要确保监测时间不少于 24 个小时,白天一般每 15~30 分钟测量一次,夜间每 30 分钟测量一次。在血压监测当天,患者要在日记卡上记录早上起床、晚上入睡、午睡等作息时间及监测当天的服药信息,最主要的是服用降压药的信息。日记卡的格式可以参照指南中附录的样式。动态血压监测最好选择工作日进行,工作和生活内容和平时保持一致。一份有效的动态血压监测标准有 3 个:有效读数至少在应获取读数的 70% 以上;白天至少要有 20 个有效读数;夜间至少要有 7 个有效读数(见 2020 指南的表 1)。这个标准要求和欧洲动态血压指南的推荐基本一致。

(三)规范化的报告分析

动态血压监测除了检测方法需要规范以外,报告分析也需要进行标准化。一份标准化的动态血压监测报告的内容,至少应该包括以下内容:第一,要有一张血压随时间波动的曲线图;第二,要有原始的血压心率数据;第三,要计算各个时段的平均收缩压、舒张压、心率以及测量次数、有效率,要有夜间收缩压舒张压的下降率以及各个时段的血压和心率的标准差、变异系数、最大最小值等。目前动态血压的分析报告一般采用不同设备厂家提供的不同报告分析软件,内容不一致,分析方法不统一,专业性欠佳。上海市高血压研究所和上海烁云科技信息公司合作开发的烁云远程血压分析系统,能实现动态血压报告的标准化和信息化,进行远程报告。烁云动态血压报告被作为一个模板附录在 2020 指南的后面供参考。

二、动态血压监测的临床应用

(一)临床意义

动态血压监测有哪些临床用途,2020 指南归纳为 4 个方面:第一,动态血压监测可以帮助我们准确地诊断高血压,提高高血压诊断的准确性;第二,动态血压监测的很多参数,可以帮助评估患者的心脑血管疾病的发生风险,提高风险评估水平;第三,动态血压监测作为血压评估的标准方法,可以帮助我们准确地评估降压治疗的效果。第四,利用动态血压监测,了解患者个体化的 24 小时血压特征,根据这些特征进行个体化精准治疗,可以提高降压治疗的质量,实现 24 小时血压的完美控制。

(二)高血压诊断和分级

用动态血压诊断高血压,不同时段血压的参考值标准不同。2020 指南推荐的参考值标准是基于国际动态血压合作人群研究(International database of ambulatory blood pressure in relation to cardiovascular outcome, IDACO)计算出的,和诊室高血压诊断分级的血压水平相关的事件发生风险相当的动态血压各时段数值(见 2020 指南的表 2)。和诊断诊室高血压的标准(诊室血压 140/90mmHg)相对应的,24 小时、白天和夜间血压的标准分别是 130/80、135/85 和 120/70mmHg。 如果进行高血压的分级,和诊室血压 120/80、130/80、140/90、160/100mmHg 相对应的 24 小时血压标准分别为 120/75、125/75、130/80、140/85mmHg。

在诊断过程当中,有关白天和夜间时间段定义的标准方法,指南推荐用日记卡记录的起床和睡眠时间来定义。如果没有记录这些时间,也可以用狭窄的固定的时间段来定义。

(三)白大衣与隐蔽性高血压

采用动态血压去诊断高血压,其准确性和优越性体现在它能够区分白大衣性高血压和隐蔽性高血压。对还未服用降压药物的患者,诊室血压升高而动态血压正常,则诊断为白大衣性高血压,相反,诊室血压正常,24小时、白天或者夜间血压升高,则称为隐蔽性高血压。对那些已经服用降压药的患者,如果诊室血压升高,没有达标,而动态血压达标,称为白大衣性未控制高血压;相反,诊室血压正常达标,但动态血压升高,则称为隐蔽性未控制高血压。所以动态血压监测在诊室血压基础上可以进一步地区分高血压类型,提高高血压诊断的准确性。

白大衣性高血压并不少见,在自然人群当中患病率大概在10%左右,在临床患者中的患病率要略高一些,在老年合并多种危险因素的患者中,患病率可达20%左右。国内外研究显示:"真正的"白大衣性高血压患者血压只在诊室增高,24小时白天和夜间血压都正常,其心脑血管风险和正常血压者相比没有明显增加。但是如果单纯依靠白天动态血压正常来诊断,或者单纯依靠家庭血压正常来诊断的"部分"白大衣性高血压,你会在某些研究当中发现其心脑血管风险高于正常血压者。因此,只有真正的白大衣性高血压患者,其心脑血管疾病风险没有明显增加,预后良好,指南不推荐启动降压药物治疗,或者强化已有的降压治疗方案。但不管是"真正的"还是"部分的"白大衣性高血压,有研究显示它们以后发展为持续性高血压的风险比正常血压者都显著增高2~3倍。因此,对白大衣性高血压还是要进行密切的随访,指南推荐最好每年进行一次动态血压监测。

和白大衣性高血压相反的一种情况是隐蔽性高血压,隐蔽性高血压在自然人群中的患病率大概也在10%~20%,其患病率随着诊室血压水平的升高而升高,在诊室正常高值血压的患者里面,隐蔽性高血压的患病率大概可以达到30%左右。隐蔽性高血压是一种高风险的高血压亚型,研究提示其靶器官损伤以及心脑血管疾病发生风险,相当于持续性高血压,和正常血压者相比显著增加。而且,无论是哪一种隐蔽性高血压的亚型,无论是单纯白天或者单纯夜间高血压,即使诊室血压处于理想血压范围(<120/80mmHg),只要动态血压异常增高,心脑血管风险都显著增加。因此,指南推荐,对隐蔽性高血压患者,要进行积极的生活方式干预,并且及时启动或者强化已有的降压药物治疗。

(四)血压昼夜节律与24小时血压变异

24小时血压监测既有白天工作生活活动状态下的血压信息,又有晚上睡眠休息状态下的血压信息,可以评估血压的昼夜节律情况和血压波动变化情况。老年患者或合并慢性肾脏病、阻塞性睡眠呼吸暂停低通气综合征、糖尿病、失眠等情况的患者,常见异常的血压昼夜节律。表现为夜间血压下降不足,小于白天血压的10%,称为非杓型;表现为夜间比白天血压高,称为反杓型;如果夜间血压过度下降,超过白天血压水平的20%,称为超杓型。了解患者血压昼夜节律的情况,可以个体化精准地优化降压治疗。对于那些非杓型和反杓型的患者,要加强夜间血压的控制;而对于那些超杓型夜间血压过度下降的患者,要注意避免夜间血压过度下降而增加缺血性心脑血管事件的发生风险。

24小时动态血压波动大,患者的靶器官损伤较明显,心血管预后也不良。动态血压的标准差、变异系数、最大最小值等这些反映短时变异的参数,其临床价值目前还存在一些争议,也没有正常参考值标准和专门的治疗干预方法,因此,还有待进一步研究。

（五）清晨高血压与夜间高血压

一昼夜 24 小时中，清晨和夜间这两个时段的血压升高和患者心脑血管疾病发生及死亡风险的增加关系尤为密切。

指南推荐：清晨起床后 2 小时或 6~10 点定义为清晨时段；清晨动态血压的平均值 ≥ 135/85mmHg，诊断为清晨高血压。对于清晨高血压，推荐使用长效、足剂量的降压药物以及联合治疗策略，推荐用清晨时段血压的绝对水平去管理清晨高血压带来的风险，不推荐应用血压晨峰（清晨血压减晚上血压）这种参数，因为它的重复性比较差，定义和计算方法不统一，没有公认的正常值标准，临床意义也尚不明确。

国内外很多研究显示，夜间血压能够独立于白天血压预测死亡和心脑血管疾病发生风险。一半左右的门诊高血压患者合并夜间血压升高，我国自然人群中单纯夜间高血压的患病率也不低，约为 10%。对夜间高血压的管理，指南推荐要注意筛查继发性因素，如影响睡眠的因素等，进行对因治疗。在此基础上，对夜间高血压，建议使用长效的降压药物，单独或者联合治疗，或者使用一些能够有效降低夜间血压的新型降压药物，如含有脑啡肽酶抑制剂的降压药物，或者是睡前加服中短效的降压药物来更好地控制夜间血压。

（六）动态血压监测适应证

在条件允许的理想情况下，每一个高血压患者都有必要进行动态血压监测来评估血压情况。但现实情况常常是缺少动态血压监测设备，很多患者和医生不太了解动态血压监测的意义，拒绝或不耐受动态血压监测。2020 指南根据监测目的，分类推荐了进行动态血压监测的 6 种适应证。

如果是为了明确高血压诊断的目的，以下 3 种情况推荐进行动态血压监测：

1）新发的诊室高血压，尤其是 1~2 级高血压。

2）怀疑隐蔽性高血压，比如诊室血压在正常高值范围，或诊室血压正常但合并出现了靶器官损伤或者是高心血管病风险的患者。

3）血压波动比较大，怀疑直立性低血压、餐后低血压或者继发性高血压。

如果是为了评估降压疗效，优化降压治疗，以下 3 种情况推荐进行动态血压监测：

1）诊室血压已达标，但是仍然发生了心脑血管并发症或者新出现靶器官损伤，或者靶器官损伤进行性加重，怀疑隐蔽性未控制高血压。

2）难治性高血压，为了明确是不是真正的难治性高血压，怀疑白大衣性未控制高血压，或诊室血压没有达标，为了了解患者的夜间、清晨血压以及血压昼夜节律情况，优化降压治疗方案。

3）在临床试验当中要准确评价药物或者器械治疗的降压疗效。

作为一项无创的血压测量方法，动态血压监测没有绝对禁忌证，但是在部分人群中，如合并了房颤或频发早搏等心律失常的患者，需要谨慎评估示波法电子血压计测量的结果。

（七）特殊人群动态血压监测

2020 指南对难治性高血压以及高血压合并肥胖、代谢综合征、糖尿病、慢性肾脏病、阻塞性睡眠呼吸低通气综合征等特殊人群患者的动态血压特征，进行了详细描述和总结。这些患者常表现为隐蔽性高血压患病风险增加、血压昼夜节律异常、血压波动较大等特征，因此常常需要进行动态血压监测来准确评估血压及血压变异情况。

（八）基层社区动态血压监测

在基层社区开展动态血压监测，近年来越来越有非常大的需求，但也存在一些问题，比如缺乏动态血压监测设备,医生解读动态血压报告方面存在困难,所以指南明确建议基层社区卫生服务中心以及站点应该配备验证合格的动态血压监测设备,对基层医生要加强有关动态血压监测临床应用的专业培训,推广网络化的动态血压远程报告分析平台和医联体的模式。

在基层社区开展动态血压监测,指南推荐了两种适应证,一个是新发现的 1~2 级诊室高血压,另一个是难治性高血压。指南推荐利用远程的动态血压监测报告分析技术平台,基层医生在专科医生的帮助下,一起利用动态血压监测管理高血压,提升基层社区高血压管理的质量和水平。

三、小结与展望

《2020 中国动态血压监测指南》与时俱进,充分体现了近年来中国动态血压监测研究的进展。指南引用的文献中,近 5 年的文献占一半以上,近 10 年的文献占 80%,中国研究的文献占 67.5%。动态血压监测技术仍在飞速发展过程中,穿戴式非袖带式血压计正在克服袖带式血压计的一些缺点,使动态血压逐渐和家庭血压监测融合。2020 指南的发布,对规范动态血压监测技术的开展及临床应用,将发挥重要作用。

(李 燕)

参考文献

[1] 王继光, 吴兆苏, 孙宁玲, 等. 动态血压监测临床应用中国专家共识 [J]. 中华高血压杂志, 2015, 23 (8): 727-730.

[2] PARATI G, STERGIOU G, O'BRIEN E, et al. European Society of Hypertension practice guidelines for ambulatory blood pressure monitoring [J]. J Hypertens, 2014, 32 (7): 1359-1366.

[3] KARIO K, SHIN J, CHEN C H, et al. Expert panel consensus recommendations for ambulatory blood pressure monitoring in Asia: The HOPE Asia Network [J]. J Clin Hypertens (Greenwich), 2019, 21 (9): 1250-1283.

[4] 中国高血压联盟《动态血压监测指南》委员会. 2020 中国动态血压监测指南 [J]. 中国循环杂志, 2021, 36 (4): 313-328.

[5] STERGIOU G S, ALPERT B, MIEKE S, et al. A universal standard for the validation of blood pressure measuring devices: Association for the Advancement of Medical Instrumentation/European Society of Hypertension/International Organization for Standardization (AAMI/ESH/ISO) Collaboration Statement [J]. J Hypertens, 2018, 36 (3): 472-478.

[6] CHENG Y B, THIJS L, ZHANG Z Y, et al. Outcome-driven thresholds for ambulatory blood pressure based on the new American College of Cardiology/American Heart Association classification of hypertension [J]. Hypertension, 2019, 74 (4): 776-783.

[7] HUANG Q F, YANG W Y, ASAYAMA K, et al. Ambulatory Blood Pressure Monitoring to Diagnose and Manage Hypertension [J]. Hypertension, 2021, 77 (2): 254-264.

单片固定复方制剂在降压治疗中的应用

高血压是世界范围内一个严重的公共卫生问题,是主要的心血管危险因素,经常伴随着血脂异常、吸烟和糖尿病,导致动脉粥样硬化和心血管疾病。成年人高血压的总患病率为30%~45%,全球年龄标准化的男性和女性高血压患病率分别为24%和20%,且在过去20年中呈持续上升趋势。抗高血压药物治疗对于实现血压控制、减少心血管事件和死亡率至关重要。虽然近年来我国高血压的控制率有所改善,但仍处于很低水平,造成这种问题的原因是复杂和多方面的,包括待完善的慢性病管理体系、医生对高血压诊疗知识的掌握欠缺、患者治疗依从性差、不良饮食习惯和体力活动减少等因素。近年来,随着高血压治疗学方面的发展,尤其是单片固定复方制剂的应用,对提升高血压治疗达标率、降低高血压并发症的发生、改善慢性病总体负担起到了非常重要的作用。

一、高血压控制率与治疗依从性

尽管现在有各种各样的抗高血压治疗,但许多患者未能实现血压控制。据估计,欧洲未控制血压患者的患病率为31%~46%。根据2012—2015年全国高血压抽样调查显示,我国18岁以上成年人高血压(≥140/90mmHg)患病率(未调整人口比例粗率)为27.9%,知晓率为46.9%,治疗率为40.7%,控制率为15.3%,知晓治疗率为86.8%,治疗控制率为37.6%;不管是知晓率,还是治疗控制率,均处于不足50%的较低水平。

近期发表的一项在韩国进行的研究中,研究者调查了开始高血压药物治疗的年轻人中抗高血压药物不良依从性与心血管事件之间的关系。根据韩国全国健康保险数据库,包括123 390名参与者(75%为男性),年龄在20~44岁,无心血管疾病史,在2004—2007年间开始了高血压的药物治疗。参与者分为两类,即坚持每天服药者和未坚持服药者。在10年的中位随访中,发生了3 002例新的心血管疾病事件。每100 000人年心血管疾病发病率在坚持治疗人群为191例,在不能坚持治疗的人群中为282例,组间差异有统计学意义,提示不良的药物依从性与未来心血管疾病事件的高风险相关。

二、强化血压控制目标对药物治疗提出新的要求

2015年以来,随着收缩期高血压研究(SRPINT)和一系列关于血压目标研究的汇总分析结果都为指南提出更低的血压控制目标提供了证据支持,因此,多数高血压指南都建议了更严格的血压控制目标,2017年美国ACC/AHA高血压指南建议所有高血压患者应将血压控制到130/80mmHg以下,2018年中国高血压防治指南、2018年ESC/ESH高血压指南和2020年国际高血压学会高血压实践指南均提出了双目标的策略,即初始(基本)血压目标为140/90mmHg以下,如可耐受,进一步降至(最佳)130/80mmHg以下。为实现更严格的血压目标,则需要强化血压管理,包括积极的药物治疗,因此,初始使用药物联合策略则成为实现血压达标的必由之路。经过近30年的药物开发历程和循证证据的积累,为降压药物的合理选择与联合奠定了重要的理论和实践基础,单片固定复方制剂在高血压防治中普遍应用也符合高血压治疗发展的需要。

三、单片固定复方制剂的潜在优势

与自由等效联合疗法相比,单片固定复方制剂具有许多潜在优势,表现在它可以提高持续性,减少药丸负担,降低医疗成本和资源利用率,减少医生的临床惰性,并提高患者对药物的依从性。因此,单片固定复方制剂(SPC)有利于提高接受治疗患者的血压控制率。接受SPC 的患者的药物依从性和药物持久性可能明显高于接受自由联合的患者。近期发表的一系列高血压指南(2017 年 ACC/AHA、2018 年 ESC/ESH、2018 年中国和 2020 年国际高血压学会高血压指南)均积极推荐使用 SPC 来简化药物方案,以此提高患者抗高血压治疗的依从性。

药物方案的简化可提高治疗依从性。广泛使用单片固定复方制剂则是简化的重要方法,曾经有很多观察性研究对比了自由联合与单片固定复方制剂在改善患者依从性、治疗持续性和血压控制方面的差异。在 Parati 等最近完成的一项汇总分析中,共纳入 44 项研究,大多数观察依从性的研究(23 项中的 18 项)表明,接受单片固定复方制剂的患者的依从性相比接受自由联合组合的患者显著改善。纳入分析的研究中有 16 项观察了治疗持续性,其中 14 项研究显示,接受单片固定复方制剂的患者治疗效果持续性显著改善。治疗第 12 周时收缩压和舒张压控制与自由联合治疗相比,单片固定复方制剂均显著降低血压水平。

在 Parati 等的分析中,共有 23 项研究观察了降压药物的依从性。其中,使用了多种测量依从性的方法。覆盖天数比例(定义为一段时间内覆盖的天数除以一段时间内的天数 ×100)是最常用的依从性衡量标准,在 23 项研究中有 11 项研究使用;药物拥有率(定义为特定时间段内给定药物所有填充的天数总和除以该时间段内的天数)在 23 项研究有 8 项研究使用;此外,有 5 项研究使用了药片计数和其他定量方法。总体而言,18 项研究显示,接受单片固定复方制剂的患者与接受自由联合的患者相比,依从性显著提高(表 1)。Yang 等在对新诊断且无合并症的高血压人群中的研究显示,接受单片固定复方制剂治疗的患者中,依从性(72.8%)明显优于接受自由联合治疗的患者(61.3%)。在汇总的 16 项研究中,观察了患者对降压治疗的持续性(表 2)。持续性的分析方法在所有的研究中都是相似的,然而停药的定义各不相同,治疗间隔从 30 天到 6 个月不等。这 16 项研究中的 14 项研究显示,接受单片固定复方制剂的患者比接受自由联合治疗的患者治疗持续性显著提高,或者明显更不可能停止治疗(图 1)。另一项基于真实世界的研究显示,接受自由联合治疗的患者停药时间(从开始治疗到停药的持续时间)相对于单片固定复方制剂显著缩短。

表 1　18 项研究显示,接受 SPCs 的患者与接受 FECs 的患者相比,依从性显著提高

研究人员	依从性结果	依从性测量方法
Baser 等	SPC 队列中的患者停止药物治疗的可能性明显低于 FEC 组中的患者($HR=0.87$,$P<0.001$)	PDC
Breitscheidel 等	78.1%SPC *vs.* 71.5%FEC($P<0.000\ 1$)	MPR
Degli Esposti 等	79.8%SPC *vs.* 70.9%FEC($P=0.01$)	PDC
Dickson 与 Plauschinat	63.4%SPC *vs.* FEC49%($P<0.000\ 1$)	MPR
Glezer	SPC 治疗显著改善了依从性,从 43.4% 提高到 71.8%($P<0.000\ 01$)	依从性尺度

续表

研究人员	依从性结果	依从性测量方法
Hess 等	76.9%SPC *vs.* 54.4%FEC（$P<0.001$）	MPR
Ho 等	58.01%SPC *vs.* 46.96%FEC（$P<0.001$）	PDC
Hsu 等	42.06%SPC *vs.* 32.45%FEC（$P<0.0001$）	MPR
Hussein 等	SPC 组患者坚持治疗的可能性明显高于 FEC 组（$OR=2.20$，$P<0.0001$）	PDC
Jin-Young 等	MPR>80%；91.9%SPC *vs.* 88.9%FEC	MPR
Koval 等	3 个月：82%SPC *vs.* 64%FEC（$P<0.05$）；6 个月：87%SPC *vs.* 61%FEC（$P<0.05$）	由于耐受性低、依从性低或随访失败等原因而未退出治疗组的患者的百分比
Machniki 等	MPR：81.6%SPC *vs.* 77.0%FEC（$P<0.0001$）；PDC：70.0% SPC *vs.* 60.6%FEC（$P<0.0001$）	MPR，PDC
Marazzi 等	与 FEC 相比，SPC 的依从性显著提高（94% *vs.* 85%，$P=0.034$）	服用或报告的药物总数 / 研究药物总数（药片数量）
Panjabi 等	接受 SPC 的患者患 PDC> 的可能性比接受 FEC 的患者高 1.6~2.6 倍（$P<0.001$）	PDC
Patel 等	接受 SPC 方案的患者依从性的可能性比接受 FEC 方案的患者高 2 倍（$OR=1.95$，95% CI 1.80~2.13，$P<0.0001$）	PDC
Schaffer 等	他汀类药物依附性：SPC *vs.* FEC（$OR=1.61$，95% CI 1.38~1.87）；他汀类药物非依附性：SPC *vs.* FEC（$OR=1.87$，95% CI 1.50~2.32）；他汀类药物：SPC 依附性较低（$OR=0.60$，95% CI 0.41~0.88），比 FEC（$OR=1.73$，95% CI 1.17~2.55）	PDC
Schweizer 等	100%SPC *vs.* 92.9%FEC	摄入量≥80% 描述剂量
Schweizer 等	101.2%（±10.4）SPC *vs.* 98.4%（±9.9）FEC	药数
Tung 等	PDC≥80%：64.97%SPC *vs.* 56.88%FEC；PDC 50%~<80%：22.55%SPC *vs.* 24.16%FEC；PDC<50%：12.48%SPC *vs.* 18.95%FEC（$P<0.001$）	PDC
Xie 等	55.31%SPC *vs.* 40.44%FEC（2 片）*vs.* 32.61%FEC（3 片），$P<0.0001$	PDC>80%
Yang 等	72.8%SPC *vs.* 61.3%FEC（差异为 11.6%，95% CI 11.4~11.7）	MPR
Ah 等	SPC 队列的药物依从率显著较高［（0.8±0.3）*vs.*（0.7±0.3），$P<0.01$］	MPR
Zeng 等	SPC 坚持治疗的可能性明显高于 FEC（$OR=1.90$，95% CI 1.75~2.08，$P=0.001$）	PDC

表 2 "Adherence to Single-Pill Versus Free-Equivalent Combination Therapy in Hypertension A Systematic Review and Meta-Analysis" 中有 16 项研究测量了患者对降压治疗的持久性

研究人员	持续性结果	持续性测量方法
Baser 等	SPC 停止的可能性低于 FEC（$HR=0.87$, $P<0.001$）	停止治疗的天数
Breitscheidel 等	SPC（ARB/HCT）225.7d vs. FEC（ARB+HCT）163.6d；SPC（ARB/AML）232.9d vs. FEC（ARB+AML）178.4d	从开始到停止治疗的持续时间
Dezii	在 12 个月时，坚持 SPC 方案的患者（70.0%）明显高于坚持 FEC 方案的患者（57.5%），$P<0.05$	未能在每个处方提供的 3 倍的天内更新处方
Hess 等	58.3%SPC vs. 14.9%FEC（$P<0.001$）	在 12 个月的随访期间，从既往处方供应结束之日起 30 天继续接受 > 治疗的患者比例
Hsu 等	26.1%SPC vs. 19.5%FEC（$P<0.000\,1$）	在随访周期中持续补充处方
Machiniki 等	42.7%SPC vs. 23.6%FEC（$P<0.000\,1$）	230 天的治疗间隔
Patel 等	71%SPC vs. 61%FEC。在调整了协变量后，接受 SPC 的患者停止治疗的可能性比接受 FEC 的患者低 19%（$HR=0.81$, 95% CI 0.75~0.87, $P<0.000\,1$）	停止治疗的天数
Simons 等	对于 SPC，11% 的患者未能填写第一次重复处方，33% 的患者在 12 个月时停止治疗（MPT，35 个月）。对于 FEC，23% 的患者未能填写第一次重复处方，59% 的患者在 12 个月时停止治疗（MPT，7 个月）	1 个月后未能填写第一次重复处方或 12 个月和 MPT 时未能持续治疗的患者比例
Simons	12 个月后，34% 的 SPC 和 57% 的 FEC 停止了治疗。SPC MPT，42 个月（95% CI 33~43）；FEC MPT，7 个月（95% CI 5~9）	如果患者至少每 6 个月开一次处方，则被认为是持续的
Simonyi 和 Ferenci	1 年持续率：54%SPC vs. 34%FEC；接受 FEC 治疗的患者停药的风险明显高于 SPC（$HR=1.94$, $P<0.001$）	未指定的内容
Simonyi 等	1 年持续率：40%SPC vs. 27%FEC；接受 FEC 治疗的患者停药的风险明显高于 SPC（$HR=1.94$, $P<0.001$）	未指定的内容
Tung 等	293.79d SPC vs. 275.13d FEC（$P<0.001$）	从开始到停止治疗的持续时间
Xie 等	与处方 SPC 相比，双药 FEC 队列的患者为 89%（$HR=1.89$, 95% CI 1.74~2.06）更有可能性停止治疗。三药 FEC 患者停止治疗的可能性是 SPC 患者的 2 倍多（$HR=2.49$, 95% CI 2.14~2.88）	从开始到停止治疗的持续时间
Yang 等	SPC 队列中调整后的治疗停药率为 40.7%，明显低于 FEC 队列中 59.3% 的停药率（$OR=0.47$, 95% CI 0.46~0.48）	停止治疗的天数
Ah 等	SPC 队列的总体持久性率明显更高（66.4%SPC vs. 59.2%FEC，$P<0.01$）	药物持久性被定义为接受处方之间的间隔不超过 60 天
Zeng 等	与 FEC 组的患者相比，SPC 组停止治疗的可能性较小（$HR=0.66$, 95% CI 0.63~0.70, $P<0.001$）	停止治疗的天数

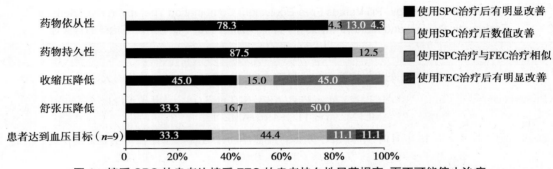

图 1　接受 SPC 的患者比接受 FEC 的患者持久性显著提高,更不可能停止治疗

　　在降压和调脂的联合治疗方案的比较中,Simons 等发现将氨氯地平与阿托伐他汀两片联合使用和按固定复方制剂服用,接受自由联合治疗的患者中位持续时间(1 个月后未能完成首次重复处方或 12 个月后未能坚持治疗的患者比例)明显较低,12 个月内停止治疗的患者比例明显较高(中位持续时间为 7 个月,59% 的患者停止治疗),而单片固定复方制剂使用者治疗持续性更长(中位持续时间为 35 个月,33% 停止治疗)。

四、单片固定复方制剂有更高的安全性和耐受性

　　由于单片固定复方制剂不同机制的降压药物进行合理联合,药物的治疗作用协同,不良反应相互抵消。我国常用的钙通道阻滞剂(CCB)常见不良反应是踝关节水肿,机制由 CCB 对前毛细血管扩张和增加的静水压,同时给予肾素 - 血管紧张素醛固酮系统(RAAS)抑制剂可显著减轻这种水肿,该抑制剂可增加毛细血管后扩张并减弱前毛细血管压力梯度和液体渗出。在噻嗪类利尿剂与 RAS 抑制剂的联合中,RAS 抑制剂则能抵消噻嗪类利尿剂降低血钾的不良反应。不适当的自由联合也可因使用单片固定复方制剂而避免,例如两种 RAS 抑制剂的组合已被证明会增加低血压、高钾血症和肾衰竭的发生率。

　　在许多情况下,每种成分的起始剂量明显低于单剂药物。较低剂量的抗高血压治疗被认为与降低副作用风险有关,在一项对 354 个小剂量联合治疗的临床试验进行的汇总分析中,研究者发现联合治疗的不良事件发生率明显低于两种单一治疗的不良事件发生率(分别为 7.5% 和 10.4%,$P=0.03$)。与自由联合用药相比,单片固定复方制剂的安全性和耐受性增加,在该分析中,与同等剂量的相应自由联合用药相比,4/5 的试验报告了单片固定复方制剂不良事件(所有严重程度)的发生风险降低 20%。

　　虽然当需要第三种抗高血压药物时,单片固定复方制剂相对于自由联合用药的安全性和耐受性益处可能会减少。最近一项对 459 465 张处方的研究表明,当单片固定复方制剂与其他抗高血压药物联合使用时,它们与重复处方的风险显著高于自由联合。因此,尽管单片固定复方制剂降低了不适当联合用药的风险,但当单片固定复方制剂与额外的抗高血压药物联合使用时,仍需要对治疗方案进行定期审查。

五、单片固定复方制剂应用的障碍和解决方法

　　1. 医生因素　开处方的一些医生认为应用单片固定复方制剂障碍是缺乏使用经验,难以选择正确的组合和剂量,认为这类药物没有提供足够的灵活性,因此不能根据患者情况定制,认为与自由联合用药相比没有用,以及认为推荐主要由制药企业决定,因此不能反映最

佳实践。这方面的解决方案则主要通过加强继续教育来解决。

2. 患者因素 从患者层面,他们则希望其治疗能根据自己的需求量身定制,并希望他们与医生的讨论更加透明。同时希望减少药品应用的种类也是很多患者的意愿。因此,仍应通过多途径的患者教育加以解决。

3. 解决特殊问题 主要是普通低血压和老年人低血压,与自由联合用药相比,使用单片固定复方制剂处方的患者因低血压、晕厥或虚脱住院的风险更高,通过选择初始小剂量联合或包含不同药物吸收率的抗高血压药物的组合,可以降低低血压的风险,另外,对于高龄老年患者和低危的一级高血压患者,多数指南仍然建议使用单剂初始治疗。

六、我国目前单片固定复方制剂应用的现状与展望

我国在 20 世纪 60 年代即开始将单片固定复方制剂应用于高血压的临床实践,在高血压的防控中发挥了重大作用,这些药物多是几种传统药物小剂量的组合,能够实现药物的疗效协同,不良反应相互抵消,从而达到安全的降压左右。但这些药物仍然存在一些问题,即药物组分陈旧,缺乏新的药物组合,尤其缺乏具有心脑肾保护作用的 RAS 抑制剂和 CCB 的成分组合,在高血压治疗日新月异的今天应用受到影响。

从 20 世纪 90 年代开始,两种药物组合的新型单片固定复方制剂在临床中开始应用,进入 21 世纪后应用也逐渐增加。这些药物主要是 RAS 抑制剂和 CCB 或噻嗪类(型)利尿剂的联合,CCB 与 β 受体拮抗剂的固定复方。这样的组方因其具有较强的降压作用和心脑肾保护左右,在临床应用更为方便,在国内外指南中普遍予以推荐。

三种药物标准剂量联合的固定复方制剂(RAS 抑制剂 +CCB+ 噻嗪类利尿剂)已经在国外应用多年,但国内尚未见到批准上市的剂型,这类药物多用于需要多种药物联合治疗的高血压患者,使用两种药物联合控制不佳。

多种药物组合的超小剂量联合治疗(ultra-low dose)的剂型主要包含 3~4 种小剂量药物的组合,其中至少包含 RAS 抑制剂、CCB 和噻嗪类利尿剂。这类新型制剂与单剂标准剂量的药物对比,前者的降压疗效显著占优势,但对心、脑、肾预后影响的结果尚缺乏,因此在国内也未见上市。

七、单片固定复方制剂的临床应用建议

1. 医生在评估患者血压以及临床风险后,推荐早期使用单片固定复方制剂。

2. 传统和新型单片固定复方制剂均适合于各级医疗机构高血压患者,临床评估耐受性良好的患者可使用常规剂量 SPC。

3. 经过 2~4 周随诊,如果血压不达标,在目前治疗的基础上,加用一种其他类的降压药物。

4. 高龄老年和虚弱高血压患者可起始使用单剂降压药物,也可起始应用低剂量单片固定复方制剂,经过 2~4 周随诊,如果血压不达标,起始单剂治疗者改用单片固定复方制剂,已使用低剂量单片固定复方制剂者,在增加另一种药物前,应将联合治疗剂量增加至常规剂量。

5. 临床医生需了解单片固定复方制剂中各成分及其主要的不良反应和禁忌证,避免不合理的联合用药。

6. 使用单片固定复方制剂时,如血压过低不能耐受,可减少联合治疗剂量或改服单剂治疗。

综上所述,将两种或多种不同机制的抗高血压药物组合在一起单片固定复方制剂,已经成为是大多数高血压患者初始治疗标准方法,并得到国内外高血压指南的推荐。随着高血压治疗学的发展和循证证据的积累,必将带动更多且针对性更强的单片固定复方制剂在高血压的临床实践中应用。

(杨世杰 张宇清)

经导管去肾交感神经治疗新进展

经导管去肾交感神经术（renal denervation，RDN）经过 10 余年跌宕起伏的发展，RDN 的治疗器械和技术方法逐渐完善，适应证逐渐拓宽，对 RDN 候选人群的筛选方法也出现了好的方向。RDN 技术正逐渐走近临床，有望成为被业界和公众接受的高血压和高交感相关疾病治疗的方法之一。

一、RDN 治疗适应证的研究进展

（一）RDN 治疗高血压

1. 顽固性高血压　早年的 RDN 高血压治疗主要选择顽固性高血压人群。Symplicity GSR（Symplicity 全球注册研究）表明，经导管射频消融 RDN 可对顽固性高血压产生长达 3 年的持续降压效应，疗效得以维持并且远期血压有进一步下降的趋势。

2. 初发或未用药的高血压　近期逐渐发布的初发、未用药或经药物洗脱的高血压患者通过安慰剂对照的临床研究较坚实地证实了 RDN 的降压效应。Symplicity Spyral HTN Off-Med、Symplicity Spyral HTN Off-Med Pivotal 使用射频能量，以及 Radiance HTN-Solo 使用超声能量均一致证实经导管热消融 RDN 在不借助药物情况下能产生独立的高血压治疗效果。

3. 其他临床状况高血压　根据 Symplicity 全球注册研究三年随访结果，对于高心血管风险计分患者、合并糖尿病、心房颤动等高风险高血压患者，RDN 在观察期内表现出良好且稳定的降压效应。

（二）心律失常

1. 心房颤动（atrial fibrillation，AF）　高血压及自主神经功能紊乱参与左心房结构重塑和电重塑导致 AF 发生或持续。由于 RDN 可持续降低全身交感张力，可能具有潜在的 AF 治疗效应。Pokushalov 等比较单纯肺静脉隔离（PVI）及 PVI+RDN 对 AF 的复发预防效果，随访 1 年后发现，PVI+RDN 组除血压降低外，AF 未发生率较单纯 PVI 组显著改善（69% *vs* 29%），另外还有一些小样本研究也发现类似效果。2020 年公布的迄今纳入样本量最大的 ERADICATE-AF 多中心、随机对照研究发现，冷冻 PVI+RDN 较单纯 PVI 可显著降低 AF 术后复发率（56.5% *vs* 72.1%），且 PVI+RDN 组心血管事件住院率更低（5.2% *vs* 11.7%）。近期一项荟萃分析纳入相关研究共 725 名高血压合并 AF 患者，显示了 PVI+RDN 对 AF 的治疗优势。但是现有研究纳入的人群仅限于高血压合并 AF 的患者，RDN 能否应用于高血压中 - 低危或非高血压 AF 患者值得进一步探索。此外，针对目前样本量不足及随访时间不长的问题，几项重要的临床试验（ASAF、Ultra-HFIB、Spyral-AF）正在实施，其结果值得期待。

2. 室性心律失常（ventricular arrhythmias，VAS）　实验研究发现，交感激活导致 VAS 易感性增加且难以治疗，在 VAS 的触发和维持中起重要作用。RDN 通过降低交感张力、减少去甲肾上腺素（NE）溢出、稳定心肌电生理等机制可可减少 VAS 发生。Ukena 等人首先报道了 RDN 治疗扩张型心肌病植入植入型心律转复除颤器（ICD）后频发电风暴的病例，随后多个小样本临床研究也提示 RDN 可减少心肌病 VAS 的发生，对于心肌梗死后以及特殊类型心肌病（美洲锥虫病）导致的 VAS，RDN 也表现出一定疗效。近期公布的一项荟萃分析纳入 7 项小样本研究 121 名 VAS 患者,值得注意的是其中近一半为接受过导管消融的"难治性 VAS"人群;合并分析显示 RDN 在减少 ICD 放电、抗心律失常起搏、降低 VAS 负荷方面具有独特优势,为临床提供预防和治疗 VAS 新的手段。但目前 RDN 对于 VAS 治疗临床资料大多为案例报道或小样本单臂研究,其作用有待大规模、多中心的随机对照试验(RCT)进一步确认。

(三) 射血分数保留的心力衰竭(HFpEF)

业已证实,交感激活在高血压、动脉硬化、心脏舒张功能障碍的发生发展中起重要作用,可能成为 HFpEF 治疗的上游靶点。早期研究发现,RDN 可改善高血压人群血管僵硬度和舒张功能障碍,术后 6 个月血压、左室质量指数(LVMI)均有降低,且改善心室结构重塑的效应独立于血压降低带来的益处。Mahfoud 等人研究纳入 72 例顽固性高血压患者,RDN治疗 6 个月后心脏磁共振检查提示 LVMI 较基线值下降 7.1%,而对照组无明显变化。在左室舒张功能不全的亚组中,心室环周应力指标得到改善,提示 RDN 对于 HFpEF 患者潜在的治疗效应。近期发表的一项研究纳入 164 例高血压患者,其中 HFpEF 99 名,利用超声和心脏磁共振成像(CMR)比较了患者在 RDN 前后心肌和血管特异性参数变化。结果显示,HFpEF 组与非 HFpEF 组血压下降程度相似,但 HFpEF 患者 NT-Pro-BNP 水平明显降低,并且在主动脉扩张性和心输出量方面比非 HFpEF 患者有更大的改善。虽然该研究为观察性研究,也缺乏有创性的血流动力学监测指标,但为 RDN 治疗 HFpEF 提供了初步临床证据。

(四) 慢性肾脏疾病(chronic kidney disease,CKD)

交感系统过度兴奋是 CKD 重要的病理特征,RDN 减少交感传入和传出神经活动可能为 CKD 并发高血压患者提供合理治疗。

Symplicity HTN 系列研究中一般将肾功能作为安全性评价指标,受试人群肌酐、eGFR等参数在长期随访中保持稳定,表明 RDN 本身对肾功能无不良影响。此外,对真实世界注册研究 GSR 3 年随访分析发现,在肾功能不全的人群中,RDN 延缓了 eGFR 的降低,进一步验证了 RDN 的肾脏友好性。研究也发现,RDN 可以改善模型动物和难治性高血压患者进行性肾损害,提示 RDN 可能对难治性高血压人群提供肾脏保护作用。考虑到 CKD 的发病机制复杂,虽然现有临床研究和动物试验初步提示 RDN 对 CKD 的疗效,但是 RDN 能否真正降低 CKD,甚至终末期肾病患者的远期死亡率还需更长期、更细致的临床研究进一步观察。

二、正在探索的多种 RDN 治疗

(一) 超声 RDN 系统

射频(radiofrequency,RF)能量是目前 RDN 设备研发和临床研究的主要模式,但是 RF能量客观存在消融深度有限、方向难控等问题。超声能量是仅次于 RF 进行多个临床试验的消融能源,其中 Recor 公司的第二代 Paradise 系统相对成熟。该系统具有消融穿深大(6mm)、手术流程简单(主干消融 2~3 次)、血管安全性好、一次性达成环周消融等特点,满足"比较理想"的 RDN 系统要求,开展的几期临床试验效果总体良好,因此 Paradise 与 Spyral射频系统一样作为 FDA 公布的突破性创新设备。

近期,Radiance-HTN Solo 12 个月随访结果公布,与对照组相比,RDN 组在减少降压药物种类、药物 DDD、药物负荷指数方面更具优势,此外,不使用降压药物或仅使用 1 种降压药物的患者在 RDN 组中占比更高,随访中没有出现与 RDN 相关的严重并发症,验证了超声 RDN 疗效的持续性。

近期发表于 *Lancet* 的 Radiance Trio 研究则探索了超声 RDN 在难治性高血压人群中的降压效应。研究纳入 136 例经 4 周标化药物治疗仍未有效控制血压的患者,其中 66 例使用 Paradise 系统消融,2 个月随访提示,RDN 组白天动态血压降幅更高(-8.0mmHg *vs* -3.0mmHg),血压下降超过 5mmHg、10mmHg 患者的比率也高于对照组(67% *vs* 42%,46% *vs* 25%),而安全性评价无明显差异。Radiance Trio 研究纳入的患者群体与前期 Solo 研究有很大不同,但结果基本一致,表现导管超声 RDN 对轻度到难治性高血压等患者均具有较好的疗效,为 RDN 技术进入临床提供了新的证据支持。但是,本次公布的是 2 个月终点,对于长期血压控制的稳定性和安全性还需更长时间的随访。目前,超声 RDN 通过 FDA 关键性试验 Radiance-II Pivotal 及 Require Pivotal 研究正在开展,期待取得突破性结果。

(二)化学药物注射 RDN 系统

不同于 RF、超声的热能消融,化学 RDN 主要通过注射方式将神经毒剂投送到肾动脉外膜损毁交感神经。近期公布临床试验结果的是 Peregrine 系统,该系统利用导管前段预成型的 3 条微型注射针刺破肾动脉壁,在动脉外膜注射 0.3~0.6ml 无水乙醇,体外实验发现其消融面积和深度显著大于 RF 能量,因此每条肾动脉仅需在主干中段附近进行 1 次注射。Fischell 等人开展的 First-in-Man 研究取得良好降压效果,随访 6 个月后,诊室收缩压和舒张压降低(24 ± 21)mmHg、(12 ± 16)mmHg。近期,European Peregrine Post Market Study 研究 6 个月的随访结果公布,45 例难治性高血压患者接受 Peregrine 导管 RDN 消融(注射剂量 0.6ml),术后 6 个月时平均动态收缩压和舒张压下降(11 ± 14)mmHg 和(7 ± 9)mmHg,而诊室血压下降更为显著[(-18 ± 21)mmHg/(-10 ± 11)mmHg)];除 2 例假性动脉瘤外,无其他重大并发症。但值得注意的是,该研究组内血压变化有较大变异,个别患者动态收缩压下降幅度超过 60mmHg,而少部分患者术后血压改善不佳,推测可能与肾动脉神经和外周脂肪分布个体差异、药物进入脂肪间隙后的流向分布难以掌控等因素有关;此外,研究中虽无严重出血等并发症,但仍有少数病例出现"短时微渗漏"现象,提示在技术方法上仍需进一步完善。目前两项随机、盲法、假手术对照研究已于 2019 年启动(Target BP I、Target BP Med-Off),将分别验证该系统治疗用药和未用药高血压人群有效性和安全性。

三、RDN 的适宜人群

RDN 治疗的主要机制在于抑制过度激活的肾交感神经和全身交感神经活性,但高血压等疾病的临床表型常有差异,导致 RDN 临床疗效不尽相同。从目前公布的临床试验结果看,无论是射频、超声还是化学消融等 RDN 治疗,均存在部分患者对治疗无反应或治疗后血压反而增高,如能通过一些技术方法甚至简单的标志物找出对 RDN 治疗敏感或不敏感的人群,将显著提升该技术的疗效并促进其进入临床。

Symplicity HTN-3 亚组分析提示,RDN 对年龄<65 岁患者效果较好,但可能不适合于盐敏感性高血压和交感神经系统活性偏低的老年人。DENER-HTN 研究发现,心室率较快、夜间血压水平较高及血压变异度较大的人群对 RDN 反应更好。此外,前瞻性和回顾性研究均发现,合并以交感活性增加为主要病理特征的疾病,如阻塞性睡眠呼吸暂停综合征、AF 或 CKD 的高血压患者在 RDN 术后血压降低较多,提示高交感活性表型的高血压患者接受 RDN 治疗应获益更大。近年来国内外研究也探索了多种间接评价交感活性的指标,如脉搏波传导速度、抗交感药物试验、冷水试验等也在进一步研究中。

近期有学者对 Radiance Solo 结果进行回顾性分析发现,增高的基线日间动态舒张压和出现立位性高血压是对 RDN 治疗反应的重要预测因子,其表征交感高活性继发的外周血管阻力增高。Mahfoud 等回顾 Spyral HTN-Off Med Pivotal 的病例资料,基于交感与 RAAS 的紧密联系分析血浆肾素活性与 RDN 疗效的关系,结果表明血浆肾素水平较高者对 RDN 治疗反应更好。以一定界值的肾素水平用作区分 RDN 的降压效应,发现高肾素组出现显著高的动态血压下降,低肾素组血压无显著变化。提升血浆肾素活性筛查可能用于筛选敏感人群,显著提升 RDN 的疗效。

基于 Spyral HTN 系列、Radiance Solo 等研究的证据,RDN 临床研究的适应证也发生了从难治性高血压到轻中度普通高血压的演变。中国台湾 RDN 共识、2020 年意大利 RDN 立场文件分别从血压情况、患者类型、交感兴奋表象方面描绘了适宜 RDN 的人群特点。其中,Wang TD 及 Schmieder 认为,RDN 的适宜人群不仅包括难治性高血压患者,初发高血压、使用单片复方制剂的患者、药物不耐受或服药依从性不佳的患者、有意愿接受 RDN 治疗的患者、合并心血管风险和并发症的高血压患者,都可成为 RDN 治疗的候选人群。

近期发表的一项基于欧美医生和患者的调查研究表明,医生倾向于推荐难治性高血压患者进行 RDN 治疗。患者方面,除难治性高血压人群有较高的 RDN 治疗意愿外,未服药和服用 3 种以上降压药的患者也有 RDN 治疗的意愿。特别值得注意的是,未服药患者较已服药患者(包括 1~4 种及 5 种以上)RDN 治疗意愿更强,超过 50%。提示未来未用药治疗、药物不耐受和不愿服药的患者可能是重要的 RDN 治疗候选人群。

四、展望

随着多种消融能量应用、器械和技术改进,近来多项重要临床研究成果对 RDN 治疗高血压的有效性、安全性予以了肯定。RDN 治疗不同高血压的适应证拓展表现出良好的势头。此外,对于以交感神经系统过度激活为主要病理特征的现代生活方式疾病,RDN 也展现出令人期待的广泛治疗效应和应用前景。射频 RDN 通过 FDA 的 SPYRAL HTN ON-MED 关键性研究将于近期揭晓,超声 RDN 的关键性研究 RADIANCE-II PIVOTAL、REQUIRE 也在积极实施,可望为 RDN 进入临床提供重要支撑。当然我们应认识到任何新兴技术的发展都不是一帆风顺的,对于 RDN 人群的筛选、治疗靶标和疗效的确认、消融途径改进等工作正进一步完善和优化,使 RDN 技术更加安全、高效和便捷,并带来远期结局的改善,使其真正成为临床上安全、高效和广为接受的高血压及高交感神经相关疾病治疗技术。

(钱 俊 黄 晶)

参考文献

[1] MAHFOUD F, MANCIA G, SCHMIEDER R, et al. Renal Denervation in High-risk Patients with Hypertension [J]. J Am Coll Cardial, 2020, 75 (23): 2879-2888.

[2] BOHM M, KARIO K, KANDZARI D E, et al. Efficacy of catheter-based renal denervation in the absence of antihypertensive medications (SPYRAL HTN-OFF MED Pivotal): a multi-centre, randomized, sham-controlled trial [J]. Lancet, 2020, 395 (10234): 1444-1451.

[3] AZIZI M, SANGHVI K, SAXENA M, et al. Ultrasound renal denervation for hypertension resistant to a

triple medication pill (RADIANCE-HTN TRIO): a randomized, multicentre, single-blind, sham-controlled trial [J]. Lancet, 2021, 397 (10293): 2476-2486.

［4］ KIUCHI M G, CHEN S. Improvement of renal function after renal sympathetic denervation in CKD patients with controlled vs. uncontrolled hypertension [J]. Int J Cardiol, 2016, 223 (15): 494-496.

［5］ MAHFOUD F, BOHM M, SCHMIEDER R, et al. Effects of renal denervation on kidney function and long-term outcomes: 3-year follow-up from the Global SYMPLICITY Registry [J]. Eur Heart J, 2019, 40 (42): 3474-3482.

［6］ OTT C, MAHFOUD F, SCHMID A, et al. Renal denervation preserves renal function in patients with chronic kidney disease and resistant hypertension [J]. J Hypertens, 2015, 33 (6): 1251-1266.

［7］ AZIZI M, SCHMIEDER R E, MAHFOUD F, et al. Endovascular ultrasound renal denervation to treat hypertension (RADIANCE-HTN SOLO): a multicentre, international, single-blind, randomised, sham-controlled trial [J]. Lancet, 2018, 391 (10137): 2335-2345.

［8］ KRESOJA K P, ROMMEL K P, FENGLER K, et al. Renal sympathetic denervation in patients with heart failure with preserved ejection fraction [J]. Circ Heart Fail, 2021, 14 (3): e007421.

［9］ MAHFOUD F, URBAN D, TELLER D, et al. Effect of renal denervation on left ventricular mass and function in patients with resistant hypertension: data from a multi-centre cardiovascular magnetic resonance imaging trial [J]. Eur Heart J, 2014, 35 (33): 2224-2231b.

［10］ SCHIRMER S H, SAYER, REIL J C, et al. Improvement in left ventricular hypertrophy and diastolic function following renal denervation: effects beyond blodd pressure heart rate reduction [J]. J Am Coll Cardiol, 2014, 63 (18): 1916-1923.

［11］ HAWSON J, HARMER J A, COWAN M, et al. Renal denervation for the management of refractory ventricular arrhythmias: A systematic review [J]. JACC Clin Electrophysiol, 2021, 7 (1): 100-108.

［12］ STEINBERG J S, SHABANOV V, PONOMAREV D, et al. Effect of renal denervation and catheter ablation vs catheter ablation alone on atrial fibrillation recurrence among patients with paroxysmal atrial fibrillation and hypertension: The ERADICATE-AF randomized clinical trial [J]. JAMA, 2020, 323 (3): 248-255.

［13］ TURAGAM M K, WHANG W, MILLER M A, et al. Renal sympathetic denervation as upstream therapy during atrial fibrillation ablation: Pilot HFIB studies and meta-analysis [J]. JACC Clin Electrophysiol, 2021, 7 (1): 109-123.

［14］ SCHMIEDER R E, KANDZARI D E, WANG T D, et al. Differences in patients and physician perspectives on pharmaceutical therapy and renal denervation for the management of hypertension [J]. J Hypertens, 2021, 39 (1): 162-168.

［15］ MAHFOUD F, RAYMOND R, KANDZARI D E, et al. Changes in plasma renin activity after renal artery sympathetic denervation [J]. J Am Coll Cardiol, 2021, 77 (23): 2909-2919.

"互联网+"高血压防治新趋势

　　"互联网+"是指在创新2.0(信息时代、知识社会的创新形态)推动下由互联网发展的新业态。"互联网+"充分发挥互联网在社会资源配置中的优化和集成作用,将互联网的创新成果深度融合于经济、医疗、社会的各个领域中,以提升社会的创新力和生产力,形成更广泛的以互联网为基础设施和实现工具的一种管理新形态。

　　《"健康中国2030"规划纲要》已明确指出优化健康服务需要强化覆盖全民的公共卫生服务,提供优质高效的医疗服务和提高患者健康管理主动参与是解决供需矛盾的重要举措。因此,希望通过寻求"互联网+"高血压的医疗和管理模式,优化提高管理效率和治疗水平均等化,进而提高基层心血管病的治疗效果。

一、"互联网+"高血压防治模式的必要性

　　改革开放以来,随着我国经济的高速发展,人们生活水平的提高和生活节奏的加快,我国高血压的患病率也呈现暴发式增长。根据2012—2015年全国高血压调查(China Hypertension Survey,CHS)结果显示,我国18岁及以上年龄人群高血压的粗患病率为27.9%,加权患病率为23.2%,据此推算,约每4个成年人中就有一个是高血压患者,高血压总患病人数达2.45亿人,人群高血压患病率总体呈上升趋势。高血压已成为我国居民健康的首要威胁。高血压的有效控制已成为实施健康中国战略和实现全民卫生服务全覆盖的关键所在。

　　随着计算机技术、网络通讯技术、在线监测技术、大数据技术、云计算技术迅猛发展,"互联网+"在医疗信息共享、慢性病管理、健康状态监控等方面展现出巨大的优势与潜力。在政策层面,国家大力支持"互联网+医疗健康"的发展,为"互联网"+高血压管理提供了平台。

二、互联网+技术的优势

　　"互联网+"技术的实施,涉及移动互联网、物联网和云计算等先进技术的应用,呈现诸多新的特点。如:移动互联网技术的移动便捷性、开放融合性,智能多样性;物联网技术的全面感知性、可靠传递性、智能处理性;云计算的服务资源池化、可扩展性、可度量性、可靠性等。"互联网+"技术已在我国的各个行业得到了长足的发展,给人们的生活带来了翻天覆地的变化,其技术优势显著:

　　1. 实时高效率的交互优势　互联网具备没有围墙、门槛的聚集属性,网络融合的设备及系统平台信息一经发出,就能迅速让人们都知晓。从传统线下被动的信息接收,转变成线上的主动搜索信息,使发布的信息都能精确的传递到用户。信息的展示不受地域、时空的限制,只需一部智能设备,人们就可以随时随地查找自己所需要的内容。

　　2. 跨区域资源整合的优势　以互联网信息技术为纽带,通过行业资源的上网对接融合,快速实现跨区域资源的整合,有效解决传统体系建设中的信息资源孤岛现象。同时,跨区域资源的整合,机构间的协同也打通了资源流动的通道,有助于优化资源的合理配置,提

升优质资源的社会效能,带动行业整体水平的快速提升。

3. 大数据汇集资源共享优势　基于资源的融合,"互联网＋"技术也为我们带来了海量数据的汇集。纷繁多样的数据涉猎广泛,可以是设备和状态信息、监测和检测数据、用户的生活习惯数据、健康状态数据、服务购买数据等。通过规范的大数据管理、安全且合规的大数据应用,可以帮助用户降低系统建设成本,解决传统模式下单一用户因数据量不足而带来服务无法深入的问题。用好大数据这个利器,也将有力提升治理的科学化、精准化、高效化水平,增强服务经济社会发展、防范化解风险的能力,从而推动新兴数据应用服务产业的快速发展。

三、"互联网＋"高血压防治技术

(一)"互联网＋"高血压防治应用需求

1. 建立电子健康档案　电子健康档案(electronic health record,EHR)是完整记录个人全生命周期的健康信息和医疗活动的健康信息档案,我国 EHR 由个人基本信息和主要卫生服务记录两部分组成。健康信息是指个人出生、成长、生活中各种与健康相关的信息,具体包括个人基本情况、日常生活行为习惯、工作方式、健康状况、现病史、既往病史、过敏史、家族疾病史、健康体检情况、就诊情况、口服药情况、疾病和行为危险因素监测记录表、死亡医学证明书等。

2. 开展风险评估和预警提醒　利用 EHR 及终端采集信息,如血压、血糖、BMI、心率、呼吸等生命信息,进行 10 年心血管病风险评估,预设风险评估预警值,超出风险预警范围设置提醒,早期识别高危人群。

3. 优化治疗　根据预先设置流程,辅助推荐最佳治疗方案。可以根据患者的综合情况,辅助推荐治疗方案,自动筛查药物配伍及药物使用剂量等,做到辅助决策,优化治疗。通过服药提醒功能,提高治疗依从性。

4. 生活方式干预　通过个人身体及疾病状况,设置个体化的饮食与运动方案。饮食方面,可以根据自身情况估算食物热量,给予推荐食谱,并记录各类食物营养素的摄入量。运动方面,可以根据自身情况推荐运动处方,对运动中的各项生理指标进行监测,实时调整运动计划,当指标显示不适宜运动时及时提醒。另外,在发生运动损伤时提供及时呼救功能,确保运动安全。

5. 开展健康教育和技能培训　通过录制健康相关知识的短视频、漫画和讲座,以更加贴近居民生活的短片、案例,提高健康认知水平。通过网络视频开展健康相关技能培训,开展远程自我管理教育,提高健康管理技能。

6. 开展远程会诊　给予未控制或特殊患者提供远程会诊技术支持,包括远程病例讨论、远程影像诊断、远程心电诊断、远程手术指导等。

7. 开展效果评估　对于个体患者管理,开展长程管理效果的评估,如血压、血糖、体重等评估。对于群体管理,开展人群效果评估,如知晓率、服药率、控制率和改变率等,为政策方案的调整提供依据。

(二)"互联网＋"高血压防治关键技术

基于"互联网＋"的高血压防治体系的建设,关键产品及技术主要涉及以下几个方面。

1. 智能检测终端　目前"互联网＋"推荐应用的电子血压计需符合以下要求:①测量方式必须是上臂式的测量方式;②必须通过指南推荐的权威医疗器械机构认证;③必须具

备远程传输能力,可以是基于 GSM 网络直传、也可以是具备 WIFI 或 BLE 借助网关传输;④智能检测终端应具备开放的数据通信接口协议。

2. AI 智能辅助分析技术　随着"互联网+"高血压管理技术的应用,传统一对一诊疗的医疗模式已经发生了改变,除在医疗机构监测外,家庭自测血压已成为做好自我管理的一种普遍现象。医生借助互联网云服务平台开展日常健康监测和数据采集的集中管理服务,已成为高血压管理的新模式。大数据喷发与有限的医疗资源已成为制约"互联网+"高血压管理快速普及应用的瓶颈问题。AI 智能辅助分析技术的应用将机器取代人去完成常规复杂繁琐的监测、评估和分类工作,将成为"互联网+"高血压管理技术应用推广的关键。

3. 健康管理云服务平台　健康管理云平台是有效连接医生和患者的桥梁,一端对接智能终端,实现智能终端的集中化和智能化管理;一端对接医生及医疗机构的工作平台,在不直接接触用户的情况下,为医生提供便捷的工作环境,医生只需要通过 PC 或手机 APP 就可以实现对所辖人员的高效管理。同时,平台也是大数据管理和 AI 智能应用的平台。基于大数据的 AI 智能技术的应用,能有效解决日趋严重的优质医疗资源匮乏的问题,有助于提升高血压防治的同治化服务水平。

(三)"互联网+"高血压防治体系建设

目前,在国内基于"互联网+"高血压管理技术已经有了一定程度的探索应用,整个体系的建设主要有以下几个组成部分:

1. 个人健康智能化采集系统　由智能生命体征采集终端、数据采集云服务器、个人健康大数据中心、AI 智监测预警系统等组成,数据中心系统对接公共卫生电子健康档案系统,可实现用户居家或站点健康监测数据的集中化管理和用户健康档案的永久性保存管理。

2. 健康管理系统　主要是社区/乡村,以社区卫生服务中心/乡镇医院的全科医生为主导,以社区卫生服务站/村站点医生为服务落地的执行主体,基于家庭医生制度体系,以社区/村为单位,借助云平台的 AI 辅助分析评估系统,以及便捷的 APP 应用管理系统,为居家百姓提供日常健康教育、随访、干预等日常健康管理工作。

3. 临床诊疗系统　主要是医疗机构开展日常诊疗的信息化系统,是慢病管理诊疗信息的重要组成部分,包括临床病史信息、检查检验信息和药物治疗信息。

4. 远程健康咨询系统　充分发挥云平台的跨区域服务的特点,以社区卫生站/村卫站的基层医生为主,借助 APP、微信、电话等多种方式为区域内的服务的用户提供便捷的咨询服务。

5. 分级诊疗和双向转诊系统　针对基层医生在高血压随访管理中发现和符合转诊患者,通过系统的双向转诊通道快速实现患者的转诊。

6. 远程会诊系统　主要是搭建不同层级医疗单位的远程会诊通道,用以解决基层高血压诊疗瓶颈,同时提高基层临床诊疗能力。

四、"互联网+"高血压防治的研究趋势

(一)"互联网+"高血压管理面临的新问题

1. 数据互通共享难度大,数据种类单一且数据质量不高　从当前互联网+高血压管理的信息化体系建设与应用情况看,便捷式移动监测设备的使用,区域网络化信息平台的建设,以及基础 AI 智能辅助功能的应用,基本上都已被医疗机构和用户认可。但是也存在一

些共性的问题：①网络使用的设备种类少，涉及高血压管理的信息采集单一，无法满足高血压综合管理的需要；②平台数据与居民健康档案系统、医疗机构的 HIS 系统等无法有效对接，数据孤岛现象显著；③个人设备的身份认证缺乏，可能存在一个账号下设备多人使用的现象，造成数据库存储数据质量不高，在一定程度上影响到数据的后期深度挖掘应用。

2. AI 的智能化水平处在初级阶段，大数据挖掘有待深化　目前的 AI 智能化应用还局限在高血压管理电子档案记录、随访管理等常规管理的要求，对用户日常监测数据的在线动态提醒、自动分类管理、动态评估，以及满足区域管理需要的统计分析功能等比较初级的应用。由于数据种类少和数据质量不高的局限性，基于大数据的深度挖掘应用，如：高血压患者的全面健康画像、阶段性健康趋势评估、智能化个性化健康管理方案编制、高血压治疗方案推荐、地区高血压发病与关键危险因数关联性分析等应用还有待于挖掘。

（二）"互联网＋"高血压管理发展的新趋势

1. 智能终端正向着多参数融合的可穿戴设备的发展　基于大健康发展战略的不断推进，人们对健康管理的意识也不断提高，智能终端，尤其是可穿戴设备的应用，健康信息的采集也由初期单纯血压信息采集向多参数信息采集发展，特别是近年来智能手表、手环的快速发展，已从原来单纯的心率、计步等信息的采集，发展在到目前心率、心电、血氧、睡眠、呼吸质量等参数的采集。通过设备与云平台的结合使用，能更准确全面的评估健康状况，有利于个性化的评估和精准干预。

2. 构建高质量健康大数据融合平台　由于数据来源的不同，数据的质量有着显著的差别，临床、公共卫生和体检中心的心血管健康管理数据雷同但分属不同平台，导致健康资料无法有效利用。如何在保证数据安全性有效性的前提下，做到医疗资源共建共享高效使用，是目前政府、医疗机构急需解决的问题，如：以电子健康 ID 的系统间数据访问获取机制、院外健康信息采集网络的应用的开发等还有较长的路要走。

3. 更倾向基于数据共享的专家指导下的团队协同管理　基于平台的优质医疗资源建立，高血压的防治涉及用药、营养、运动、监测、随访和心理等方面的优质服务资源协同管理，基于平台的由临床医学、公共卫生、心理师、营养师、药师、康复师等组成的专业团队开展高血压的防治，共同促进"互联网＋"高血压的健康管理模式是有效提高管理效果的关键。

4. 强化 AI 智能化赋能是"互联网＋"高血压管理的最终方向　基于 AI 智能技术，更多的由机器取代人来完成复杂、繁琐的管理评估工作是解决高血压防控技术研发的关键。AI 系统的功能从由临床辅助分析、辅助管理向研发辅助临床早期诊断技术发展。

（应致标　俞　蔚）

降压治疗阈值从何而定——前瞻性降压治疗试验协作组（BPLTTC）荟萃分析的思考

世界范围内高血压的患病率仍在持续上升,而高血压是心血管疾病(cardiovascular disease,CVD)发病及死亡的主要危险因素。多个大型随机对照试验(randomized controlled trials,RCT)以及荟萃分析(Meta 分析)均显示控制血压是减少心血管病风险的一个有效且经济的方法。然而,降压治疗的安全性及有效性以及血压治疗阈值及目标值的不确定性,导致人群高血压的治疗率和控制率仍然较低。此外,对于既往无心脏病或卒中、血压低于高血压阈值(通常是 140/90mmHg)的人群,降压治疗是否也同样带来心血管获益,业界仍无共识。为解决上述问题,我们需要从 RCT 中获取更多的证据。然而某一个 RCT 受限于样本量的大小,通常无法解决上述问题;且单一 RCT 其主要受试人群通常具有特定特征,研究结果不能很好地推及普通人群。因此从多个 RCT 中提取数据并进行分析就成了必要且唯一可靠的方法。为回答上述问题,牛津大学降压治疗试验协作组(Blood Pressure Lowering Treatment Trialists' Collaboration,BPLTTC)联合全球高血压领域的专家、学者开展了最新的 Meta 分析,检验对于既往无心血管疾病、无高血压病史的人群,降压治疗能否带来心血管获益,相关结果在 2020 年欧洲心脏病学大会上进行了公布。阅读原文,我们对研究本身有了更多的理解和思考,我们从研究设计、研究结果及研究意义三方面进行客观、深入的解读,并对研究中的一些问题提出思考。

一、研究设计

BPLTTC 研究被设计为个体病例数据(individual patient data,IPD)Meta 分析。研究者检索了从 1966 年 1 月 1 日至 2018 年 6 月 1 日的降压治疗相关的研究,包括在 PubMed/Medine、英国 Cochrane 中心,以及 ClinicalTrial.gov 网站登记的共 11 494 个研究。通过排除重复研究、无关研究、非 RCT、随访时间过短、综述、不能获得 RCT 原始数据等研究,来自全球的 51 个 RCT 纳入最终的分析。具体来讲,其纳入及排除标准如下:

1. 纳入标准　BPLTTC 研究纳入的 RCT 需满足以下一个或多个条件才可被纳入 Meta 分析:

(1)RCTs 的受试者均随机分为降压治疗组和安慰剂对照组(或其他非干预对照组)。

(2)RCTs 的受试者根据不同的降压强度随机分组。

(3)RCTs 的受试者根据不同的降压药物方案随机分组。

(4)RCTs 中各组受试者的随访时间至少为 1 000 人/年。

2. 排除标准

(1)RCTs 仅纳入心力衰竭患者或短期干预的急性心肌梗死患者。

(2)RCTs 仅有非药物干预降压措施而无药物干预对照。

(3)RCTs 没有清晰明确的受试者随机化流程。

遵循以上原则,BPLTTC 研究共纳入 344 716 人,入选人群分为有 CVD 组和无 CVD 组,同时根据每组的受试者初始血压水平再将其细分为血压水平≤120mmHg、120~129mmHg、130~139mmHg、140~149mmHg、150~159mmHg、160~169mmHg、170 及 ≥170mmHg 组。研究主要评估收缩压（systolic blood pressure，SBP）每降低 5mmHg 对于心血管事件的影响。基于以上分组，研究拟解决长期以来围绕血压不高时（如 SBP<120mmHg）药物降压效果的争议，以及患有或不患有 CVD 的受试者之间可能存在的差异。

二、研究结果

所有 BPLTTC 纳入的 51 个 RCT 中，由于关键信息的缺失进一步排除 3 个 RCT；剩下 48 个 RCT 中，4 138 名基线期存在心力衰竭的受试者除外，共 344 716 例受试者数据被纳入 Meta 分析。其中，37 个研究受试者包括基线期有或无 CVD，10 个研究受试者为基线期均有 CVD，1 个研究的受试者为基线期无 CVD。基线期受试者平均年龄 65 岁，女性受试者中基线期存在 CVD 者比例较低。相比较无 CVD 组，CVD 组基线期 SBP 及舒张压（diastolic blood pressure，DBP）均较低，但两组的血压水平分布差异无统计学意义。CVD 组 31 239（19.8%）例和无 CVD 组 14 928（8.0%）例受试者基线期 SBP<130mmHg。

在中位随访 4.15 年（Q_1~Q_3 2.97~4.96 年），42 324（12.3%）例受试者发生至少 1 次 CVD 事件，包括 13 772（4.0%）例卒中、19 452（5.6%）例缺血性心脏事件、7 833（2.4%）例心力衰竭。在所有 28 895（8.4%）例受试者死亡中，10 935（3.4%）例归因于心血管疾病。在基线期无 CVD 受试者中，随访期每 1 000 人年发生主要心血管事件，对照组为 31.9 ［95% CI（31.3，32.5）］，干预组为 25.9 ［95% CI（25.4，26.4）］。在基线期有 CVD 受试者中，相应的 CVD 发病为对照组 39.7 ［95% CI（39.0，40.5）］和干预组 36.0 ［95% CI（35.3~36.7）］。随访后发现 SBP 每降低 5mmHg，CVD 组发生主要心血管事件的相对危险度为 0.89 ［95% CI（0.86，0.92）］，无 CVD 组发生心血管事件的相对危险度为 0.91 ［95% CI（0.89，0.94）］。

Meta 分析显示主要心血管事件相对危险度的降幅与收缩压的降幅成正比。总体来看，SBP 每降低 5mmHg，可使主要心血管事件的相对风险降低约 10%。其中，卒中、冠心病、心力衰竭和心血管死亡的风险分别降低 13%、7%、14% 和 5%。本研究还发现，在基线 SBP<120mmHg 组中，降压治疗依然可以获益。在基线 SBP<120mmHg 组中，CVD 患者 SBP 每降低 5mmHg，主要心血管事件相对风险降低 23%，全因死亡率降低 19%；无 CVD 患者 SBP 每降低 5mmHg，主要心血管事件相对风险降低 17%，但全因死亡率不降低。

三、研究结论及其意义

BPLTTC 作为全球最大规模的降压疗效评估研究，在科学的实验设计的基础上，取得了以下重要发现：

（1）降压治疗带来的心血管相对风险下降幅度与 SBP 的降幅成正相关。

（2）无论基线 SBP 水平如何、是否合并 CVD，降压治疗均可带来心血管获益，SBP 每降低 5mmHg，主要心血管事件发生风险降低约 10%，包括卒中、心力衰竭、冠心病、心血管死亡等。

（3）对于 SBP<120mmHg 的人群，积极的降压治疗仍然具有心血管获益。目前多数指南均建议根据患者血压水平与是否合并 CVD 决定降压治疗时机，本研究的结果直接挑战了指南的上述推荐，至少说明单纯基于血压水平或是否合并 CVD 决定降压治疗的策略并不完善。对于心血管疾病的一级预防与二级预防，降压治疗似乎应处于更加突出的地位。

本研究主要有以下特点：

（1）通过与试验研究者联系获得原始数据，收集单个受试者的病例数据，而非收集研究整体数据。与常规 Meta 分析相比，IPD Meta 分析可获得最原始的病例数据，保证数据的准确性和完整性，极大地减少了常规 Meta 分析中常见的发表偏倚和异质性。

（2）本 Meta 分析纳入所有的研究均为 RCT，最大限度地减少了研究偏移和混杂因素对结果的影响。

（3）本研究作为目前受试者最多的大型 IPD Meta 分析，即使血压最低的分组，也具有足够的样本量（超过 10 000 例），因此其研究结果更具科学性。基于此，BPLTTC 荟萃分析的价值绝不等同于一般的荟萃分析，其结论势必会对未来高血压相关指南的修订产生重要影响。

BPLTTC 研究与 5 年前公布的 SPRINT 研究均认为强化降压可获得更好的心血管获益。5 年前 SPRINT 研究结果发表于《新英格兰医学杂志》上，研究将 9 361 例高血压患者随机分为强化降压组和标准降压组，干预 1 年后强化降压组血压为 121.4/68.7mmHg，标准降压组血压为 136.2/76.3mmHg；强化降压组发生心血管事件的相对风险比标准降压组低 43%。但由于 SPRINT 研究结果中强化降压组发生低血压、晕厥、电解质紊乱和急性肾损伤或急性肾衰竭的频率高于标准降压组，因此很多专家认为过度降压有潜在的危害，而对其研究结果充满质疑。但随着时间的推移以及临床实践的进展，更多的学者正在接受 SPRINT 研究结论并将其应用于临床。最新 BPLTTC 研究结果为强化降压提供了更为有力的证据。高血压作为 CVD 重要的危险因素，强化降压有助于最大程度降低高血压相关的心血管风险。基于以上研究结果，我们认为把高血压患者的血压降至 120mmHg 是能够带来心血管获益的。而目前的现实表明，在降压治疗方面，我们做得还仍然不够。

对比既往的相关研究，本研究的主要意义在于：

（1）对既往有心脏病发作或脑卒中史，以及血压低于高血压阈值（通常为 140/90mmHg）的人，药物降压是否同样有益，这一问题一直存在争议。以往研究没有定论，导致世界各地的治疗建议相互矛盾。许多观察性研究认为，血压水平与心血管发病的呈"J"形曲线关系，本研究给予了否定。对于以往有研究认为超过一定血压水平再启动降压治疗才能获得心血管获益的观点，本研究也同样提出了不同的意见。

（2）既往指南多根据患者血压水平以及是否合并心血管疾病给出不同的降压治疗推荐。本研究呼吁对现有指南进行相应修改，认为当临床医生评估个体心脏病发作或脑卒中的概率增加时，即可启动药物降压治疗以降低心血管风险。

（3）本研究认为只要合并心血管疾病高风险因素，即可启动降压治疗，而无需反复地、精确地测量患者的血压水平。

当然本研究还存在一些问题。比如，尽管本研究是通过获取个体研究数据的 IPD Meta 分析，但并不是一个真正的大样本量的 RCT，我们期待更新的足够样本的 RCT 研究解决降压治疗的获益问题。此外，降压治疗是否有下限？本研究发现即使 SBP<120mmHg，降压治疗仍能获益，但是对于基础 SBP 偏低的人群（如<110mmHg）时继续降压的获益及风险如何，本研究未能明确。当然结合临床实践，我们认为这个问题并不一定具有实际意义，因为对于基线 SBP<110mmHg 的患者，绝大多数医生不会为其开具降压药物处方。再者，本研究将重点放在 SBP 降低 5mmHg 可获得显著心血管获益，但对于 DBP 的干预是否可降低心血管风险，本研究未能回答。就本研究的受试人群中未除外 DBP 过低者这一点来看，在获得 SBP 降低的同时，并无充分证据显示 DBP 降低有害。最后，本研究虽然认为对于绝大多

数人，无论是否合并 CVD 以及基线 SBP 水平如何，降压治疗的相对效果都是相似的，但并不意味着每个人都应该接受治疗。在临床实践中，我们仍应掌握个体化的原则，充分评估每个患者的心血管事件风险，对于高风险患者，只要患者能够耐受、不发生低血压相关症状，将其 SBP 降至更低的水平（比如 120mmHg）可能改善患者心血管预后。

总而言之，BPLTTC 研究这一结果我们或许还需要更多的 RCT 研究或 Meta 分析证据，无论如何它将对我们高血压治疗临床实践，以及未来高血压指南制定带来重大影响。

（郭统帅　牟建军）

参考文献

［1］ ETTEHAD D, EMDIN C A, KIRAN A, et al. Blood pressure lowering for prevention of cardiovascular disease and death: a systematic review and meta-analysis [J]. Lancet, 2016, 387 (10022): 957-967.

［2］ MILLS K T, BUNDY J D, KELLY T N, et al. Global Disparities of Hypertension Prevalence and Control A Systematic Analysis of Population-Based Studies From 90 Countries [J]. Circulation, 2016, 134 (6): 441-450.

［3］ WILLIAMS B, MANCIA G, SPIERING W, et al. 2018 ESC/ESH Guidelines for the management of arterial hypertension. The Task Force for the management of arterial hypertension of the European Society of Cardiology (ESC) and the European Society of Hypertension (ESH)[J]. G Ital Cardiol (Rome), 2018, 19 (11 Suppl 1): 3S-73S.

［4］ BROOK R D, RAJAGOPALAN S. 2017 ACC/AHA/AAPA/ABC/ACPM/AGS/APhA/ASH/ASPC/NMA/PCNA Guideline for the Prevention, Detection, Evaluation, and Management of High Blood Pressure in Adults. A report of the American College of Cardiology/American Heart Association Task Force on Clinical Practice Guidelines [J]. J Am Soc Hypertens, 2018, 12 (3): 238.

［5］ 中国高血压防治指南 (2018 年修订版)[J]. 中国心血管杂志 , 2019, 24 (1): 24-56.

［6］ Blood Pressure Lowering Treatment Trialists′Collaboration. Pharmacological blood pressure lowering for primary and secondary prevention of cardiovascular disease across different levels of blood pressure: an individual participant-level data meta-analysis [J]. Lancet, 2021, 397 (10285): 1625-1636.

［7］ RAHIMI K, CANOY D, NAZARZADEH M, et al. Investigating the stratified efficacy and safety of pharmacological blood pressure-lowering: an overall protocol for individual patient-level data meta-analyses of over 300 000 randomised participants in the new phase of the Blood Pressure Lowering Treatment Trialists′Collaboration (BPLTTC)[J]. BMJ Open, 2019, 9 (5): e028698.

［8］ WRIGHT J T Jr, WILLIAMSON J D, WHELTON P K, et al. A Randomized Trial of Intensive versus Standard Blood-Pressure Control [J]. N Engl J Med, 2015, 373 (22): 2103-2116.

［9］ VIDAL-PETIOT E, FORD I, GREENLAW N, et al. Cardiovascular event rates and mortality according to achieved systolic and diastolic blood pressure in patients with stable coronary artery disease: an international cohort study [J]. Lancet, 2016, 388 (10056): 2142-2152.

［10］ BOEHM M, SCHUMACHER H, TEO K K, et al. Achieved blood pressure and cardiovascular outcomes in high-risk patients: results from ONTARGET and TRANSCEND trials [J]. Lancet, 2017, 389 (10085): 2226-2237.

［11］ LONN E M, BOSCH J, LÓPEZ-JARAMILLO P, et al. Blood-Pressure Lowering in Intermediate-Risk Persons without Cardiovascular Disease [J]. N Engl J Med, 2016, 374 (21): 2009-2020.

沙库巴曲缬沙坦在高血压患者中应用的评价——《沙库巴曲缬沙坦在高血压患者中临床应用中国专家建议》简介

血管紧张素受体脑啡肽酶抑制剂（ARNI）是一种同时作用于肾素-血管紧张素-醛固酮系统（RAAS）和利钠肽系统，通过增强利钠肽系统的血压调节作用同时抑制 RAAS 而实现多途径降压的创新型药物。沙库巴曲缬沙坦是全球首个上市的 ARNI，2017 年以射血分数降低的心力衰竭的适应证在中国上市，刚刚在我国正式获批高血压适应证。多项研究及荟萃分析表明，沙库巴曲缬沙坦对原发性高血压患者具有很好的降压作用，多途径阻断心血管事件链，获得心脏、肾脏和血管的保护作用，降低心血管事件的发生风险。

《沙库巴曲缬沙坦在高血压患者中临床应用中国专家建议》已在 2021 年 2 月正式发表，对于沙库巴曲缬沙坦在高血压患者中的应用建议主要包括：①沙库巴曲缬沙坦可用于原发性高血压患者的降压治疗，更适用于老年高血压、盐敏感性高血压、高血压合并心力衰竭、高血压合并左室肥厚、高血压合并慢性肾脏病（CKD 1~3 期）和高血压合并肥胖的患者。②降压使用的常规剂量为 200mg，每天 1 次，对于难治性高血压患者可增至 300~400mg/d。高龄老年人，伴有射血分数降低的心力衰竭（HFrEF）患者、合并 CKD 3~4 期的患者可从低剂量 50~100mg/d 开始。如患者耐受，每 2~4 周将剂量加倍，以达到患者最适宜的剂量。③对血压未达标但增加剂量受限者，可与其他种类降压药物联合使用，但不能与 RAS 抑制剂（ACEI、ARB）联合使用（不包括缬沙坦）。④对重度肾功能损害［eGFR<15ml/（min·1.73m^2）］、肾动脉狭窄及中度肝功能损害者应慎用。使用 RAAS 抑制剂出现血管神经性水肿及妊娠者禁用。

一、沙库巴曲缬沙坦的药理学特点及降压机制

沙库巴曲（AHU377）是一种前体药物，进入体内后经过酯酶代谢为活性产物 LBQ657，抑制脑啡肽酶（NEP）活性。NEP 有多种底物，包括利钠肽和血管紧张素 Ⅱ（Ang Ⅱ）。因此，抑制 NEP 既可提高体内具有降压和器官保护作用的利钠肽水平，但同时也激活 RAAS。而沙库巴曲缬沙坦共晶体的另一成分即缬沙坦则可有效抵消 RAAS 激活。同时，共晶结构可以使沙库巴曲与缬沙坦的吸收与消除速率相近，保障了两者药效发挥的同步一致性。

沙库巴曲缬沙坦同时增强利钠肽系统作用、抑制 RAAS 活性，发挥全面降压效应（图 1）。

二、沙库巴曲缬沙坦的降压效果

原有的 5 大类降压药物在降压机制上仅作用于 1 或 2 个靶点，而 ARNI 是一种作用于多个靶点的降压药物（表 1），不仅能够改善血管收缩，使血管扩张，还可以改善容量负荷、利钠利尿、抑制 RAAS 的活性，以及抑制交感神经的的活性，使其发挥较好的降压作用，其降压疗效优于 ARB 类药物如缬沙坦、奥美沙坦及氨氯地平等。

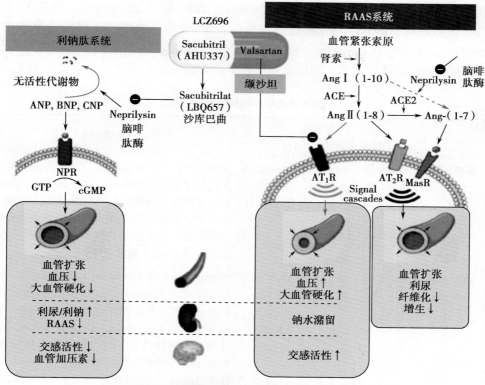

图 1　沙库巴曲缬沙坦结构及药理学作用示意图

表 1　沙库巴曲缬沙坦与 5 大类降压药物降压作用的对比

成分 / 药物	扩血管	利尿	RAAS 抑制	SNS 抑制
沙库巴曲缬沙坦	+	+	+	+
利尿剂	+	+	-	-
ACEI/ARB	+	-	+	-
CCB	+	-	-	-
β 受体拮抗剂	-	-	-	+

注:RAAS,肾素血管紧张素醛固酮系统;SNS,交感神经系统;ACEI,血管紧张素转换酶抑制剂;ARB,血管紧张素受体阻滞剂;CCB,钙通道阻滞剂。

　　截至目前,沙库巴曲缬沙坦已发表 14 项高血压相关临床试验,探讨了沙库巴曲缬沙坦在不同种族(60% 为亚洲人群)、不同类型高血压患者中的降压疗效。现有研究显示,沙库巴曲缬沙坦治疗高血压安全有效,包括坐位收缩压 / 舒张压(SBP/DBP)、24 小时动态血压、夜间血压、脉压、中心主动脉收缩压及血压达标率等多项相关指标均有显著改善。

　　沙库巴曲缬沙坦与活性药物对照,在 1 438 例 18 岁以上的中国高血压人群为主(85%)的亚洲随机双盲试验中,沙库巴曲缬沙坦 200mg 与 20mg 奥美沙坦相比,可使平均坐位 SBP 多降低 2.33mmHg、DBP 多降低 1.24mmHg。另一项 1 328 例 18~75 岁高血压患者中沙库巴曲缬沙坦与缬沙坦的对比治疗观察 8 周,结果显示:200mg 沙库巴曲缬沙坦与 160mg 缬沙坦相比,可使平均坐位 SBP 多降低 5.28mmHg、DBP 降低 2.97mmHg。而在沙库巴曲缬沙坦与安慰剂对照的 457 例原发性高血压患者中,沙库巴曲缬沙坦可使诊室 SBP 降低 12.57mmHg、DBP 降低 7.29mmHg。总之,无论与安慰剂还是与活性药物比较,沙库巴曲缬沙坦均具有更强效的降压效果。沙库巴曲缬沙坦治疗高血压的循证医学证据见表 2。

表 2 沙库巴曲缬沙坦降压循证证据汇总表

人群分类	研究者	研究时长	患者数量和年龄	分组	主要结果
原发性轻中度高血压	霍勇,等	8 周	n=1 438 ≥18 岁	沙库巴曲缬沙坦 奥美沙坦	200mg 沙库巴曲缬沙坦 vs. 20mg 奥美沙坦:平均坐位 SBP 降低 2.33mmHg,DBP 降低 1.24mmHg 400mg 沙库巴曲缬沙坦 vs. 20mg 奥美沙坦:平均坐位 SBP 降低 3.52mmHg,DBP 降低 1.93mmHg 沙库巴曲缬沙坦相比于奥美沙坦也可进一步降低 24 小时动态血压、夜间血压和脉压
	RUILOPE LM, et al	8 周	n=1 328 18~75 岁	沙库巴曲缬沙坦 缬沙坦 AHU377 安慰剂	200mg 沙库巴曲缬沙坦 vs. 160mg 缬沙坦:平均坐位 SBP 降低 5.28mmHg,DBP 降低 2.97mmHg 400mg 沙库巴曲缬沙坦 vs. 320mg 缬沙坦:平均坐位 SBP 降低 6.01mmHg,DBP 降低 2.70mmHg 沙库巴曲缬沙坦 vs. 缬沙坦:平均坐位 SBP 降低 4.20mmHg,DBP 降低 2.17mmHg 沙库巴曲缬沙坦相比缬沙坦可进一步降低 24 小时动态血压、夜间血压和脉压
	KARIO K, et al	8 周	n=457 18 岁以上	沙库巴曲缬沙坦 安慰剂	200mg 沙库巴曲缬沙坦 vs. 安慰剂:诊室 SBP 降低 12.57mmHg,DBP 降低 7.29mmHg 400mg 沙库巴曲缬沙坦 vs. 安慰剂:诊室 SBP 降低 15.38mmHg,DBP 降低 6.76mmHg 沙库巴曲缬沙坦相比安慰剂进一步降低 24 小时动态血压、夜间血压和脉压
	JORDAN J, et al	8 周	n=907 ≥18 岁	沙库巴曲缬沙坦 沙库巴曲+缬沙坦 缬沙坦 安慰剂	所有沙库巴曲缬沙坦剂量组和沙库巴曲联合缬沙坦治疗组 vs. 320mg 缬沙坦:SBP/DBP、PP 降幅均更优 400mg 沙库巴曲缬沙坦 vs. 320mg 缬沙坦:诊室 SBP 降低 5.7mmHg,DBP 降低 3.4mmHg 沙库巴曲缬沙坦相比缬沙坦可进一步降低 24 小时动态血压、夜间血压和脉压
	SCHMIEDER RE, et al	52 周	n=114 ≥18 岁	沙库巴曲缬沙坦 奥美沙坦	沙库巴曲缬沙坦 vs. 奥美沙坦:12 周 LVMI 降低 3.04g/m^2,52 周 LVMI 降低 3.28g/m^2,中心脉压降低 3.04mmHg
	SUPASYNDH O, et al	52 周	n=341 成年	单臂、沙库巴曲缬沙坦	沙库巴曲缬沙坦在亚洲高血压人群中,总体安全耐受 相对于基线:平均坐位 SBP/DBP 降低 24.7mmHg/16.2mmHg,PP 降低 8.5mmHg,达标率为 75.3%

人群分类	研究者	研究时长	患者数量和年龄	分组	主要结果
	王继光,等	8周	n=266,≥18岁氨氯地平控制不佳	氨氯地平 氨氯地平+沙库巴曲缬沙坦	200mg沙库巴曲缬沙坦+5mg氨氯地平 vs. 5mg氨氯地平单药:24h动态SBP降低13.1mmHg,DBP降低7.4mmHg,PP降低5.3mmHg
	CHEUNG,D G,et al	8周	n=376,≥18岁奥美沙坦控制不佳	沙库巴曲缬沙坦 奥美沙坦	200mg沙库巴曲缬沙坦 vs. 20mg奥美沙坦:24小时动态SBP降低3.2mmHg,DBP降低1.9mmHg,PP降低1.2mmHg 沙库巴曲缬沙坦相比奥美沙坦也可降低诊室血压和夜间血压
	*NCT01599104（尚未发表）	8周	n=1 161,>20岁	沙库巴曲缬沙坦 奥美沙坦 安慰剂	200mg沙库巴曲缬沙坦 vs. 20mg奥美沙坦:平均坐位SBP降低5.01mmHg,DBP降低1.85mmHg,PP降低3.15mmHg 24小时平均动态SBP降低4.66mmHg,24小时平均动态DBP降低2.09mmHg 400mg沙库巴曲缬沙坦 vs. 20mg奥美沙坦:平均坐位SBP降低6.98mmHg,DBP降低2.88mmHg,PP降低3.96mmHg 24小时平均动态SBP降低6.21mmHg,24小时平均动态DBP降低2.88mmHg
重度高血压	KARIO K,et al	8周	n=35 ≥18岁	单臂	200mg沙库巴曲缬沙坦相比基线:SBP/DBP 1周降低18.7/10.3mmHg,8周降低35.5/22.1mmHg,PP降低13.2mmHg
盐敏感性高血压	WANG T D,et al	8周	n=72 ≥18岁	沙库巴曲缬沙坦 缬沙坦	400mg沙库巴曲缬沙坦 vs. 320mg缬沙坦:首次给药后累积6小时的钠尿排泄降低24.5mmol/L,24小时的钠尿排泄降低50.3mmol/L 沙库巴曲缬沙坦相比缬沙坦还降低诊室坐位日间和夜间诊室和动态血压,以及NT-proBNP水平
老年高血压	WILLIAMS B,et al	52周	n=454 ≥60岁	沙库巴曲缬沙坦 奥美沙坦	400mg沙库巴曲缬沙坦 vs. 40mg奥美沙坦:12周中心主动脉收缩压降低3.7mmHg,中心动脉压降低2.4mmHg 24小时平均动态肱动脉降低4.1mmHg,平均动态中心主动脉收缩压3.6mmHg 沙库巴曲缬沙坦相比奥美沙坦还可降低夜间血压,52周需要添加额外降压治疗的患者比例更少
	SUPASYNDH O,et al	14周	n=588 ≥65岁	奥美沙坦	200mg沙库巴曲缬沙坦 vs. 20mg奥美沙坦:10周平均坐位SBP降低6.6mmHg,DBP降低2.09mmHg,PP降低4.45mmHg 沙库巴曲缬沙坦相比奥美沙坦还可降低动态血压和夜间血压

人群分类	研究者	研究时长	患者数量和年龄	分组	主要结果
高血压合并CKD	ITO S, et al	8 周	n=32 ≥20 岁	单臂	沙库巴曲缬沙坦治疗总体安全耐受,相比基线:平均坐位 SBP/DBP 降幅 20.5/8.3mmHg,UACR 降低 15.1%
高血压合并肥胖	JORDAN J, et al	8 周	n=96	氨氯地平	400mg 沙库巴曲缬沙坦 vs. 10mg 氨氯地平:平均坐位 SBP 降低 8.6mmHg,平均坐位 DBP 降低 2.4mmHg ARN 可提高外周胰岛素敏感性,增加腹部皮下脂肪组织脂质动员
高血压荟萃分析	MALIK AH, et al	11 项研究 n=6 028	沙库巴曲缬沙坦 ARB,安慰剂	200mg 沙库巴曲缬沙坦 vs. ARB:SBP 降低 4.62mmHg,DBP 降低 2.13mmHg,PP 降低 2.17mmHg 400mg 沙库巴曲缬沙坦 vs. ARB:SBP 降低 5.50mmHg,DBP 降低 2.51mmHg,PP 降低 2.82mmHg
	LI Q, et al	9 项研究 n=6 765	沙库巴曲缬沙坦 ARB	200mg 沙库巴曲缬沙坦 vs. ARB:SBP 降低 4.17mmHg,DBP 降低 2.02mmHg 24 小时动态 SBP 降低 2.97mmHg,24 小时动态 DBP 降低 1.37mmHg 400mg 沙库巴曲缬沙坦 vs. ARB:SBP 降低 5.04mmHg,DBP 降低 1.98mmHg 24 小时动态 SBP 降低 4.31mmHg,24 小时动态 DBP 降低 1.56mmHg
	GENG Q, et al	12 项研究 n=6 064	ARB	200mg 沙库巴曲缬沙坦 vs. ARB:SBP 降低 4.94mmHg,DBP 降低 2.24mmHg 24 小时动态 SBP 降低 3.69mmHg,24 小时动态 DBP 降低 1.71mmHg 400mg 沙库巴曲缬沙坦 vs. ARB:SBP 降低 6.25mmHg,DBP 降低 2.30mmHg 24 小时动态 SBP 降低 4.31mmHg,24 小时动态 DBP 降低 1.69mmHg

* 数据来自 Clinicaltrials.gov 官网。

三、沙库巴曲缬沙坦降压外的靶器官保护作用

1. 血管及心脏保护作用 PARAMETER 研究比较沙库巴曲缬沙坦与奥美沙坦对血管的不同保护作用,治疗 12 周以后,与奥美沙坦组相比,沙库巴曲缬沙坦组中心主动脉收缩压(CASP)下降 3.5mmHg、中心主动脉脉压(CAPP)下降 3.5mmHg,平均动态血压和夜间血压的降幅明显,脉搏波速度(PWV)亦有降低的趋势。

沙库巴曲缬沙坦治疗射血分数降低的心力衰竭(HFrEF)患者,EVALUATE-HF 及 PROVE-HF 研究显示,能快速持续地逆转心脏重构。在与依那普利相比的 PARADIGM-HF

研究表明：在 HFrEF 患者中，沙库巴曲缬沙坦比依那普利更显著降低心血管死亡和心力衰竭住院风险达 20%。与奥美沙坦相比，沙库巴曲缬沙坦显著降低原发性轻中度高血压患者的左心室质量指数(LVMI)，逆转心脏重构。

2. 肾脏保护作用　在 PARADIGM-HF 研究和 PARAGON-HF 研究的 CKD 亚组分析中，与 RAS 抑制剂相比，沙库巴曲缬沙坦显著降低肾脏复合终点的风险，延缓 eGFR 下降。在英国的心肾保护Ⅲ(UK-HARP-Ⅲ)研究中，对 414 例慢性肾脏病(CKD)患者 $[20ml/(min \cdot 1.73m^2) \leqslant eGFR \leqslant 60ml/(min \cdot 1.73m^2)]$ 采用沙库巴曲缬沙坦治疗，结果发现：沙库巴曲缬沙坦与厄贝沙坦具有类似的降低尿白蛋白/肌酐(UACR)水平的作用，并可显著降低血压及肌钙蛋白 I 和 NT-proBNP 的水平。在 PARAGON-HF 亚组分析显示：沙库巴曲缬沙坦可降低心力衰竭患者的尿酸水平并减少降尿酸药物的使用，显示了一定的肾脏保护作用。

目前，许多研究亦提示沙库巴曲缬沙坦对于高血压特殊人群也具有良好的治疗作用，具体的作用机制详见表 3。

表 3　沙库巴曲缬沙坦对高血压特殊人群的作用机制

患者人群	作用机制
高血压合并心功能不全	心脏保护：抑制心肌纤维化，逆转重构
高血压合并左室肥厚	心脏保护：抑制心肌纤维化，逆转重构
高血压合并 CKD	肾脏保护：平衡肾血流，改善 eGFR，延缓肾脏病进展
老年高血压/单纯收缩性高血压	血管保护：降低脉压差、抗血管纤维化
盐敏感性高血压	利钠利尿，改善血管舒张功能
高血压合并肥胖	提高胰岛素敏感性，增加腹部皮下脂肪组织的脂质动员

注：CKD. 慢性肾脏病；eGFR. 估算的肾小球滤过率。

四、结语

沙库巴曲缬沙坦是全球第一个上市的 ARNI 类药物，具备双靶点效应的共晶体，增强利钠肽系统活性的同时抑制 RAAS 活性，降压作用显著，且有降压外的靶器官保护作用，循证证据充分。鉴于 ARNI 的药理学特性及临床应用的相关循证医学证据，沙库巴曲缬沙坦在我国正式获批高血压适应证无疑对中国高血压患者的血压控制会带来更大的帮助。

（喜　杨　孙宁玲）

参考文献

[1] 中国医疗保健国际交流促进会高血压分会, 中国医师协会心血管分会, 中国高血压联盟, 等. 沙库巴曲缬沙坦在高血压患者临床应用的中国专家建议 [J]. 中华高血压杂志, 2021, 29 (2): 108-114.

［2］ GU J, NOE A, CHANDRA P, et al. Pharmacokinetics and pharmacodynamics of LCZ696, a novel dual-acting angiotensin receptor-neprilysin inhibitor (ARNi)[J]. J Clin Pharmacol, 2010, 50 (4): 401-414.

［3］ HUO Y, LI W, WEBB R, et al. Efficacy and safety of sacubitril/valsartan compared with olmesartan in Asian patients with essential hypertension: A randomized, double-blind, 8-week study [J]. J Clin Hypertens (Greenwich), 2019, 21 (1): 67-76.

［4］ RUILOPE L M, DUKAT A, BOHM M, et al. Blood-pressure reduction with LCZ696, a novel dual-acting inhibitor of the angiotensin II receptor and neprilysin: a randomised, double-blind, placebo-controlled, active comparator study [J]. Lancet, 2010, 375 (9722): 1255-1266.

［5］ KARIO K, SUN N, CHIANG F T, et al. Efficacy and safety of LCZ696, a first-in-class angiotensin receptor neprilysin inhibitor, in Asian patients with hypertension: a randomized, double-blind, placebo-controlled study [J]. Hypertension, 2014, 63 (4): 698-705.

［6］ IZZO J L Jr, ZAPPE D H, JIA Y, et al. Efficacy and Safety of Crystalline Valsartan/Sacubitril (LCZ696) Compared With Placebo and Combinations of Free Valsartan and Sacubitril in Patients With Systolic Hypertension: The RATIO Study [J]. J Cardiovasc Pharmacol, 2017, 69 (6): 374-381.

［7］ SCHMIEDER R E, WAGNER F, MAYR M, et al. The effect of sacubitril/valsartan compared to olmesartan on cardiovascular remodelling in subjects with essential hypertension: the results of a randomized, double-blind, active-controlled study [J]. Eur Heart J, 2017, 38 (44): 3308-3317.

［8］ SUPASYNDH O, SUN N, KARIO K, et al. Long-term (52-week) safety and efficacy of Sacubitril/valsartan in Asian patients with hypertension [J]. Hypertens Res, 2017, 40 (5): 472-476.

［9］ WANG J G, YUKISADA K, SIBULO A Jr, et al. Efficacy and safety of sacubitril/valsartan (LCZ696) add-on to amlodipine in Asian patients with systolic hypertension uncontrolled with amlodipine monotherapy [J]. J Hypertens, 2017, 35 (4): 877-885.

［10］ CHEUNG D G, AIZENBERG D, GORBUNOV V, et al. Efficacy and safety of sacubitril/valsartan in patients with essential hypertension uncontrolled by olmesartan: A randomized, double-blind, 8-week study [J]. J Clin Hypertens (Greenwich), 2018, 20 (1): 150-158.

［11］ KARIO K, TAMAKI Y, OKINO N, et al. LCZ696, a First-in-Class Angiotensin Receptor-Neprilysin Inhibitor: The First Clinical Experience in Patients With Severe Hypertension [J]. J Clin Hypertens (Greenwich), 2016, 18 (4): 308-314.

［12］ WANG T D, TAN R S, LEE H Y, et al. Effects of Sacubitril/Valsartan (LCZ696) on Natriuresis, Diuresis, Blood Pressures, and NT-proBNP in Salt-Sensitive Hypertension [J]. Hypertension, 2017, 69 (1): 32-41.

［13］ WILLIAMS B, COCKCROFT J R, KARIO K, et al. Effects of Sacubitril/Valsartan Versus Olmesartan on Central Hemodynamics in the Elderly With Systolic Hypertension: The PARAMETER Study [J]. Hypertension, 2017, 69 (3): 411-420.

［14］ SUPASYNDH O, WANG J, HAFEEZ K, et al. Efficacy and Safety of Sacubitril/Valsartan (LCZ696) Compared With Olmesartan in Elderly Asian Patients (>/=65 Years) With Systolic Hypertension [J]. Am J Hypertens, 2017, 30 (12): 1163-1169.

［15］ ITO S, SATOH M, TAMAKI Y, et al. Safety and efficacy of LCZ696, a first-in-class angiotensin receptor neprilysin inhibitor, in Japanese patients with hypertension and renal dysfunction [J]. Hypertens Res, 2015, 38 (4): 269-275.

［16］ DESAI A S, SOLOMON S D, SHAH A M, et al. Effect of Sacubitril-Valsartan vs Enalapril on Aortic Stiffness in Patients With Heart Failure and Reduced Ejection Fraction: A Randomized Clinical Trial [J]. JAMA, 2019: 1-10.

［17］ JANUZZI J L Jr, PRESCOTT M F, BUTLER J, et al. Association of Change in N-Terminal Pro-B-Type Natriuretic Peptide Following Initiation of Sacubitril-Valsartan Treatment With Cardiac Structure and Function in Patients With Heart Failure With Reduced Ejection Fraction [J]. JAMA, 2019: 1-11.

［18］ MCMURRAY J J, PACKER M, DESAI A S, et al. Angiotensin-neprilysin inhibition versus enalapril in heart failure [J]. N Engl J Med, 2014, 371 (11): 993-1004.

[19] HAYNES R, JUDGE P K, STAPLIN N, et al. Effects of Sacubitril/Valsartan Versus Irbesartan in Patients With Chronic Kidney Disease [J]. Circulation, 2018, 138 (15): 1505-1514.

[20] SELVARAJ S, CLAGGETT B L, PFEFFER M A, et al. Serum uric acid, influence of sacubitril-valsartan, and cardiovascular outcomes in heart failure with preserved ejection fraction: PARAGON-HF [J]. Eur J Heart Fail, 2020, 22 (11): 2093-2101.

高血压急症的血压管理

高血压急症是反映原发性或继发性高血压患者在某些诱因作用下，血压突然且显著升高，并伴有进行性心、脑、肾等重要靶器官功能不全的表现。包括高血压脑病、颅内出血、脑梗死、急性心力衰竭、急性冠脉综合征、急性主动脉综合征、子痫/先兆子痫、急性肾小球肾炎、围手术期严重高血压等。少数患者病情急骤，舒张压可持续≥130mmHg，伴有头痛、视力模糊、眼底损害，肾脏损害尤为突出，可出现持续性蛋白尿、血尿、管型尿，称为"恶性高血压"。上述情况通常需要静脉使用降压药。需注意血压水平与急性靶器官损害的程度并非成正比，应进行详尽的评估，持续监测血压与生命体征，去除/纠正诱因，选择合适的治疗方案，以阻止靶器官的进一步损害、降低并发症、改善结局。

一、高血压急症与心脑血管疾病

（一）高血压与卒中

6项随机临床试验研究了快速降压治疗在颅内出血所致卒中的作用，其中最大的一项研究发现，与传统治疗相比（目标收缩压<180mmHg）（1小时内将目标收缩压降至<140mmHg），强化降压治疗未能改善90天时以死亡或严重致残为终点的主要终点，但可以改善脑功能。

CATIS研究是目前最大的RCT，探索了快速血压控制在急性缺血性脑卒中的作用，研究组发病后24小时内将血压较基线值降低10%~25%，7天内降至140/90mmHg以下，并维持到出院；对照组停用所有降压药。研究终点为死亡及严重致残或出院。研究发现，与对照组相比，研究组并未降低14天时或出院时的终点事件。

因此，目前对卒中后早期是否应该立即降压、降压目标值等问题，尚缺乏充分可靠的证据。对缺血性卒中患者24小时内血压升高的患者应谨慎处理。血压持续升高至收缩压≥200mmHg或舒张压≥110mmHg，或伴有严重心功能不全、主动脉夹层、高血压脑病的患者，可予以降压治疗，严密观察血压变化，可选用拉贝洛尔、尼卡地平等静脉药物。未接受静脉溶栓及血管内治疗、无需紧急降压处理的患者，可在发病后24小时内降血压降低15%。接受血管内取栓治疗患者术前血压控制在收缩压<180mmHg、舒张压<100mmHg。

（二）高血压急症与急性冠脉综合征、急性左心衰竭

尚缺乏临床随机对照研究提供相应的治疗依据，一般采用分步控制性降压策略。初始阶段（发病后数分钟到1小时）：血压控制目标为平均动脉压降幅不超过治疗前的25%，在随后的2~6小时逐渐降到较安全水平，一般为160/100mmHg；如临床善稳定，在随后的24~48小时逐步降至指南推荐水平。对急性冠脉综合征患者通常选择硝酸甘油，而在急性左心衰竭患者，可结合病因，适当选择硝酸酯类药物、乌拉地尔等药物；而对容量负荷过剩的心衰患者，可适当选用静脉利尿剂。但如果患者使用了磷酸二酯酶抑制剂（如西地那非、他达拉非），48小时内不要使用硝酸酯类药物。另外，需要根据患者实际情况，适时（治疗后的8~24小时）启用口服药物治疗，以获得长期的血压控制。

（三）高血压急症与急性主动脉综合征

急性主动脉综合征包括：急性主动脉夹层、主动脉壁内血肿、穿透性主动脉溃疡以及主动脉破裂。该病发病率较低，每年(5~15)/10万。所有的急性主动脉综合征的患者均应监测血压，必要时可进行侵入性血压监测(常监测左侧桡动脉血压监测)。在没有低血压的患者，基于同时降低心率与血压的早期"抗冲动疗法"，可降低主动脉损伤与器官异常灌注。该治疗方案的目的是降低主动脉搏动和血管壁应力，延缓撕裂进程，预防破裂；亦可通过降低后负荷与氧耗改善心肌灌注。该方案在数分钟内，将心率控制在55~66次/min，收缩压控制在100~120mmHg，但需注意不能引起血流动脉力异常或影响器官灌注，并应尽早开始治疗。有关药物选择目前尚缺乏相关随机临床研究。首选静脉用β受体拮抗剂，其中艾司洛尔与拉贝洛尔因剂量容易掌握，且可同时控制心率与平滑肌收缩，是比较理想的药物。如果存在用药禁忌，可选方案为静脉使用钙通道阻滞剂、乌拉地尔。当上述药物滴定至最大可耐受剂量后，如未能达到血压目标值，可联合使用血管扩张剂，如硝普钠或硝酸甘油。不推荐单独使用血管扩张剂，以避免反射性心动过速的产生，进而使血管壁应力加重。

二、高血压急症与妊娠

妊娠期高血压急症定义为：先兆子痫/子痫，SBP≥160mmHg/DBP≥110mmHg或者血压明显升高(DBP≥120mmHg)，进展性急性靶器官损伤(主动脉夹层、急性心肌梗死、肺水肿、呼吸衰竭)。妊娠期高血压急症的危险因素包括：先兆子痫、心脏疾病、慢性肾脏病、使用兴奋性药物(如可卡因、甲基苯丙胺)和升压药物(如红细胞生成素、合成类固醇及某些草药)、降压药物依从性差、使用子宫收缩药物(如麦角新碱)等。短期治疗目标是将平均血压降低15%~25%，降压目标为SBP 140~150mmHg，DBP 90~100mmHg。表1为妊娠期间血压超过160/110mmHg后的常用药物。静脉应用拉贝洛尔在严重先兆子痫的治疗中被认为是安全、有效的。尽管静脉用肼屈嗪有导致产妇低血压的副作用，甚至导致剖宫产、胎盘早剥、产妇少尿、胎儿心动过速的风险增加，但目前仍被广泛使用，因此使用期间需要监测产妇血压和胎儿状况。口服短效硝苯地平易导致无法控制的低血压，尤其是与硫酸镁静脉制剂共同使用时，易导致胎儿损伤，因此，除非在条件有限无法获得其他药物时或者在等待其他治疗的过渡期间临时应用外，建议尽量避免使用该种药物。静脉用乌拉地尔或尼卡地平也可考虑。硝普钠仅作为最后的选择，且仅作为紧急情况下，并尽量缩短使用时间，以避免长时间应用引起胎儿氰化物中毒以及孕妇颅内压升高(可能导致脑水肿)。当先兆子痫合并肺水肿时，可选择硝酸甘油静脉输注，起始速度为5μg/min，每3~5分钟调整一次，最大剂量为100μg/min。美国妇产科医师学会(ACOGC)认为，静脉用拉贝洛尔、肼屈嗪及口服速效硝苯地平是妊娠期间合并高血压急症最常用的3种方案。

三、围手术期严重高血压

围手术期血压过高，会诱发脑血管破裂，增加心肌耗氧量，影响心肌供血，对心脑血管及肾脏疾病危害极大，并增加术中、术后创面出血概率，增加麻醉危险性。围手术期高血压危象是指围手术期中出现短时间血压增高并超过180/110mmHg。影响因素甚多，如麻醉(过浅或镇痛不全)、手术损伤(钳夹主动脉、刺激颅神经等)、内分泌因素(嗜铬细胞瘤、甲状腺功能亢进等)、手术类型(心脏手术、神经系统手术等)以及患者心理因素(恐惧、焦虑等)。

表 1 妊娠合并高血压急症的常用药物

药物名称	作用机制	给药途径	起效时间/min	作用时间/h	起始剂量	滴定时间	最大剂量	围产期注意事项	禁忌证	副作用
拉贝洛尔	α_1和非选择性β受体阻滞剂	静脉注射（间断） 静脉输液	5~10 10	2~6h 12h	10~20mg（>2min） 1~2mg/min	20~80mg/20~30min 每10分钟增加1mg/min	300mg	继发于母体低血压导致的胎儿窘迫；新生儿心动过缓和低血糖	II度或III度房室传导阻滞；性心力衰竭；哮喘；心动过缓	胎儿心动过缓；支气管哮喘、收缩性低血压、哮喘；体位性低血压、睡眠障碍、掩盖低血糖
肼屈嗪	直接舒张血管	静脉注射（间断）	10	12h	5mg/静脉注射或肌内注射	5~10mg静脉注射/20~40min	30mg	继发于母体低血压导致的胎儿窘迫；早产；APGAR评分<7；罕见新生儿血小板减少症新生儿狼疮		头痛、心悸、心动过速、恶心/呕吐、颜面潮红、低血压、狼疮样综合征 注意：不良反应可能与先兆子痫恶化症状相似
硝苯地平（短效制剂）	二氢吡啶类钙通道阻滞剂	口服	5~10	2~4h	10~20mg	如果需要，可在30分钟后重复	30mg	继发于母体低血压导致的胎儿窘迫；肝清除增加可能需要更高的剂量		无法控制的低血压（与使用硫酸镁联合使用时发生率高、卒中、头痛、颜面潮红、反射性心动过速
硝酸甘油	直接舒张血管	静脉注射（输液）	1~5	3~5min	5μg/min	每5分钟增加5μg/200μg/min				头痛、反射性心动过速

续表

药物名称	作用机制	给药途径	起效时间/min	作用时间	起始剂量	滴定时间	最大剂量	围产期注意事项	禁忌证	副作用
艾司洛尔	β₁受体阻滞剂	静脉注射(输液)	<1	15~30min	500μg/kg 弹丸注射；维持剂量50μg/(kg·min)	每4分钟增加 50μg/(kg·min)	300μg/(kg·min)	新生儿心动过缓；持续性新生儿β受体阻滞	Ⅱ或Ⅲ度房室传导阻滞；收缩性心力衰竭；心动过缓	Ⅰ度房室传导阻滞；母体心动过缓、慢性心力衰竭；哮喘、支气管痉挛
尼卡地平	二氢吡啶类钙通道阻滞剂	静脉注射(输液)	1~5	4~6h	5mg/h	每5~15分钟增加 2.5mg/h	15mg/h		肝衰竭	心动过速，颜面潮红，头痛
乌拉地尔	α₁受体阻滞剂；轻度5-羟色胺阻滞剂	静脉注射(输液)	3~5	4~6h	弹丸注射 12.5~25mg；维持 5~40mg/h		40mg/h			
硝普钠	非选择性直接NO阻滞剂	静脉注射(输液)	<1	2~3min	0.25μg/(kg·min)	每2~3分钟增加 0.25~0.5μg/(kg·min)	5μg/(kg·min)	使用时间>4小时可出现新生儿氰化物、硫氰化物中毒		恶心、呕吐

血压控制目标:年龄<60岁,血压<140/90mmHg;年龄≥60岁,不伴有糖尿病和慢性肾脏病,血压<150/90mmHg;糖尿病和慢性肾病者,血压<140/90mmHg。术中血压波动幅度不超过基础血压的30%。围手术期高血压以短时间内调整好血压为目的,主要选用作用时间短、起效快的药物。静脉使用乌拉地尔、艾司洛尔、尼卡地平、酚妥拉明及硝普钠等是围手术期常用药物。

四、恶性高血压

恶性高血压通常与异常升高的血压相关,临床表现包括视力障碍、头痛、疲劳、头晕、口渴、晚期视网膜病变,以及伴有异常低钾血症的肾功能衰竭等。全身性的微循环损伤是恶性高血压的标志,可影响多种器官,包括脑、心脏、肾脏、视网膜等。因此,恶性高血压的定义可能并不十分准确,部分学者认为可定义为"急性多器官损伤性高血压"或"急性高血压性微血管病"。

本病治疗上要求快速诊断与降压,以降低靶器官损伤。但尚缺乏相关临床对照研究提供用药支持,目前的诊治建议为多为专家共识,并推荐早期应用静脉降压药物。常用药物如拉贝洛尔、尼卡地平、乌拉地尔等。临床控制目标是在2~3天内,逐渐将血压降至140/90mmHg以下,并避免BP大幅度突然下降加重缺血性损害。常用静脉药物及用法如下:①尼卡地平:起始剂量为5mg/h,可每5分钟调整一次剂量,每小时递增2.5mg,最大剂量为15mg/h;②硝普钠:起始剂量为0.3~0.5mg/(kg·min),可每数分钟增加0.5mg/(kg·min),最大剂量为100.5mg/(kg·min);③拉贝洛尔:静脉注射10~20mg,每间隔10~20分钟可弹丸式注射20~80mg,直至目标血压或达最大累积剂量(300mg);④艾司洛尔:起始负荷剂量为500mg/(kg·min),注射时间大于1分钟,然后50~100mg/(kg·min),直至最大剂量300mg/(kg·min)。

发病后的第1天采用逐级降压方案:例如急性缺血性脑血管病,不接受再灌注治疗的患者,血压大于220/120mmHg,或准备接受再灌注治疗的患者,血压大于180/110mmHg时,可考虑选用拉贝洛尔或尼卡地平。

五、高血压亚急症

高血压亚急症是反映血压升高明显但不伴有严重临床症状及进行性靶器官损害者。血压升高程度不是区分高血压急症与亚急症的标准,两者区别的唯一标准是是否伴有新近出现的急性进行性靶器官损害。目前尚无证据证明对血压显著升高但症状不显著的高血压患者进行紧急降压治疗可使患者获益。对此种患者应仔细寻找导致血压异常升高的病因,包括情绪波动、饮食不当(高盐饮食)、药物使用不合理、合并使用其他具有升压作用的药物(如甘草制剂、糖皮质激素、避孕药、甲状腺激素、酪氨酸激酶抑制剂等)、心理疾病(焦虑/抑郁、惊恐发作等)、继发性高血压。应积极处理诱因,优化降压药物治疗方案,根据指南,在适当的时间内将血压降至目标值。在治疗过程中需注意患者是否出现高血压急症,若出现,则按前述处理原则进行相应处理。

高血压急症/亚急症过程中的血压急剧升高,部分情况下是作为某些疾病的代偿机制而存在,但这种代偿却超出了人体所能承受的范围,进一步加重损伤,最终形成恶性循环,导致不良结局。因此,其治疗过程中,需结合不同疾病的病理生理特点,进行适当的治疗,切勿治疗过度,使病情恶化。高血压急症总的治疗原则包括:及时降低血压;根据不同疾病,分阶段采取逐步控制性降压方案；合理选择降压药，避免使用某些起效慢、具有蓄积效应的药物；根据病情的轻重缓急，采取静脉药、口服药及上述两种方式的适当结合，使患者平稳过渡，最终达到长久、有效地控制血压，降低心血管事件的发生。

（程云鹏　姜一农）

参考文献

［1］中国高血压防治指南 (2018 年修订版)[J]. 中国心血管杂志 , 2019, 24: 24-56.

［2］ANDERSON C S, HEELEY E, HUANG Y, et al. Rapid blood-pressure lowering in patients with acute intracerebral hemorrhage [J]. N Engl J Med, 2013, 368: 2355-2365.

［3］HE J, ZHANG Y, XU T, et al. Effects of immediate blood pressure reduction on death and major disability in patients with acute ischemic stroke: the CATIS randomized clinical trial [J]. JAMA, 2014, 311: 479-489.

［4］中华医学会神经病学分会 , 中华医学会神经病学分会脑血管病学组 . 中国急性缺血性脑卒中诊治指南 2018 [J]. 中华神经科杂志 , 2018 51: 666-682.

［5］刘新峰 , 孙文 , 朱武生 , 等 . 中国急性缺血性脑卒中早期血管内介入诊疗指南 2018 [J]. 中华神经科杂志 , 2018, 51: 683-691.

［6］MORELLO F, SANTORO M, FARGION A T, et al. Diagnosis and management of acute aortic syndromes in the emergency department [J]. Intern Emerg Med, 2021, 16: 171-181.

［7］BOSSONE E, LABOUNTY T M, EAGLE K A. Acute aortic syndromes: diagnosis and management, an update [J]. Eur Heart J, 2018, 39: 739-749.

［8］CÍFKOVÁ R, JOHNSON M R, KAHAN T, et al. Peripartum management of hypertension: a position paper of the ESC Council on Hypertension and the European Society of Hypertension [J]. Eur Heart J Cardiovasc Pharmacother, 2020, 6: 384-393.

［9］MAGEE L A, CHAM C, WATERMAN E J, et al. Hydralazine for treatment of severe hypertension in pregnancy: meta-analysis [J]. BMJ, 2003, 327: 955-960.

［10］ACOG Committee Opinion No. 767 Summary: Emergent Therapy for Acute-Onset, Severe Hypertension During Pregnancy and the Postpartum Period [J]. Obstet Gynecol, 2019, 133 (2): 409-412.

［11］围手术期血压管理医 - 药专家共识 [J]. 今日药学 , 2019, 29: 289-303.

［12］WRIGHT J T Jr, FINE L J, LACKLAND D T, et al. Evidence supporting a systolic blood pressure goal of less than 150 mm Hg in patients aged 60 years or older: the minority view [J]. Ann Intern Med, 2014, 160: 499-503.

［13］GOSSE P, BOULESTREAU R, BROCKERS C, et al. The pharmacological management of malignant hypertension [J]. J Hypertens, 2020, 38: 2325-2330.

［14］VAN DEN BORN B H, LIP G Y H, BRGULJAN-HITIJ J, et al. ESC Council on hypertension position document on the management of hypertensive emergencies [J]. Eur Heart J Cardiovasc Pharmacother, 2019, 5: 37-46.

强化心血管病患者中原发性醛固酮增多症
检出、诊断和治疗专家建议

原发性醛固酮增多症（primary aldosteronism，PA）是由于肾上腺皮质病变分泌过量的醛固酮，从而导致潴钠排钾、容量负荷增加，以高血压、低血钾、低肾素、高醛固酮为典型表现的临床综合征，是一种常见的内分泌性高血压。大量研究证实，过量的醛固酮可诱导氧化应激、炎症反应，损伤血管内皮，引起心肌、肾脏纤维化和血管重构，造成独立于血压之外的心血管损害，显著增加心血管疾病的发病和死亡风险。有荟萃分析显示：与原发性高血压（EH）相比，PA可增加脑卒中患病风险2.58倍、冠状动脉疾病1.77倍、房颤3.52倍、心力衰竭2.05倍，使糖尿病、代谢综合征及左室肥厚的风险分别增加1.33、1.53及2.29倍。还有研究证实，血浆醛固酮水平与脉压的大小有关，醛固酮水平越高脉压越大，PA可增加大动脉钙化的风险。多项国内外PA临床实践指南或专家共识均强调了该病的危害及早期筛查诊治的重要性，但由于这些指南或共识多为内分泌专业学会制定，而PA患者中绝大多数以高血压或其严重并发症（如主动脉夹层、严重心律失常、心房颤动、心力衰竭、脑卒中、肾功能不全等）就诊于心血管病及其相关科室，造成患者群体与专业技术队伍分离，导致大量PA患者长期误诊，带来严重的后果。为此应在心血管病及其相关专业医生中强化对PA的认识和重视，实现PA早筛查、早诊断、早治疗，减少心脑血管严重并发症。

一、PA 的患病率及检出现状

以往认为PA是一种少见的内分泌性高血压，在高血压患者中不足1%，随着认识水平和诊断技术的提高，近40年来PA的检出率增加了近10倍。近年研究显示，PA在高血压人群中的患病率为5%~13%。国内的数据显示，社区新发高血压人群中PA的检出率约为4%，而高血压专科就诊的患者中PA的检出率高达10.7%。在1、2、3级高血压患者中PA的检出率分别为2%、8%和13%，难治性高血压中17%~23%，低肾素型高血压［PRA<1.0ng/（ml·h）］中56.3%，高血压合并低血钾（K^+<3.7mmol/L）中28.1%，合并不明原因房颤中42%，合并新发糖尿病中至少为19%，由于高血压的患病基数庞大，这一患病比例理应引起我们足够的重视，但荟萃分析的结果显示：PA的检出率因不同医疗机构而差异很大，一级医疗机构中PA的检出率在3.2%~12.7%，三级医疗机构在1%~30%；可见PA的检出率与实际患病率相差甚远。

二、PA 的临床表现

PA好发于20~60岁的成人，绝大多数以高血压为首发症状，往往血压早期尚可控制，逐渐进展为中重度高血压或难治性高血压，对常用的降压药物治疗反应差。低血钾是PA的重要生化表现，但所占比例不足40%；长期低血钾可导致烦渴、多尿、夜尿增多，严重时可引起周期性肌无力、呼吸肌麻痹；当合并代谢性碱中毒时可出现肢端麻木、手足搐搦及肌肉痉挛等表现。肾上腺肿瘤或增生是 PA 的典型影像学表现,CT 可识别 6mm 以上的典型腺瘤,直径小于 6mm 的微腺瘤容易漏诊,CT 表现为典型腺瘤的比例为 25%~50%;超声仅可显示直径>1.0cm 的腺瘤,难以发现肾上腺微小腺瘤和增生。

三、PA 的筛查与诊断

PA 的诊断流程包括初筛、确诊和分型定侧三步,对可疑的患者应逐步进行排查和确诊。心血管病医生关键在于认识 PA,熟悉其临床特征;发现可疑线索时,应积极会诊或推荐至条件成熟的高血压中心或内分泌科进行 PA 的筛查与诊断(图 1)。

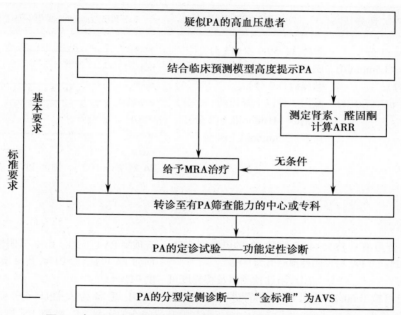

图 1　高血压患者中原发性醛固酮增多症筛查转诊推荐流程

1. 筛查对象　参考近年国际国内的研究进展,强调高血压患者合并以下情况时应进行 PA 筛查或警惕 PA 的可能性:

(1)自发性或利尿剂诱发的低血钾。

(2)肾上腺意外瘤。

(3)血压持续超过 150/100mmHg、难治性高血压。

(4)有早发高血压家族史或早发脑血管意外家族史(< 40 岁)。

(5)一级亲属患有 PA。

(6)靶器官损害程度与高血压病程不相符。

(7)40 岁以下的年轻患者。

阻塞性睡眠呼吸暂停(OSA);不明原因的房颤;广泛大动脉钙化;严重心衰;反复恶性心律失常;糖尿病也应警惕 PA 的可能性。

2. 筛查试验和简易预测模型　血浆醛固酮 / 肾素活性比值(ARR)是目前应用最广、被认为最可靠的初步筛查方法,多数中心采用 20~30ng/dl 或 ng/(ml·h) 作为筛查界值,直接肾素浓度(DRC)单位分别为 mU/L、ng/L 时,相对应的 ARR 切点分别为 2.4~3.7、3.8~5.7。

ARR 受体位、测定时间、降压药物、血钾水平、钠摄入、肾脏功能、年龄、性别、月经周期、避孕药、抗抑郁药及检测方法等多种因素的影响,检测前应该进行充分的准备。

尽管多项指南不断完善和规范了 PA 的筛查流程,由于血浆醛固酮、肾素检测及判读受到许多因素的影响,制约了 PA 筛查在基层医疗机构的广泛开展。为此,有学者探索了应用普通临床表现和实验室检测结果进行 PA 初步筛查的简易模型预测方法(表 1),虽尚需在大范围的样本中进行验证,作为尚未开展血浆醛固酮、肾素检测的医疗单位的借鉴,在此进行简单的归纳和介绍。

表 1　目前 PA 的简易预测模型

模型	PFK 评分	PSS 评分	Nomogram 模型(列线图)※
预测因子(分值)	女性(+1 分),血钾<3.5mmol/L(+1 分),尿液 pH>7.0(+1 分)	年龄 30~59.9 岁(+3 分),BMI<25kg/m² (+1 分),糖尿病(−2 分),服用 3 种以上降压药(+3 分),血钠≥141mmol/L(+2 分),血钾<3.5mmol/L(+4 分)	PA 概率 ×100%= 预测 PA 可能性
评分范围	0~3 分	−2~13 分	2%~70%
应用	≥2 分可有效检出 42% 的 PA 患者 =3 分可检出 60% 的 PA 患者	<4 分,排除 PA 的灵敏度 97%,阴性预测值为 99% >9 分,阳性预测值及特异度可达到 100%,推荐进一步筛查 PA	若预测 PA 可能性<10%,其阴性预测值 92% 预测 PA 可能性>21%,其灵敏度 60%,特异度 71% ※ 例:患者为女性(15 分),血钾 3.4mmol/L(69 分),血钙 2.0,血磷 1.5,则钙磷乘积 3.0(mmol/L)(30 分),尿液 pH 6.0(10 分),累积总分为 124 分,对应列线图中 PA 概率 0.31,故预测 PA 可能性为 31%,推荐进一步筛查 PA

3. 确诊和分型定侧　生理盐水输注试验(SIT)及卡托普利试验(CCT)是我国目前应用最广的确诊方法,二者诊断效率相似;SIT 诊断 PA 的切点因各中心的自身情况而异,一般以 SIT 后 PAC>10ng/dl 作为诊断 PA 的阳性切割值;指南建议 SIT 后 5ng/dl≤PAC<10ng/dl 作为"灰色区域",需结合临床表现(包括难治性高血压、低钾血症、高尿钾排泄、肾上腺 CT 提示结节或低密度灶等)或行另一种确诊试验来确定或排除 PA,或行另一种确诊试验进一步确定或排除。而严重低血钾、肾素活性明显受抑制、醛固酮显著增高(>20ng/dl)的高血压患者,可直接定诊;对于严重高血压,或合并严重低血钾、心功能不全等无法行确诊试验的疑似 PA 患者,可采用螺内酯行诊断性治疗,观察疗效并注意监测血压、血钾及肾功能。

肾上腺薄层 CT 和肾上腺静脉取血(AVS)是 PA 分型定侧的常用方法;对于 PA 确诊试验阳性且有行手术治疗意愿的高血压患者,建议行 AVS 分型定侧;目前仍以 AVS 作为 PA

分型定侧的"金标准",但因其有创、操作难度大、价格昂贵、失败率高等原因,在临床未能广泛开展。影像学检查对 PA 的诊断和分型有一定帮助,尤其是高分辨率的肾上腺薄层 CT 及三维重建和磁共振成像(MRI)。目前很多无法开展 AVS 的医疗机构常用 CT 作为无创性分型依据,但是 CT 诊断 PA 容易将腺瘤和增生误认,有较高的误判率。MRI 对较小腺瘤的分辨率低于 CT,但是有助于分辨右肾上腺静脉和下腔静脉解剖学位置而且无放射线暴露。建议将需要手术治疗的 PA 患者推荐或转诊至具备条件的中心进行 AVS 分型定侧;年龄<35 岁,血浆醛固酮水平超过 30ng/dl,合并自发性低血钾、单侧肾上腺腺瘤直径>1cm 且对侧肾上腺正常的患者可考虑直接行肾上腺切除术(图 2)。对于以下患者不建议行 AVS:①不能耐受肾上腺手术风险或麻醉的患者;②临床怀疑肾上腺皮质癌的患者;③已确诊为 FH Ⅰ 或 FH Ⅲ 的患者;④20 岁以下的 PA 患者或 PA 伴有早发脑卒中家族史患者行 AVS 前应做基因检测确诊或排除 GRA(FH-Ⅰ)。

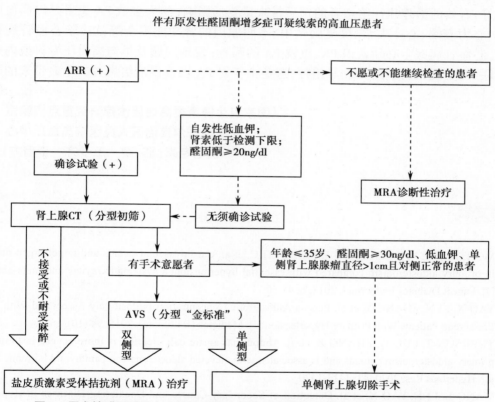

图 2　原发性醛固酮增多症筛查诊断及分型定侧流程图(改编自 2016 年国际指南)

四、PA 的治疗

　　PA 的治疗方式依分型定侧主要分为手术治疗和药物治疗。对于经 AVS 明确为单侧 PA 的患者,目前推荐的式式为腹腔镜下肾上腺切除术。目前认为 APA 以手术剜除肿瘤或肾上腺大部分切除为最佳方案,行单侧肾上腺切除术患者与药物治疗相比降低心血管事件及全因死亡率的中远期疗效更佳并减少了降压药的服药数量和 / 或剂量。对于不能耐受全麻或药物副作用的 APA 患者,CT 引导下肾上腺病灶消融术(如射频消融、冷冻消融、无水乙醇化学消融等)和超选肾上腺动脉栓塞术等介入治疗方法近年来也逐步应用于临床,初步证明安全有效,具有良好的应用前景,但还需要大样本及远期预后的证据支持。而IHA、未分型、双侧病变、不愿行手术治疗或不能耐受手术的单侧 PA 患者,以盐皮质激素受体拮抗剂(MRA)为基础,可联合 CCB、ARB 等其他降压药物;MRA 代表药物为螺内酯和依普利酮,被证明有一定的心血管病保护作用。螺内酯治疗应从低剂量开始(20~40mg/d),并根据血压和血钾水平逐步调整剂量;螺内酯与雄激素受体有亲和性,并可激动孕酮受体,引起男性乳头胀痛、乳腺发育、性欲下降、勃起功能障碍等副作用;女性耐受性相对好,月经异常相对少见。如不能耐受螺内酯,可替换为依普利酮或阿米洛利。非药物治疗对 PA 患者同样有效,尤其是低钠饮食有利于改善 PA 患者的高血压及低血钾、减少尿钾排泄。

　　总之,PA 属内分泌系统疾病,诊断过程虽相对繁琐,但治疗方法并不复杂,治疗效果也很好,有效的治疗往往给患者的预后带来重要的影响;绝大多数 PA 患者是以高血压或房颤、心力衰竭、心律失常、反复脑卒中、不明原因的肾功能不全等就诊于心血管病相关科室,心血管病医生必须认识 PA,重视 PA 的筛查;发现问题及早与高血压专科或内分泌专科联系,实现 PA 的早诊断、早治疗,避免由于对 PA 误诊误治给患者的生命带来的严重后果。

(国家卫生健康委高血压诊疗研究重点实验室
新疆维吾尔自治区人民医院高血压中心
执笔专家:骆 秦　王梦卉　李南方)

参考文献

[1] MONTICONE S, D'ASCENZO F, MORETTI C, et al. Cardiovascular events and target organ damage in primary aldosteronism compared with essential hypertension: a systematic review and meta-analysis [J]. Lancet Diabetes Endocrinol, 2018, 6: 41-50.

[2] YAO X, LI N, ZHANG Y, et al. Plasma Aldosterone Concentration Is Positively Associated With Pulse Pressure in Patients With Primary Hypertension [J]. Medicine (Baltimore), 2015, 94 (10): e614.

[3] TUERSUN T, LUO Q, ZHANG Z, et al. Abdominal aortic calcification is more severe in unilateral primary aldosteronism patients and is associated with elevated aldosterone and parathyroid hormone levels [J]. Hypertens Res, 2020, 43: 1413-1420.

[4] WANG L, LI N, YAO X, et al. Detection of Secondary Causes and Coexisting Diseases in Hypertensive Patients: OSA and PA Are the Common Causes Associated with Hypertension [J]. Biomed Res Int, 2017, 2017: 8295010.

[5] ROSSI G P, BERNINI G, CALIUMI C, et al. A prospective study of the prevalence of primary aldosteronism in 1125 hypertensive patients [J]. J Am Coll Cardiol, 2006, 48: 2293-2300.

[6] CALHOUN D A, NISHIZAKA M K, ZAMAN M A, et al. Hyperaldosteronism among black and white subjects with resistant hypertension [J]. Hypertension, 2002, 40: 892-896.

[7] LUO Q, LI N, WANG M, et al. Mild primary aldosteronism (PA) followed by overt PA are possibly the most common forms of low renin hypertension: a single-center retrospective study [J]. J Hum Hypertens, 2020, 34: 633-640.

［8］ BURRELLO J, MONTICONE S, LOSANO I, et al. Prevalence of hypokalemia and primary aldosteronism in 5100 patients referred to a tertiary hypertension unit [J]. Hypertension, 2020, 75: 1025-1033.

［9］ SECCIA T M, LETIZIA C, MUIESAN M L, et al. Atrial fibrillation as presenting sign of primary aldosteronism: results of the Prospective Appraisal on the Prevalence of Primary Aldosteronism in Hypertensive (PAPPHY) Study [J]. J Hypertens, 2020, 38 (2): 332-339.

［10］ HU Y, ZHANG J, LIU W, et al. Determining the Prevalence of Primary Aldosteronism in Patients With New-Onset Type 2 Diabetes and Hypertension [J]. J Clin Endocrinol Metab, 2020, 105 (4): dgz293.

［11］ MONTICONE S, BURRELLO J, TIZZANI D, et al. Prevalence and clinical manifestations of primary aldosteronism encountered in primary care practice [J]. J Am Coll Cardiol, 2017, 69: 1811-1820.

［12］ MULATERO P, STOWASSER M, LOH K C, et al. Increased diagnosis of primary aldosteronism, including surgically correctable forms, in centers from five continents [J]. J Clin Endocrinol Metab, 2004, 89: 1045-1050.

［13］ BUFFOLO F, LI Q, MONTICONE S, et al. Primary Aldosteronism and Obstructive Sleep Apnea: A Cross-Sectional Multi-Ethnic Study [J]. Hypertension, 2019, 74 (6): 1532-1540.

［14］ ZELINKA T, HOLAJ R, PETRÁK O, et al. Life-threatening arrhythmia caused by primary aldosteronism [J]. Med Sci Monit, 2009, 15 (12): CS174-CS177.

［15］ LUO Q, LI N F, YAO X G, et al. Potential effects of age on screening for primary aldosteronism [J]. J Human Hypertens, 2016, 30 (1): 53-61.

［16］ 骆秦, 王梦卉, 努尔古丽·买买提, 等. 原发性醛固酮增多症筛查试验在老年高血压患者中的效能分析及其与中青年患者的差异 [J]. 中华高血压杂志, 2019, 27 (9): 867-873.

［17］ MULATERO P, SECHI L A, WILLIAMS T A, et al. Subtype diagnosis, treatment, complications and outcomes of primary aldosteronism and future direction of research: a position statement and consensus of the Working Group on Endocrine Hypertension of the European Society of Hypertension [J]. J Hypertens, 2020, 38 (10): 1929-1936.

［18］ YAMASHITA T, SHIMIZU S, KOYAMA M, et al. Screening of primary aldosteronism by clinical features and daily laboratory tests: combination of urine pH, sex, and serum K [J]. J Hypertens. 2018, 36 (2): 326-334.

［19］ KIETSIRIROJE N, WONGHIRUNDECHA R, SUNTORNLOHANAKUL O, et al. Construction of a predictive scoring system as a guide to screening and confirmation of the diagnosis of primary aldosteronism [J]. Clin Endocrinol (Oxf), 2020, 92 (3): 196-205.

［20］ WANG M, LI N, LUO Q, et al. Development and Validation of a Novel Diagnostic Nomogram Model to Predict Primary Aldosteronism in Patients with Hypertension [J]. Endocrine, 2021, 73 (3): 682-692.

参加讨论专家名单（按姓氏拼音排序）：

初少莉（上海交通大学医学院附属瑞金医院）　马　为（北京大学第一医院）
常桂娟（新疆维吾尔自治区人民医院）　牟建军（西安交通大学第一附属医院）
崔兆强（复旦大学附属中山医院）　卜培莉（山东大学齐鲁医院）
范　利（中国人民解放军总医院）　宋　雷（中国医学科学院阜外医院）
华　琦（首都医科大学宣武医院）　孙宁玲（北京大学人民医院）
蒋卫红（中南大学湘雅三医院）　孙英贤（中国医科大学附属第二医院）
李南方（新疆维吾尔自治区人民医院）　索菲娅·阿不力克木（新疆维吾尔自治区人民医院）
刘　靖（北京大学人民医院）
骆　秦（新疆维吾尔自治区人民医院）　王继光（上海交通大学医学院附属瑞金医院）

王　浩（河南省人民医院）

严晓伟（中国医学科学院北京协和医院）

袁　洪（中南大学湘雅三医院）

余　静（兰州大学第二医院）

曾正培（中国医学科学院北京协和医院）

张德莲（新疆维吾尔自治区人民医院）

张新军（四川大学华西医院）

张宇清（中国医学科学院阜外医院）

高血压的运动康复治疗

缺乏身体活动已被世界卫生组织列为全球范围死亡的第四位主要危险因素(占全球死亡归因的 6%),仅次于高血压(占 13%)、烟草使用(占 9%)和高血糖(占 6%)。

全球有 1/4 的成年人缺乏运动,这已经成为严重的健康问题。据估算,目前每年全世界因缺乏锻炼而致死的人数高达 320 万人,近 10 年增长迅速。2014 年中国居民经常锻炼率为 33.9%。1991—2009 年,中国成年居民平均身体活动总量下降了 45%,预计 2020 年和 2030 年还将继续下降。2013 年中国居民因身体活动不足导致的医疗花费近 48.6 亿美元,占全球 10.0%。

高血压是当今世界上流行最广泛的疾病之一,是冠心病、脑卒中的最重要的危险因素。综合康复治疗高血压是除药物治疗以外的主要措施,包括运动治疗、心理调节、教育等。一项对超过 33 万人的 29 项研究进行的荟萃分析,评估了身体活动与高血压的定量 - 反应关系。该研究表明,每减少 10 个代谢当量小时 / 周,高血压的风险就增加 6%。因此,运动治疗是康复治疗的主体。高血压患者康复评定的主要指标应该是血压降低和靶器官的改善。

身体活动形式主要包括 5 种类型:有氧运动(aerobic training)、阻力运动(resistance training)、平衡运动、柔韧运动,以及综合运动。运动疗法效果最大化的关键是运动的科学性,为此,国内外学者进行了大量的随机对照试验以探索科学合理的原发性高血压运动干预方案,其研究内容主要集中在运动类型、强度、时间及内在机制等方面,以便为临床决策提供信息和促进个性化的运动处方。

一、运动降低血压的研究

身体活动对预防和管理高血压都很重要。第一,有证据表明,身体活动可以改善高血压患者的身体功能;第二,身体活动可以改善心血管疾病(CVD)进展。与不运动对照组相比,运动能够降低血压;第三,经常运动的患者可以显著改善与健康相关的生活质量,甚至降低 CVD 死亡率。

(一)有氧运动

有氧运动是指人体在氧气充分供应的情况下进行的体育锻炼。有氧运动的特点就是强度相对低、有节奏、持续时间较长。常见的有氧运动包括:快走、慢跑、游泳、自行车、健身操、跳绳等。

1. 总体评价 自 2000 年以来,共发表了 21 项关于定期有氧运动对血压影响的荟萃分析。其中涉及血压正常受试者(140 个随机对照试验),血压正常高值者(94 个随机对照试验)和高血压患者(92 个随机对照试验)。总体上有氧运动可降低收缩压(SBP)4.1mmHg,降低舒张压(DBP)2.2mmHg。对于血压正常受试者,血压平均降低 2.4/2.6mmHg;对于血压正常高值者,血压平均降低 1.9/1.7mmHg。最引人注目的是,有氧运动对高血压患者的降压作用更为显著,平均降低 7.6/4.7mmHg。与年轻人相比,老年人的身体活动似乎能产生类似程度的血压降低。进一步的研究表明,60 例高血压患者随机进行不同强度有氧运动(最大运动能力的 20% 和 60% 的强度)8 周,结果各项动态血压指标均有下降,可以取得相似的降压效果。

身体活动不仅指的是运动和体育,它也可以是任何形式的活动或锻炼。每天的日常活动如散步、庭院劳动、家务劳动、同孩子玩游戏等,都是身体活动的形式。无论你的年龄多大,身体活动健康状态都有着非常大的有益影响。每天至少 30 分钟的日常活动,有助于预防冠心病和脑卒中的发生。

2. 步行　走路对血压的影响存在主观性,例如研究者使用的数据往往来自患者的自我报告。监督训练比非监督训练方案更有效性。在一定范围内,每天走路步数更多的人平均血压要低于步数少的人。弗雷明汉心脏研究纳入了 638 名参与者,血压范围为正常到轻微升高(2017 年 ACC/AHA 成人高血压指南血压分级),其中高血压患者占 29%。根据受试者每天佩戴的苹果智能手表(运动手表计步)上传血压数据。在大约 5 个月的时间里,这些受试者每天平均走路 7 500 步左右。每日步数较高的患者收缩压和舒张压明显较低。每走 1 000 步,血压可降 0.45mmHg;这意味着每天走 10 000 步的人的收缩压平均比每天只走 5 000 步的人低 2.25mmHg。

3. 气功　气功在中国至少已有三千多年的历史,唐代时期盛行,主要源于道教。已有证据表明,气功是治疗高血压的有效方法。一项荟萃分析纳入了 20 项试验、2 349 名高血压患者。与不干预组相比,气功组显著降低 SBP 17.40mmHg [95% CI(-21.06,-13.74)],DBP 降低 10.15mmHg [95% CI(-13.99,-6.30)]。与单纯降压药组相比,气功联合降压药组显著降低 SBP 11.99mmHg [95% CI(-15.59,-8.39)]和 DBP 5.28mmHg [95% CI(-8.13,-2.42)]。然而,更严谨的随机对照试验和以临床终点事件为重点的长期随访研究是需要的。

4. 太极拳　太极拳柔和缓慢、动静结合、意念集中、思绪宁静,强调动作的均衡和协调从而有助于降低血压。从 1997 年到 2018 年,有超过 1 000 个太极拳降血压的研究发表。一项荟萃分析纳入 28 个随机对照试验、2 937 名太极拳参与者。与降压药治疗对照的亚组分析显示,50 岁以下的高血压患者练习太极拳后 12~24 周,SBP 和 DBP 降低明显。然而,由于纳入的随机对照试验的方法学质量差、异质性高,这一结论值得进一步证实。

（二）抗阻运动

抗阻运动又称力量训练或肌肉增强运动,是指进行多次、多组有节奏的动作以提高肌肉力量的运动。力量训练还可以分为"静力性训练"和"动力性训练"两大类。静力性训练又称"等长训练",是指在肌肉两端(起止点)固定或超负荷的情况下进行肌肉收缩的一种训练方法,如靠墙半蹲、鹤立、平板支撑、静态卷腹等。动力性训练又称"等张训练",是指肌肉进行收缩和放松交替进行的力量练习,如俯卧撑、仰卧起坐、下蹲起立、弹力带等。与静力性力量训练相比,动力性力量训练可以持续更长时间,是抗阻运动最常见的形式。

1. 动力性训练　血压正常的个体中,动力性训练可降低血压(SBP/DBP)1.8/3.1mmHg,对于高正常血压和高血压者,分别降低血压 3.9/3.3mmHg 和 2.6/2.1mmHg。有趣的是,在非白人高血压患者中,动力性训练降压效果(-14/-10mmHg)显著高于先前报道的有氧运动。其他调节降压作用的因素,如年龄、性别和运动量对降压效果也有显著影响。

2. 静力性训练　血压正常的个体中,静力性训练降低血压 6.6/3.0mmHg,可使高血压患者的血压降低 4.3/5.0mmHg。目前还没有关于静力性训练对高正常血压患者影响的荟萃分析。

对持续 4 周或 4 周以上的 9 个随机对照试验、共 223 名参与者进行系统回顾和荟萃分析(其中 127 名参加了抗阻运动,96 名作为对照)。其结果表明,静力性训练使 SBP 平均降低 6.77mmHg,动力性训练平均降低 −3.96mmHg,静力性训练效果更好。

目前关于抗阻运动对正常血压和高血压患者的血压水平影响的研究中,静力性训练的数据基于 27 个随机对照试验,动力性训练的练数据来自 126 个随机对照试验。因此,静力性训练对血压的影响可能被高估。

3. 抗阻运动联合有氧运动　为数不多的研究结果初步表明,中等强度的有氧运动联合抗阻运动的降压效果更好。两种运动的联合总体上可使受试者的血压(SBP/DBP)下降 5.5/4.1mmHg,其中使高血压患者血压下降 5.3mmHg/5.6mmHg,使高正常血压者的血压降低 2.9/3.6mmHg,使血压正常者血压降低 0.9/1.5mmHg。

(三)运动方式的选择

2021 年 5 月,欧洲心脏病预防协会(EAPC)和欧洲心脏病学会(ESC)高血压理事会发表了有关预防和治疗高血压的个性化运动处方的共识文件,认为对于高血压患者,运动降压确实有效,基于不同血压水平的三种人群现有的运动干预的研究结果,提出选择不同的运动方式降压。

1. 高血压患者　有氧运动应作为一线身体活动方式。低中强度的抗阻运动,包括动力性训练或静力性训练,可作为身体活动方式。在合并其他心血管危险因素的高血压患者中,等长训练和有氧运动结合可能是合理的;而对于高血压的其他特殊人群,有氧运动结合力量训练是否更好,还有待于进一步研究。

2. 正常高值血压者　首选等张训练。有氧运动可降低收缩压 1.7~2.1mmHg,舒张压降低 1.7mmHg。而等张训练可降低收缩压 1.7~4.7mmHg,降低舒张压 1.7~3.8mmHg,血压下降幅度略大于有氧运动,因此等张训练是推荐的一线运动方法。

3. 正常血压者　首选等长训练。预期收缩压降低 5.4~8.3mmHg,舒张压降低 1.9~3.1mmHg。

EAPC 和 ESC 的文件指出,仅仅通过诊室血压测量可能会低估运动对血压控制的影响,24 小时动态血压监测更适合用于评估身体活动对血压的影响。

这是国际上首次根据不同血压水平提出选择不同运动方式的建议。与此相矛盾的是,共纳入 594 129 名 ≥18 岁运动参与者、来自 17 项荟萃分析和一项系统综述的结果表明,在血压正常、高血压前期和高血压的成年人中,起始血压水平与获益程度之间的关系并不因身体活动的类型而异。

二、运动改善高血压患者预后的研究

与身体活动较少的个体相比较,积极参加运动的人其全因死亡率、冠心病、高血压、卒中、2 型糖尿病、结肠癌、乳腺癌患病率均较低。事实上,运动与 CVD 和全因死亡率之间存在量效关系,所显示的生物指标状况也更有利于预防 CVD 和 2 型糖尿病。

美国健康与营养调查(NHANES)的随访表明,运动与高血压患者的心血管(CV)事件降低独立相关,且呈运动量依赖。高血压和左心室肥厚患者每周 2 次定期至少 30 分钟的身体活动与 CV 死亡、卒中和心肌梗死的减少相关。来自我国人群的一项大型前瞻性队列研究表明,身体活动量与 CVD 的风险呈负相关,即活动量越大 CVD 的风险越低。每日 4 个代谢当量或更高强度的身体活动可使各种 CVD 风险降低 5%~12%。

来自美国库珀诊所的有氧中心纵向研究(Aerobics Center Longitudinal Study),对象包括

12 591 名男性和女性。在这项研究中,即使每周只进行一次甚至不到一个小时的抗阻运动,就可以减少参与者患心脏病的风险,并使 CVD 死亡风险降低 40%~70%。然而,仍需要更多的研究来支持这些发现,并进一步了解抗阻运动何以能够改善心脏健康。力量训练除了增加卡路里消耗和增强身体功能,已经被证明能够减少焦虑和抑郁。这两方面都是有助于降低心脏病风险的关键因素。

走路是世界最佳运动之一,既简单易行、强身效果好,又适合男女老少,什么时候开始都不晚。每天走 1 万步似乎是保持健康的一个很好的选择,每天不走 1 万步很多人都不好意思打开手机的微信运动。这个走 1 万步的依据出自哪里?没有找到相关科学研究的依据,倒是发现"10 000 步"可能源于 1956 年日本某钟表公司出售的计步器"Manpo-kei"的名称,从日语直译过来,就是"万步计"。

哈佛大学对将近 17 000 名年龄在 66~78 岁的妇女进行一项为期 4 年的随访研究。连续七天戴着跟踪器以测量她们的步数。结果发现,每天走 7 500 步左右连续七天戴着跟踪器的人死亡率最低。即使是走 4 400 步的妇女死亡率也低于那些最不喜欢运动、只走大约 2 000 步的妇女。对于那些行走超过 7 500 步的女性来说,几乎没有额外的益处。

三、运动康复治疗的机制

(一)运动降低血压的机制

1. 调整自主神经系统功能 一般认为,身体活动可以调节大脑皮层及皮质下运动中枢,使其紧张度趋于正常,促使血压下降;另一方面又可调节自主神经功能,降低交感神经兴奋性,提高迷走神经兴奋性,使血管产生扩张。也有研究并不支持运动可以显著提高心脏迷走神经活动这一观点。争议性的结论可能与所采用的运动量有关。有充分证据表明,有氧运动后可以使肌肉的血管发生结构性改变,包括血管长度的延长、血管横截面积或血管直径的增大和血管生成。通过降低血管外周阻力而起到降压作用,这对舒张压的降低具有较大的意义。有研究观察到运动后血压出现下降的患者,运动停止 60 分钟后,其腓神经的交感神经传导速度仍然明显低于运动之前。

2. 改善内皮功能障碍、降低外周阻力 有研究评价了有氧运动、抗阻运动和联合运动对高血压前期或高血压患者的内皮功能和血压的影响。42 名参与者［静息 SBP/DBP (137 ± 9)/(86 ± 6)mmHg］被随机分配到三个运动组。所有参与者每周进行两次为时 40 分钟的运动,共 8 周。通过肱动脉血流介导的扩张(FMD)评估内皮功能。经过 8 周的运动训练后,所有 3 组患者的静息血压均降低,FMD 都产生了类似的改善,但对患者动态血压的影响似乎不完全相同。国内也有相关研究结果显示,进行 16 周的等张运动联合等长运动可有效地改善高血压患者血脂及内皮素水平,同样表明抗阻运动的降压机制可能与改善血管内皮细胞功能相关。

有关研究结果显示,中等强度和高强度抗阻运动均能明显地改善老年高血压患者前臂血管阻力,且高强度抗阻运动的效果更为明显,提示抗阻训练的降压机制与改善血管阻力有关。

(二)干预高血压危险因素

1. 高胆固醇血症 一项来自美国有氧中心的纵向研究,共纳入 7 317 名男性,采用自我报告的形式收集受试者肌肉增强运动和有氧运动的频率和总量,平均随访 4 年(中位数)。调整了年龄、BMI、病史、生活方式、有氧运动之后,与不做力量训练相比,男性每周进行不到

1 小时的力量训练就可以降低患高胆固醇血症的风险。每周进行 58 分钟肌肉增强运动，高胆固醇血症患病的风险最低。此外，相关研究表明，身体活动和饮食控制相结合，可以有效地降低血液低密度脂蛋白胆固醇的含量，增加高密度脂蛋白胆固醇的含量，减轻动脉粥样硬化。

2. 糖化血红蛋白（HbA1c） 身体活动包括有氧运动、肌肉增强活动，都能够改善成人 2 型糖尿病的 HbA1c、血压、体重指数、血脂，以及空腹胰岛素水平。糖尿病患者在运动过程中，肌肉会消耗体内的葡萄糖，同时，胰岛素的敏感性得到增强，双重作用导致运动后血糖降低。身体活动时血管扩张、毛细血管的密度或数量增加、血液循环量的增加可能有助于代谢的改善。

一项系统评价与荟萃分析，比较了抗阻运动与有氧运动治疗 2 型糖尿病在有效性和安全性方面是否具有可比性。14 项研究，共 915 例糖尿病患者，至少随访 8 周。所有参与者均在直接或间接监督下进行有氧运动、抗阻运动或两种运动组合。检测患者运动后的血糖、血脂和血压水平。研究人员发现，采用组合运动方式的患者 HbA1c 水平更低，比仅进行有氧运动的患者低 0.17%，比仅进行抗阻训练的患者低 0.62%。尽管两种运动方式都似乎对 SBP 无影响，但相比之下，有氧运动比抗阻训练更能降低血压水平。因此，2 型糖尿病患者应选择有氧运动联合抗阻运动以维持血糖和脂肪水平的正常。

3. 负性情绪 运动与放松训练均有助于改善患者的情绪，而许多情感因素也是高血压的危险因素，如负性情绪、易怒、容易紧张和担心的个性。有氧运动既可以降低轻度高血压患者的血压，还可以帮助患者有效地控制精神压力，这种作用可能是通过减少心血管对应激的反应性来实现的。

四、高血压患者运动的重点

（一）身体活动的强度、频率和持续时间

代谢当量（METS）是指运动时的代谢率与安静时代谢率的比值；用它来显示运动强度、估算热量消耗。一个 METS 大概相当于一个人在安静状态下坐着，没有任何活动时，每公斤体重每分钟氧气消耗量，或每公斤体重每小时消耗 1kcal（1kcal=4.184kJ）能量的活动强度。低、中、高强度身体活动相对应的通常为 1~<3MET、3~<6MET、≥6MET。

久坐行为（坐着、斜倚、躺着或看电视）；仅消耗 1~1.5 个 METS；低强度身体活动可以边运动边唱歌（如慢走、做饭、普通家务劳动）；中等强度身体活动可感到心跳加快，可以说话但无法流利的对谈（如快走、骑自行车、交谊舞、瑜伽、休闲式游泳）；高强度身体活动会有喘气（如慢跑/跑步、骑自行车、单人网球、折返游泳）。

锻炼频率通常表示为一个人每周锻炼的次数。包括《2020 中国心血管病一级预防指南》《2020 ESC 运动心脏病学和心血管疾病患者的体育锻炼指南》《2019 ACC/AHA 心血管疾病一级预防指南》等多个指南均建议，无论是一般成年人还是一般的 CVD 患者，一周中的大部分时间都应该进行适度的身体活动，每周至少 150 分钟中等强度有氧运动或 75 分钟高强度有氧运动。如果达到每周 300 分钟中等强度有氧运动或 150 分钟高强度有氧运动，将使患者进一步受益。

经典高血压运动处方认为，单次长时间的运动与多次短时间的运动所具备的治疗效果是一致的，如 30 分钟连续的运动和 3 次 10 分钟的运动效果基本相同。

剑桥大学团队进行的近 10 万人的研究表明：任何强度的身体活动都对健康有益，即使

活动水平低于当前的推荐量,心血管保护效果依然明显。但强度相对高的身体活动,能进一步降低死亡风险。因此不能达到指南所推荐的最低标准者,应循序渐进、量力而行。对于平时缺乏身体活动的人或 CVD 患者以及老年人,初期运动的强度和持续时间应适当减少;适用一周后再根据情况适当增加运动量。对于已存在明显功能障碍的患者,身体活动的形式、强度和时间需结合患者情况给予个体化指导。

虽然运动对 CVD 患者也有好处,但在这些个体中,剧烈运动和运动相关的风险增加。重要的是,CVD 可能因为是亚临床的而未被识别。因此,应考虑对 CVD 可能性较高的个体进行运动前的风险评估,特别是对于有高胆固醇血症、糖尿病史或 CVD 家族史的个体。

(二)高血压患者的运动方式

对于血压控制良好的患者,ESC 建议每周至少进行 150 分钟的有氧运动(如骑车、跑步或游泳),分 5~7 天进行,或 75 分钟的剧烈运动,分 3 天进行。除此之外,每周至少进行 3 次 20 分钟的抗阻运动。

对于高血压未控制(SBP>160mmHg)的患者,在血压得到控制之前,不建议进行高强度运动和竞技运动,但可参加技巧性运动。

对于高危的高血压人群,包括靶器官损伤(如左心室肥大、舒张功能不全、超声显示动脉壁增厚或粥样硬化斑块、高血压视网膜病变)、肾功能不全,即使血压控制良好,也不建议进行高强度的阻抗运动(铁饼 / 标枪投掷、铅球和举重);其他运动项目可以参加。

高血压患者如果需要进行高强度的运动,则有必要进行运动前的 CV 评估,以确定是否有运动诱发的症状、对运动的过度血压反应。

尽管比例很低,但对于经常不活动或有 CVD 的患者,运动可能会使心搏骤停。指南建议,虽然猝死属于小概率事件,对于心脏病患者能否参加相对剧烈的运动,需要权衡利弊。冠心病患者在参加运动前需要 CV 评估,若合并高血压,运动试验应推迟至血压得到控制。

需要注意的是,降低血压,并不能只依靠身体活动这一种方法,还应养成其他的健康生活方式,如减掉多余的体重,并注意腰围;饮食健康,包括减少饮食中钠的摄入,戒酒、戒烟等。

五、今后尚需要进一步研究的问题

1. 事实上,从主要的运动指南的推荐中可以发现,迄今为止对于运动的建议主要集中在每周的运动量上,而没有考虑针对每个高血压患者的起始血压水平提出针对性的运动建议;未来需要更多高质量的随机对照试验来填补这些研究空白。

2. 关于瑜伽或太极等身体活动类型的数据仍不充分。

3. 需要进一步研究身体活动与降压药物使用的交互作用。

4. 需要遵循标准的诊室血压测量方案。动态血压监测(ABPM)被认为是"金标准"的血压测量,但目前还没有关于身体活动对 ABPM 影响的荟萃分析。

5. 迄今为止,没有荟萃分析研究不同运动模式对难治性高血压的降压治疗的影响。

6. 监督训练比非监督训练方案更有效性,即高血压患者应优先使用监督训练方案。在这方面,远程电子管理技术更有可能最大限度地提高疗效,同时限制成本。

六、结束语

强有力的证据表明,身体活动与高血压发生率呈量效反应关系。中度证据表明,在血压正常、高血压前期和高血压的成年人中，基础血压与获益程度之间的关系并不因身体活动的类型而异。对于高血压患者，身体活动不仅能够有效降低血压，同时也降低心血管疾病进展的风险。目前倾向于身体活动以有氧运动为主，辅以抗阻运动，根据患者的特点和身体条件开具个性化的运动处方。

（陈鲁原）

参考文献

［1］ World Health Organization (2010) Global Recommendations on Physical Activity for Health. Geneva [EB/OL].[2021-07-15]. http://apps. who. int/iris/bitstream/10665/44399/1/9789241599979_eng. pdf.

［2］ 国家心血管病中心. 中国心血管健康与疾病报告 2019 [J]. 中国循环杂志, 2020, 35 (9): 833-855.

［3］ 中华医学会心血管病学分会. 2020 中国心血管病一级预防指南 [J]. 中华心血管病杂志, 2020, 48 (12): 1000-1038.

［4］ OKELY A D, KONTSEVAYA A, JOHAN N G, et al. 2020 WHO guidelines on physical activity and sedentary behavior [J/OL]. Sports Medicine and Health Science, 2021, 3 (2): 115-118 [2021-07-15]. https://doi. org/10. 1016/j. smhs. 2021. 05. 001.

［5］ HANSSEN H, BOARDMAN H, DEISEROTH A, et al. Personalized exercise prescription in the prevention and treatment of arterial hypertension: a Consensus Document from the European Association of Preventive Cardiology (EAPC) and the ESC Council on Hypertension [J/OL]. Eur J Prev Cardiol, 2021, 24: zwaa141 [2021-07-15]. https://doi. org/10. 1093/eurjpc/zwaa141.

［6］ 周立英, 刘元标. 不同强度的有氧运动对高血压病患者动态血压和生存质量的影响 [J]. 中华物理医学与康复杂志, 2004, 26 (1): 27-29.

［7］ CDC Newsroom. 2020 News Release. Higher Daily Step Count Linked with Lower All-cause Mortality [EB/OL].[2021-07-15]. http://www. sciencedaily. com/releases/2020/03/200319090238. htm.

［8］ XIONG X, WANG P, LI X, et al. Qigong for hypertension: a systematic review [J]. Medicine (Baltimore), 2015, 94 (1): e352.

［9］ ZHONG D, LI J, YANG H, et al. Tai Chi for Essential Hypertension: a Systematic Review of Randomized Controlled Trials [J]. Curr Hypertens Rep, 2020, 22 (3): 25.

［10］ PELLICCIA A, SHARMA S, GATI S, et al. 2020 ESC Guidelines on sports cardiology and exercise in patients with cardiovascular disease [J]. Eur Heart J, 2021, 42 (1): 17-96.

［11］ ARNETT D K, BLUMENTHAL R S, ALBERT M A, et al. 2019 ACC/AHA Guideline on the Primary Prevention of Cardiovascular Disease: A Report of the American College of Cardiology/American Heart Association Task Force on Clinical Practice Guidelines [J]. Circulation, 2019, 140 (11): e596-e646.

［12］ LIU X, ZHANG D, LIU Y, et al. Dose-response association between physical activity and incident hypertension: a systematic review and meta-analysis of cohort studies [J]. Hypertens, 2017, 69 (5): 813-820.

［13］ BENNETT D A, HUAIDONG D U, CLARKE R, et al. Association of Physical Activity With Risk of Major Cardiovascular Diseases in Chinese Men and Women [J]. JAMA Cardiol, 2017, 2 (12): 1349-1358.

［14］ BAKKER E A, LEE D C, SUI X, et al. Association of Resistance Exercise With the Incidence of Hypercholesterolemia in Men [J]. Mayo Clin Proc, 2018, 93 (4): 419-428.

［15］ LEE I M, SHIROMA E J, KAMADA M, et al. Association of Step Volume and Intensity With All-Cause Mortality in Older Women [J]. JAMA Inter Med, 2019, 179 (8): 1105-1112.

［16］ PEDRALLI M L, MARSCHNER R A, KOLLET D P, et al. Different exercise training modalities produce similar endothelial function improvements in individuals with prehypertension or hypertension: a randomized clinical trial [J]. Sci Rep, 2020, 10: 1-9.

[17] SCHWINGSHACK L, MISSBACH B, DIAS S, et al. Impact of different training modalities on glycaemic control and blood lipids in patients with type 2 diabetes: a systematic review and network meta-analysis [J]. Diabetologia, 2014, 57 (9): 1789-1797.

[18] PESCATELLO L S, BUCHNER D M, JAKICIC J M, et al. Physical Activity to Prevent and Treat Hypertension: A Systematic Review [J]. Med Sci Sports Exerc, 2019, 51 (6): 1314-1323.

肿瘤药物相关高血压的诊疗

一、前言

全球老龄化使得高血压和肿瘤较为流行,肿瘤合并高血压的患者也大幅增加,其中不乏因接受相关抗癌治疗而致高血压者。肿瘤化疗的发展使癌症患者治愈率、生存率逐年提高;与此同时,接受肿瘤化疗患者心血管疾病发病率悄然升高。随着《2016年欧洲心脏病学会肿瘤治疗与心血管毒性声明》首次提出了肿瘤药物相关高血压的参考治疗策略,临床医生与科研工作者对肿瘤药物相关高血压的关注日益增多。近日,*Hypertension* 杂志刊登一篇讨论"肿瘤 - 高血压(onco-hypertension)"这一新概念的文章,深入探讨了高血压和肿瘤的内在关系,肿瘤药物相关高血压的诊疗问题再次引发国际心血管界的广泛关注。

二、肿瘤药物相关高血压的定义及流行病学

美国国立癌症研究所公布的不良事件常用术语标准中对由抗肿瘤药物治疗相关的高血压进行了定义:在抗肿瘤药物治疗过程中血压升高 $\geqslant 140/90$ mmHg,或舒张压较基础水平升高 20mmHg,是临床表现的抗肿瘤治疗相关药物毒性反应。

目前认为,可导致血压升高的抗肿瘤药物包括血管生成抑制剂、免疫抑制剂和烷化剂等(表1)。其中,血管生成抑制剂与高血压最相关。血管生成抑制剂主要包括针对血管内皮生长因子(vascular endothelial growth factor, VEGF)配体的中和性单克隆抗体(如贝伐珠单抗、曲妥珠单抗、利妥昔单抗、西妥昔单抗等)和针对 VEGF 受体的小分子多靶点受体酪氨酸激酶抑制剂(tyrosine kinase inhibitors, TKIs),如索拉非尼、舒尼替尼等。越来越多的证据显示,VEGF 信号通路抑制剂具有升压效应,使用 VEGF 信号通路抑制剂的肿瘤患者中高达43%会发生高血压。不同抗血管生成靶向治疗药物诱导高血压的发生率不同,西地尼布(cediranib)与帕纳替尼(ponatinib)高血压发生率高达67%,而伊马替尼(imatinib)高血压发生率仅为 0.01%~0.10%。中国临床上常用的药物包括贝伐珠单抗、舒尼替尼、索拉非尼,高血压发生率分别为 22%~24%、15%~34%、17%~29%。同一药物在不同肿瘤中相关高血压的发生率也不相同,索非替尼相关的 Meta 分析提示肾癌组高血压发生率高于非肾癌组。此外,还有学者发现抗微管类药物、烷基样药和烷化剂等也具有升高癌症患者血压的作用。这些药物诱发的高血压,在停药后快速改善。肿瘤药物相关高血压的严重程度与患者年龄、高血压病史、肿瘤类型、化疗药物类型和剂量以及患者不同等位基因型等有关。

表 1 部分引发高血压的抗肿瘤药物

VEGF 抑制剂	酪氨酸激酶抑制剂	蛋白酶体抑制剂	烷基化剂	其他抗肿瘤药物	抗癌辅助药物
贝伐珠单抗	索拉非尼	硼替佐米	环磷酰胺	阿比特龙	类固醇
雷莫芦单抗	舒尼替尼	卡非佐米	异环磷酰胺	库潘尼西	他克莫司

续表

VEGF 抑制剂	酪氨酸激酶抑制剂	蛋白酶体抑制剂	烷基化剂	其他抗肿瘤药物	抗癌辅助药物
阿柏西普	乐伐替尼	伊沙佐米	白消安	达雷妥尤单抗	重组人红细胞生成素
—	阿昔替尼	—	顺铂	埃罗妥珠单抗	环孢素
—	伊布替尼	—	—	紫杉醇	非甾体抗炎药
—	卡博替尼	—	—	—	托烷司琼
—	帕唑帕尼	—	—	—	—
—	尼达尼布	—	—	—	—
—	瑞戈非尼	—	—	—	—

三、发病机制

(一)血管舒张和收缩失衡

VEGF 抑制剂能够导致血管内皮一氧化氮(nitric oxide,NO)的产生减少,内皮素的合成增多,导致血管收缩,增加外周血管阻力和血压。小分子酪氨酸激酶抑制剂(TKI)通过下调可溶性鸟苷酸环化酶的活性降低肾脏 NO 的生物活性;抑制肾脏内一氧化氮合酶(nitric oxide synthase,NOS)的活性。

(二)微循环不足

VEGF 抑制剂使微血管新生受到抑制,导致小血管及毛细血管数目减少,外周血管阻力升高,血压升高。我们的基础研究显示 TKI 损伤微血管内皮细胞功能和减少血管周细胞数量,抑制微血管新生,导致微循环不足,血管阻力升高。烷化剂引发高血压的原因可能是内皮细胞氧化损伤、内膜厚度增加和血管异常重构等。蛋白酶体抑制剂可造成蛋白质的异常积累,产生细胞毒性和内皮损伤,进而引发高血压。

(三)氧化应激

VEGF 抑制剂会导致循环活性氧数量增多,使内皮细胞受到氧化应激损伤而导致功能失调。

(四)肾脏损伤

VEGF 抑制剂导致肾脏血管形成不足,排钠减少。TKI 抑制肾脏内一氧化氮合酶(nitric oxide synthase,NOS)的活性;激活血管紧张素 - 肾素 - 醛固酮系统(renin-angiotensin-aldosterone system,RAAS),减少钠排泄。

(五)其他

阿比特龙是细胞色素 P450 17(cytochrome P450 17,CYP17)抑制剂,用于治疗前列腺癌,降低血清雄激素水平的同时促进盐皮质激素的合成,造成水钠潴留,进而引起血压升高。库潘尼西是一种磷脂酰肌醇 3 抑制剂,用于治疗复发性滤泡性淋巴瘤,可升高血糖和血压。用于治疗难治 / 复发多发性骨髓瘤的单克隆抗体,如达雷妥尤单抗等也与高血压有关。

糖皮质激素常用于淋巴瘤和多发性骨髓瘤的治疗,类固醇通过促进水钠潴留和内源性血管收缩使血压升高。钙调磷酸酶抑制剂,如环磷酰胺等可通过影响交感神经活性变化、促进水钠潴留、减少 NO 产生、激活 RAAS 系统和影响肾脏前列腺素合成引发血压升高。重组人红细胞生成素用于治疗癌症相关的贫血,可通过增加血液黏稠度、促进血管收缩、增加平滑肌细胞对内源性血管升压素的敏感性和血管重构引发高血压。非甾体抗炎药常用于癌痛等的治疗,可引起水钠潴留和肾脏损伤,降低前列腺素水平,进而导致血压升高。托烷司琼常用于抗肿瘤药物引起的恶心、呕吐,其直接作用于传入迷走神经,进而引起血压升高。

四、肿瘤药物相关高血压患者的全程干预与管理

肿瘤药物相关高血压患者的全程干预与管理至为关键,旨在降低不良反应所致的短期风险,同时保持有效的抗血管生成治疗癌症的最佳疗法,通常包括血压监测、健康教育、合理诊断、动态评估和规范治疗。

(一)易患人群的血压监测与评估

在患者肿瘤确诊后,开始进行抗肿瘤治疗前,应进行血压及既往心血管病史评估。如果患者血压正常,只需进行常规血压监测。如患者已经罹患高血压,则需要进行家庭血压监测(home blood pressure monitoring,HBPM),必要的时候也应进行动态血压的检测,并依照指南进行降压治疗。启动抗肿瘤治疗前将血压控制正常,在抗肿瘤治疗开始后第一个疗程内,积极检测评估血压,第一周应每日测量血压,第一周后每周测量血压2~3次。

血压评估通常在门诊进行,但是门诊血压可能受到各种因素影响,例如疼痛或焦虑引发的交感神经激活和临时使用的非甾体抗炎药或类固醇等。有研究表明,肿瘤患者的白大衣高血压与隐匿性高血压的发病率更高。因此对于肿瘤患者来说,动态血压监测和家庭血压监测是非常必要的。

除血压评估外,在抗肿瘤治疗前,也应对患者的以下危险因素进行评估,包括:器官损伤如左室肥厚、冠心病、3期及以上慢性肾脏病、糖尿病、3个以上的心血管危险因素、阻塞性睡眠呼吸暂停、肥胖、高龄(>60岁)。参考评估结果选择抗肿瘤药物并积极预防抗肿瘤药物相关不良反应。

(二)肿瘤药物相关高血压的监测

对于癌症患者及幸存者,如果诊室血压超过120/70mmHg,则需要进行家庭血压监测(HBPM),必要时进行动态血压的检测,同时评估是否使用易引发高血压的高危抗肿瘤药物;如果患者未曾使用高危药物,只需每1~3个月监测一次血压,每次连续测量5~7天,每天两次。如果患者家庭自测血压超过130/80mmHg,则需要增加降压药物治疗的同时,在开始用药后前七天连续监测血压,并每月监测一次血压,同样也是连续测量5~7天,每天两次。如果患者的家庭自测血压超过160/100mmHg,或使用了高危药物,则需要每日监测血压,直到抗肿瘤药物疗程结束或血压达标。癌症患者应进行定期评估心功能、蛋白尿、血脂等危险因素相关指标,并根据评估结果适时调整降压方案。

(三)肿瘤药物相关高血压严重程度分级

根据美国国家肿瘤研究所(National Cancer Institute,NCI)心血管毒性工作组2017年制定的常见不良反应事件评价标准(Common Terminology Criteria for Adverse Events,CTCAE),将肿瘤药物相关高血压的严重程度分为5级:

1级心血管毒性:出现高血压前期(SBP 120~139mmHg或DBP 80~89mmHg)。2级心血管毒性:达到高血压1级SBP 140~159mmHg或DBP 90~99mmHg;反复或持续性高血压(>24小时);既往血压正常者,DBP升高>20mmHg或>140/90mmHg。3级心血管毒性:达到高血压2级SBP>160mmHg或DBP>100mmHg。4级心血管毒性:出现高血压后产生严

重危及生命的结果(如恶性高血压,一过性或持续性神经功能不全,高血压危象)。5级心血管毒性:高血压导致死亡(表2)。

表 2 肿瘤药物相关高血压的严重程度分级

分级	严重程度
1 级	SBP 120~139mmHg 或 DBP 80~89mmHg
2 级	SBP 140~159mmHg 或 DBP 90~99mmHg;反复或持续升高(≥24h);既往血压正常者,DBP 升高>20mmHg 或>140/90mmHg;需要单药治疗
3 级	SBP>160mmHg 或 DBP>100mmHg;建议药物控制;需要一种以上的药物治疗,或者在既往降压药治疗基础上需强化高血压治疗
4 级	出现严重危及生命的结果(如恶性高血压、一过性或持续性神经功能不全、高血压危象);需要急诊手术干预
5 级	死亡

(四)患者教育

靶向药物相关知识以及治疗过程中可能出现高血压等相关不良反应;告知患者高血压基本知识(如高血压定义分期、血压监测);关注靶向治疗过程中有无头痛、头晕、恶心、呕吐、心悸等症状;开始口服靶向药物时,建议养成监测血压的习惯,发现异常及时就医;限盐、限酒、戒烟、减重、加强运动、减少热量摄入、心理干预等非药物治疗。

(五)治疗目标

根据 ESH/ESC、AHA 和 JNC8 发布的指南,肿瘤药物相关高血压患者的血压目标为<140/90mmHg。如患者 10 年内冠心病风险≥10%,或具有额外的心血管合并症,例如 2 型糖尿病或慢性肾病,血压目标为<130/80mmHg。使用血管生成抑制剂的患者通常建议血压目标为<130/80mmHg(图 1)。

(六)降压药物的选择

1. 一般原则

(1)尚无足够证据支持任何一种药物在控制抗肿瘤药物相关高血压方面优于其他药物,但仍推荐血管紧张素系统抑制剂治疗(ACEI 和 ARB)及二氢吡啶类 CCB 作为一线药物;推荐个体化用药。

(2)ESC 委员会实践指南在 2016 年发布的 ESC 癌症治疗与心血管毒性的建议中,有临床研究证明对于使用血管生成抑制剂的患者来说,用 ACEI 和 ARB 可能是较其他药物的优选。ACEI 不但阻止血管紧张素 I 转化为血管紧张素 II,还可以抑制纤溶酶原激活物抑制剂-1 表达,因此,ACEI 对于抗 VEGF 的靶向治疗药物引起的高血压更为适用;此外 ACEI、ARB 不仅能够减少 VEGF 抑制剂所引起的蛋白尿的发生,有研究显示他们还存在额外的抵抗微血管网络稀薄和抗血管生成作用;合并心力衰竭、糖尿病、蛋白尿、肾病等并发症的患者建议选择 ACEI/ARB 类药物。

(3)二氢砒啶类钙离子通道阻滞剂因其缓解血管平滑肌收缩作用往往能够获得较理想的降压效果,它能够缓解由 VEGF 抑制剂引起的 NO 释放减少而导致的血管收缩。

(4)强化 NO 信号通路的药物,如 β 受体拮抗剂奈必洛尔等可能有效,具有血管扩张作用的 β 受体拮抗剂如卡维地洛等可考虑应用。

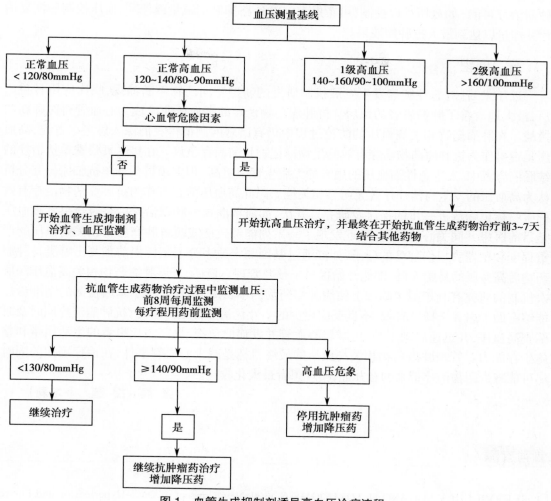

图 1　血管生成抑制剂诱导高血压诊疗流程

(5) 避免使用非二氢吡啶类 CCB,因为非二氢吡啶类 CCB 可通过抑制细胞色素 P450 3A4 酶(cytochrome P450 3A4,CYP3A4)和其他药物代谢酶,降低某些 VEGF 抑制剂的水平。

(6) 慎用利尿剂:利尿剂可能会加重抗肿瘤药物引发的腹泻所导致的水电解质紊乱;应用卡博替尼、舒尼替尼等明显延长 QT 间期药物时应慎用利尿剂,因为这些药物均可不同程度地延长 QT 间期,增加恶性心律失常的风险。

(7) 对于使用糖皮质激素的患者,优先选用噻嗪类利尿剂,可联合使用盐皮质激素受体拮抗剂。

2. 其他措施

(1) 有学者推荐应用长效硝酸酯类药物,推测其降压机制与 NO 的产生有关,硝酸酯类药物补充了由 VEGF 信号通路抑制所引起的 NO 减少。

(2) 难治性高血压可以联用盐皮质激素受体拮抗剂;止痛时避免使用非甾体抗炎药;重组人红细胞生成素引发的高血压可停用;合并使用可乐定等作用于交感神经的药物。

(3) 顽固性高血压患者应由心内科或高血压专科医师指导治疗以最大限度减少中断抗

肿瘤治疗可能；如血压难以控制，可考虑 VEGF 通路抑制剂减量或停药，血压控制后恢复治疗并加量以达到最大抗肿瘤效果。

五、展望

近年来，针对恶性肿瘤发生发展机制研发的新型靶向药物不断涌现，临床应用日益广泛，极大地改善了肿瘤患者的预后。抗肿瘤药物诱导的高血压业已成为心血管科医师新的挑战。在肿瘤药物相关高血压的防控过程中仍有诸多问题值得我们深入思考。首先，高血压是否可作为抗肿瘤药物治疗有效的生物标记物目前尚存争议。在接受贝伐珠单抗治疗的结肠癌患者中，发生急性高血压的患者的无病生存率更高；但多项贝伐珠单抗临床研究分析认为高血压的发生与治疗疗效无明显相关性。因此高血压能否可作为抗肿瘤药物治疗有效的生物标记物待进一步的探讨及研究。其次，如何精准预测肿瘤治疗后是否会引发高血压是目前医患共同关心的话题，最近发现了一系列能够致敏或缓解肿瘤药物相关高血压的严重程度和靶器官损伤程度的分子，如能通过基因测定或者分子靶标提前预测出哪类是肿瘤药物后高血压的易感人群，即能开始提早干预及管理。最后，开展肿瘤药物相关高血压深层次机制的研究有利于减少临床上使用肿瘤药物的不良反应，推广基于基因检测的精准诊疗能够有助于患者选择更有效、不良反应更少的个性化治疗方案。总之，抗肿瘤治疗同时及时筛查高血压，并迅速启动干预，可减轻心血管并发症的负担，提高癌症患者的生活质量和整体生存能力。管理肿瘤药物相关高血压的最终目标是减少心血管事件，在治疗癌症的同时尽可能减少药物治疗带来的合并症，实现患者最大化收益。

（张　晨　提　蕴　卜培莉）

参考文献

［1］ KIDOGUCHI S, SUGANO N, TOKUDOME G, et al. New Concept of Onco-Hypertension and Future Perspectives [J]. Hypertension, 2021, 77 (1): 16-27.

［2］ MILAN A, PUGLISI E, FERRARI L, et al. Arterial hypertension and cancer [J]. Int J Cancer, 2014, 134 (10): 2269-2277.

［3］ HASHEMZEHI M, BEHESHTI F, HASSANIAN S M, et al. Therapeutic potential of renin angiotensin system inhibitors in cancer cells metastasis [J]. Pathol Res Pract, 2020, 216 (7): 153010.

［4］ CAMPIA U, MOSLEHI J J, AMIRI-KORDESTANI L, et al. Cardio-Oncology: Vascular and Metabolic Perspectives: A Scientific Statement From the American Heart Association [J]. Circulation, 2019, 139 (13): e579-e602.

［5］ AZIZI M, CHEDID A, OUDARD S. Home blood-pressure monitoring in patients receiving sunitinib [J]. N Engl J Med, 2008, 358 (1): 95-97.

［6］ 刘斌. 肿瘤心脏病学 [M]// 葛均波，徐永健，王辰. 内科学. 9 版. 北京：人民卫生出版社，2018: 333-337.

［7］ MOHAMMED T, SINGH M, TIU J G, et al. Etiology and management of hypertension in patients with cancer [J]. Cardiooncology, 2021, 7 (1): 14.

［8］ SYRIGOS K N, KARAPANAGIOTOU E, BOURA P, et al. Bevacizumab-induced hypertension: pathogenesis and management [J]. BioDrugs, 2011, 25 (3): 159-169.

［9］ YANG Y, LI N, CHEN T, et al. Sirt3 promotes sensitivity to sunitinib-induced cardiotoxicity via inhibition of GTSP1/JNK/autophagy pathway in vivo and in vitro [J]. Arch Toxicol, 2019, 93 (11): 3249-3260.

[10] SOULTATI A, MOUNTZIOS G, AVGERINOU C, et al. Endothelial vascular toxicity from chemotherapeutic agents: preclinical evidence and clinical implications [J]. Cancer Treat Rev, 2012, 38 (5): 473-483.

[11] NUVER J, SMIT A J, SLEIJFER D T, et al. Microalbuminuria, decreased fibrinolysis, and inflammation as early signs of atherosclerosis in long-term survivors of disseminated testicular cancer [J]. Eur J Cancer, 2004, 40 (5): 701-706.

[12] HASINOFF B B, PATEL D, WU X. Molecular Mechanisms of the Cardiotoxicity of the Proteasomal-Targeted Drugs Bortezomib and Carfilzomib [J]. Cardiovasc Toxicol, 2017, 17 (3): 237-250.

[13] BAID S, NIEMAN L K. Glucocorticoid excess and hypertension [J]. Curr Hypertens Rep, 2004, 6 (6): 493-499.

[14] MORALES J M. Influence of the new immunosuppressive combinations on arterial hypertension after renal transplantation [J]. Kidney Int Suppl, 2002 (82): S81-87.

[15] VECCIA A, MAINES F, KINSPERGHER S, et al. Cardiovascular toxicities of systemic treatments of prostate cancer [J]. Nat Rev Urol, 2017, 14 (4): 230-243.

[16] NCI. Common Terminology Criteria for Adverse Events (CTCAE) v5. 0 [EB/OL].[2021-07-01]. https://ctep. cancer. gov/protocoldevelopment/electronic_applications/docs/CTCAE_v5_Quick_Reference_8. 5x11. pdf.

CDQI 高血压中心建设

为贯彻《"健康中国 2030"规划纲要》的精神,推进我国心血管疾病防治体系建设,实现全国心血管疾病诊疗质量均质化,多维度提升医生临床实践及科研能力,缩小心血管疾病临床实践和指南的差距,国家卫生健康委能力建设和继续教育中心、国家心血管疾病临床医学研究中心与中华医学会心血管病学分会联合发起"全国心血管疾病管理能力评估与提升工程"(Cardiovascular Disease Quality Initiative, CDQI),建设国家标准化心血管专病中心临床质量评估与能力提升体系。

CDQI 工程是面向全国、立足未来的长期性项目,将建立覆盖全国各级医疗机构的国家标准化高血压、胸痛、心房颤动、心力衰竭、瓣膜病、肺血管病、冠脉介入、心血管与代谢疾病、心脏康复、心血管护理等专病中心。通过综合运用移动终端、云存储、5G 网络、大数据和人工智能等现代化信息技术手段,建立界面友好、功能完善、融合共享的心血管专病能力评估与提升体系;充分借鉴国内外心血管医疗质量提升项目的经验,通过确定目标、评估数据、分析结果、制定方案、实施方案、质量控制等系列步骤,以"评估、反馈、改进、再评估"的循环模式不断提高心血管疾病的核心诊疗能力和整体水平。通过开发一系列能力评估与提升工具,客观高效地进行医疗质量评估,全面提升心血管核心诊疗能力和医疗服务质量。

CDQI 工程以"公益、学术、高效"为宗旨。项目将以公益性为主旨,紧密依托国家临床医学研究中心、医学会与基金会等非营利组织,倾力打造面向全国心血管专科的大型公益性平台。项目将以学术性为导向,跟踪学科前沿,看齐国际标准,为心血管学科建设和医生成长而定制提升工具,设计提升方案。项目将建成中国心血管疾病核心诊疗能力国家级数据库以及一系列精准医学专病队列,必将对我国心血管疾病防控与临床研究产生深远影响。项目将以高效性作为为工作目标,通过与国内医疗信息技术与大数据领域的"领军"企业携手,充分利用 5G、AI、区块链等技术,着力打造界面友好、简洁易用的智能化技术平台,最大限度减轻参与单位的工作负担。

CDQI 工程以"创新、务实、共赢"为理念。项目将借鉴国外医疗质量提升经验,结合国内实际水平和现实需求,充分利用最新信息技术、数据技术和人工智能技术,脚踏实地、持之以恒地开展工作。项目将远离形式主义,杜绝弄虚作假。项目还将结合能力评估结果和临床需求,开发一系列高质量临床能力提升培训课程。项目将建立在线咨询与会诊体系,让技术帮扶服务实用、可及。项目将建立由国家卫生健康委能力建设和继续教育中心直接管理、独立运作的"数据管理委员会",秉持"共建、共享、共赢"的原则,确保所有参加单位有权、有序使用平台数据,切实推动中国心血管疾病综合防控与临床研究。

CDQI 的目标是推出一个面向全国、信息共享、分级诊疗和区域协同并举的心脏病救治新模式,成为推进"健康中国"全面向前的重要驱动力。

CDQI 工程参与中心分为建设单位、示范中心和卓越中心三个等级,并采取实时跟踪、定期"飞检"、不断反馈、动态评级的方式进行管理。CDQI 工程首期建设高血压、胸痛、心房颤动、心力衰竭、心脏康复五个亚专科中心,针对常见心血管疾病管理能力进行评估与提升。

高血压中心建设旨在规范我国高血压的诊疗和管理,提高高血压的知晓率、治疗率和控制率；重视预防环节，规范高血压药物治疗，最大限度地降低心血管发病和死亡的总体危险。

　　高血压中心通过开发智能化高血压数据平台，打造国家级开放式高血压数据库。通过建设高血压诊疗能力大数据平台和专病队列，促进基层高血压医防融合、实现高血压分级诊疗。通过实施高血压专项能力评估，全面提升全国高血压慢病管理能力与高血压专科临床诊疗水平。

　　高血压中心建设标准经内部多轮讨论并征求部分领域内专家意见与建议制定。内容涵盖高血压中心建设的基本条件、心血管高血压专业门诊及病房设置、高血压诊疗能力评估、随访与数据管理及教育培训等 5 个方面。在诊疗能力评估部分，包括血压测量与高血压诊断、高血压靶器官损害及心血管风险评估、高血压治疗、伴发危险因素管理及难治性高血压与继发性高血压筛查与管理。具体如表 1。

表 1　高血压中心建设评估指标

序号	评估指标	分值
1	成立高血压中心	50
1.1	医院发布文件支持成立国家标准化高血压中心	30
1.2	任命高血压中心主任，负责高血压中心建设及管理	20
2	心血管专科条件	100
2.1	高血压专业病房与床位	50
	开设高血压专业病房，床位 ≥ 10 张	50
	开设高血压专业病房，床位 6~9 张	30
2.2	高血压专业门诊条件	50
	开设高血压专业门诊并可挂专业门诊号	50
	仅设置高血压专业门诊标识但不能挂专业门诊号	30
3	高血压诊疗能力评估	550
3.1	血压测量与高血压诊断	100
3.1.1	具备国际认证标准认证并校验的血压计	20
3.1.2	血压测量方法规范	20
3.1.3	动态血压报告规范	20
3.1.4	动态血压检测率（包括出院建议）	20
	>50%	20
	25%~50%	10
3.1.5	出院记录有明确家庭血压监测的指导建议	20
3.2	高血压靶器官损害及心血管风险评估	100
3.2.1	心电图检测率 100%	20
3.2.2	超声心动图检查	20
	>90%	20
	80%~90%	10

续表

序号	评估指标	分值
3.2.3	眼底检查（包括出院建议）	20
	>90%	20
	80%~90%	10
3.2.4	微量蛋白尿检查率	20
	>90%	20
	80%~90%	10
3.2.5	心血管风险分层比例	20
	>90%	20
	80%~90%	10
3.3	高血压治疗	190
3.3.1	出院记录给出目标血压建议	50
	目标血压<130/80mmHg 占比>70%	50
	目标血压<140/90mmHg 占比>90%	30
3.3.2	出院记录建议高血压患者生活方式改变	40
	建议戒烟	10
	建议戒酒	10
	建议控制体重	10
	建议增加运动	10
3.3.3	降压药物治疗率	50
	>90%	50
	80%~90%	30
3.3.4	联合用药占比	50
	>60%	50
	50%~60%	30
3.4	伴发危险因素的管理	90
3.4.1	他汀使用比例	30
	>60%	30
	50%~60%	20
3.4.2	合并糖尿病及 ASCVD 患者使用 GLP-1 受体激动剂或 SGLT-2 抑制剂比例	20
	>60%	20
	50%~60%	10
3.4.3	房颤患者抗凝治疗率	20
	>70%	20
	60%~70%	10

续表

序号	评估指标	分值
3.4.4	低、中危患者抗血小板药物使用率	20
	<10%	20
	10%~20%	10
3.5	难治性高血压	40
3.5.1	动态血压检测率	20
	>90%	20
	70%~90%	10
3.5.2	螺内酯使用率	20
	>50%	20
	30%~50%	10
3.6	继发性高血压诊断	30
3.6.1	继发性高血压确诊率	30
	>10%	30
	5%~10%	20
4	**随访与数据管理**	**100**
4.1	实施国家标准化高血压中心制定的高血压患者管理随访方案	50
	复诊及随访率≥80%	20
	家庭血压自测比例≥80%	10
	血压控制率≥80%	20
4.2	制定实施与 CDQI 心血管大数据平台对接计划	50
5	教育培训	200
5.1	成立 CDQI 高血压省 / 市区域中心,签约培训协作单位	50
	成立省区域中心,签约>10 个单位	50
	成立市区域中心,签约 5~10 个单位	30
5.2	建立提供患教培训的公众号,定期组织患教培训活动	50
	患教培训活动每月进行一次且公众号关注患者>2 000 人	50
	患教培训活动每月进行一次且公众号关注患者 1 000~2 000 人	30
	患教培训活动每月进行一次且公众号关注患者<1 000 人	20
5.3	提供对外教育培训专家 4 名	20
5.4	每月指导其他医院高血压教育培训活动(含线上)一次	20
5.5	每月提供高血压教学查房实况转播一次	20
5.6	每月提供完整高血压教学病例一例	20
5.7	每月开展高血压远程会诊一次	20

　　高血压中心建设项目总分为 1 000 分。其中卓越中心标准为 900 以上；示范中心标准为 750~900 分；750 分以下为建设单位。

　　上述标准中，除基本条件、随访与数据管理及教育培训外，突出强调高血压规范化管理，提升核心诊疗及综合管理能力。在实施过程中，将依此为基础，征集反馈意见与建议，并基于最佳临床证据不断完善、与时俱进。

　　自 2020 年 6 月标准对外发布以来，标准化高血压中心建设得到全国各级医疗机构的积极响应，截至 2021 年 8 月，目前已收到 1 363 家医疗机构申请。经过评审，目前获得卓越中心的单位 66 家，示范中心 197 家，建设单位 453 家。其余待评审定级。可以相信，随着标准化高血压中心建设的不断推进，我国高血压管理将迎来标准化、规范化的新时代。

（刘　靖）

应用沙库巴曲缬沙坦钠(ARNI)降压治疗1例

一、前言

据统计,我国高血压患者人数高达 2.54 亿人,其中约 1/10 是难治性高血压,由此推算我国约有难治性高血压患者 1 065 万人。在改善生活方式的基础上,应用了合理且可耐受的 ≥3 种降压药物(包括利尿剂)足量治疗>1 个月,血压仍未达标,或服用 ≥4 种降压药物血压才能有效控制,称为难治性高血压。目前难治性高血压仍是高血压管理面临的重要挑战。

近半个世纪以来,各类降压药物如雨后春笋般出现。传统的 5 大类降压药物治疗均聚焦抑制升压机制,但却忽视了增强降压机制路径。沙库巴曲缬沙坦作为血管紧张素受体脑啡肽酶抑制剂,在心衰治疗的发展中具有里程碑性意义,同时大量临床研究证实了沙库巴曲缬沙坦的强力降压作用,2020 年《沙库巴曲缬沙坦在高血压患者中临床应用中国专家建议》和《2020 中国动态血压监测指南》一致推荐该药用于高血压的治疗。

二、病例摘要

患者女性,65 岁,患者 2021 年 3 月 12 日无明显诱因出现头晕、头痛,伴视物旋转、大汗、四肢无力、心慌,不伴胸闷、胸痛、发热、咳嗽、咳痰、大小便失禁等不适。就诊于外院,监测血压最高 205/110mmHg,完善头颅磁共振、胸部 CT、冠脉 CTA 等检查未见异常,心脏超声示 EF 56%,左室壁肥厚、左房增大。诊断"高血压亚急症",予以输液及药物治疗(具体不详),症状缓解后出院,院外口服厄贝沙坦75mg、每晚 1 次 + 硝苯地平控释片 30mg、每日 1 次 + 厄贝沙坦氢氯噻嗪片 1 片、每日 1 次 + 琥珀酸美托洛尔 47.5mg、每日 2 次治疗,但血压波动大,波动在 120~180/100~110mmHg,仍间断有头晕、四肢无力等不适,为行进一步诊治来中国人民解放军总医院,门诊以"高血压 3 级极高危"收入心血管内科。

既往史:自诉监测血脂偏高,否认"糖尿病、脑血管疾病"等慢性病史;否认"肝炎、结核、伤寒"等传染病史;2002 年行声带手术,否认输血史及重大外伤史;自诉对"头孢"过敏,否认食物过敏史;预防接种随当地进行。

个人史:生于原籍,在原籍长大。否认疫区居住史,否认疫水、疫源接触史。否认毒品接触史,否认放射物、毒物接触史。否认有害粉尘吸入史及相关职业暴露史。否认吸烟饮酒史。

婚育史:适龄结婚,育有 1 女,配偶及女儿体健。已绝经。

家族史:父母、舅舅及姥姥均因"高血压脑出血"去世,否认其他家族遗传性疾病病史及类似疾病史。

入院查体:呼吸 18 次 /min,脉搏 63 次 /min,体温 36.1℃,血压 145/75mmHg,双肺听诊呼吸音清,未闻及明确干湿啰音。心前区无隆起,心尖搏动位于第 5 肋间左锁骨中线内约 0.5cm;心尖及心前区无抬举性搏动,未触及细震颤;叩诊心界不大;心率 63 次 /min,律齐,各瓣膜听诊区未闻及病理性杂音,未闻及心包摩擦音。腹软,无压痛。双下肢无水肿。

辅助检查：心电图，窦性心动过缓；心率 52 次 /min。

入院诊断：高血压病 3 级很高危

入院后治疗：因患者血压偏高，入院后予以硝苯地平控释片 30mg，口服，每日 1 次；琥珀酸美托洛尔缓释片 47.5mg，口服，每日 1 次；厄贝沙坦片 0.15g，口服，每下午 1 次；厄贝沙坦氢氯噻嗪片 0.15 片，口服，每日 1 次，联合降血压。

入院后化验：血常规、生化、甲状腺功能、免疫四项、尿便常规等化验未见明显异常。

排查继发性高血压

肾动脉超声：双侧肾动脉未见明显异常。

颈动脉超声：双侧颈动脉内中膜粗糙增厚。

肾上腺 CT：双侧肾上腺 CT 平扫未见明显异常。

心脏超声：左房增大 46mm，室间隔厚度 9mm，左室舒张末内经 46mm，左房增大；主动脉瓣轻度关闭不全；左室舒张功能降低。

动态心电图：窦性心律，全天总心搏数 85 973 次，平均心率 66 次 /min，短阵房速 4 阵。

头颅 MRI：颅内散在缺血灶及软化灶。

呼吸睡眠监测：中度睡眠呼吸暂停低通气综合征。

血、尿儿茶酚胺化验未见明显异常。

卧立位试验结果见表 1，卡托普利抑制试验结果见表 2。

表 1 卧立位试验结果

	直接肾素 /(μIU·L⁻¹)	醛固酮 /(ng·dl⁻¹)	ARR/(ng·μIU⁻¹)
卧位	3.76	6.1	1.62
立位	6.06	7.5	1.24

表 2 卡托普利抑制试验

	直接肾素 /(μIU·ml⁻¹)	醛固酮 /(ng·dl⁻¹)	ARR/(ng·mIU⁻¹)	皮质醇 /(μg·dl⁻¹)
服药前	6.79	11.8	1.7	7.22
服药后 1h	7.49	12.4	1.7	5.33
服药后 2h	5.18	9.8	1.9	5.75

完善入院检查后考虑患者为原发性高血压，监测患者血压仍偏高，血压波动在 140~160mmHg，最高可达 200/110mmHg，调整药物为盐酸阿罗洛尔片 10mg，口服，每日 2 次；沙库巴曲缬沙坦钠片 100mg，口服，每日 2 次；硝苯地平控释片 30mg，口服，每日 2 次。

调药 4 天后患者血压趋于平稳，日间多次血压监测波动在 120~140/70~85mmHg。

动态血压监测：全天平均血压 123/72mmHg，收缩压总负荷 38%，舒张压总负荷 21%。日间平均血压 121/68mmHg，夜间平均血压 127/78mmHg。

三、讨论

早在 1981 年，de Bold 等发现心房心肌提取物有利钠作用，提示心脏有内分泌功能。直至今日，这种提取物被证实是心房分泌的一种多肽，即心房利尿钠肽。目前，利钠肽家族包含心房利尿钠肽、脑利钠肽和 C 型利钠肽。研究发现，利钠肽与受体结合后，能够发挥心脏、肾脏和血管保护作用。在心脏保护方面，利钠肽可以抗心肌肥厚、抗心肌纤维化、心肌舒张；在肾脏保护方面，利钠肽可以增加肾血流和 GFR、保护足细胞、抑制肾脏纤维化；在血管保护方面，利钠肽可以抗动脉硬化、抗血管纤维化、抗血管增生。同时，利钠肽系统多方位参与降压的生理过程，主要机制有 3 种：①肾性机制。利钠肽可以排钠利尿，降低血容量，通过管球反馈抑制肾素 - 血管紧张素 - 醛固酮系统（RAAS）系统。②血管机制。利钠肽可以促进血管舒张，抵抗血管收缩。③神经内分泌机制。利钠肽可以抑制 RAAS 和交感神经系统活性。

脑啡肽酶会降解血管活性肽，包括利钠肽和缓激肽。脑啡肽酶抑制剂可以增加这些物质的含量。沙库巴曲缬沙坦作为血管紧张素受体脑啡肽酶抑制剂，是一类创新型共晶体药物，具有独特的双重靶点降压效应和卓越的靶器官保护作用。其一方面通过缬沙坦有效阻断 AT1 受体，拮抗 RAAS 系统，另一方面还可通过抑制脑啡肽酶来增加利钠肽（NP）水平，从而产生更强的降压作用。目前，该药物已发表多项降压相关研究，其中一项针对亚洲轻中度高血压患者的多中心、随机、双盲对照研究（中国为主，85%），共入组 1 438 例患者，旨在评估轻中度原发性高血压患者使用沙库巴曲缬沙坦与奥美沙坦的疗效和安全性，结果显示沙库巴曲缬沙坦较奥美沙坦降压幅度更大，收缩压最大降幅可达 21mmHg。日本重度高血压研究显示沙库巴曲缬沙坦单药治疗 4 周可降低收缩压达 23.1mmHg，治疗 1 周即可获得最大降压幅度的 80%。王继光教授牵头的一项多中心、随机、双盲、双模拟、平行、积极对照研究，纳入 266 例接受 4 周氨氯地平单药治疗后血压未控制的高血压患者，研究显示沙库巴曲缬沙坦联合氨氯地平治疗后，显著提高平均坐位收缩压达标率，有效降低平均动态收缩压和脉搏压。亚洲高血压人群具有"盐敏感"的特性，该类患者大多数表现为反杓型或非杓型，即夜间高血压更明显，受容量因素影响较大。沙库巴曲缬沙坦本身就可通过提高利钠肽水平来排钠利尿，对亚洲人群的盐敏感特色可能更有帮助。

（李丽君　薛　浩）

参考文献

［1］国家心血管病中心 . 中国心血管健康与疾病报告 2019 [J]. 心肺血管病杂志 , 2020, 39 (10): 1157-1162.

［2］NOUBIAP J J, NANSSEU J R, NYAGA U F, et al. Global prevalence of resistant hypertension: a meta-analysis of data from 3. 2 million patients [J]. Heart, 2019, 105 (2): 98-105.

［3］孙宁玲，霍勇，王继光，等 . 难治性高血压诊断治疗中国专家共识 [J]. 中国医学前沿杂志 , 2013, 5 (6): 5-12.

［4］中国医疗保健国际交流促进会高血压分会 , 中国医师协会心血管分会 , 中国高血压联盟 . 沙库巴曲缬沙坦在高血压患者临床应用的中国专家建议 [J]. 中华高血压病杂志 , 2021, 29 (2): 108-114.

［5］中国高血压联盟《动态血压监测指南》委员会 . 2020 中国动态血压监测指南 [J]. 中国循环杂志 , 2021, 36 (4): 313-328.

［6］LEVIN E R, GARDNER D G, SAMSON W K. Natriuretic peptides [J]. N Engl J Med, 1998, 339: 321-328.

［7］KATO J. Natriuretic peptides and neprilysin inhibition in hypertension and hypertensive organ damage [J]. Peptides, 2020, 132: 170352.

［8］HUO Y, LI W M, WEBB R, et al. Efficacy and safety of sacubitril/valsartan compared with olmesartan in Asian patients with essential hypertension: A randomized, double-blind, 8-week study [J]. J Clin Hypertens

(Greenwich), 2019, 21 (1): 67-76.

［9］ KARIO K, TAMAKI Y, OKINO N, et al. LCZ696, a First-in-Class Angiotensin Receptor-Neprilysin Inhibitor: The First Clinical Experience in Patients With Severe Hypertension [J]. J Clin Hypertens (Greenwich), 2016, 18 (4): 308-314.

［10］ WANG J G, YUKISADA K, JR A S, et al. Efficacy and safety of sacubitril/valsartan (LCZ696) add-on to amlodipine in Asian patients with systolic hypertension uncontrolled with amlodipine monotherapy [J]. J Hypertens, 2017, 35 (4): 877-885.

RDN 治疗难治性高血压 1 例

一、病例介绍

患者男性,24 岁。高血压 5 年,高血压 3 级,未规律服用降压药。1 年前突发双眼视物模糊,就诊于当地医院,测血压为 198/105mmHg(1mmHg=0.133kPa),接受硝苯地平控释片(30mg,每日 1 次)、厄贝沙坦氢氯噻嗪片(150/12.5mg,每日 1 次)、比索洛尔(2.5mg,每日 1 次)治疗,血压未能达标。就诊中国医学科学院阜外医院门诊,调整降压方案为维拉帕米缓释片(240mg,每日 2 次)+ 苯磺酸氨氯地平片(5mg,每日 1 次),2 周后以"高血压查因"收入中国医学科学院阜外医院。查体:右上肢血压 178/124mmHg,心率 78 次 /min,体重指数 25.6kg/m²,未发现其他阳性体征。实验室检查:血肌酐 90.9μmol/L,尿素氮 6.5mmol/L,血清钾 4.38mmol/L,低密度脂蛋白胆固醇 2.58mmol/L,立卧位肾素醛固酮、血尿儿茶酚胺、血皮质醇浓度和节律未见异常,尿蛋白定性(−)。24 小时动态血压示全天平均血压 151/101mmHg。眼底检查:双眼视网膜动脉狭窄,右眼视网膜出血,双侧黄斑部病变。睡眠呼吸监测未见明显异常。超声心动图示左室舒张末期内径 52mm、左室射血分数 68%,室间隔厚度 9mm,静息状态下心脏结构和功能未见明显异常。肾、肾动脉和肾上腺计算机断层摄影术(CT)检查均未见异常,左肾动脉单支供血,主干直径 6.5mm,长度 50mm;右肾动脉亦为单支供血,主干直径 6.5mm,长度 40mm(图 1,彩图见二维码 3)。既往未用过诱发血压升高药物。无高血压家族史。清淡饮食,吸烟 5 年,目前仍未戒烟,平时少量饮酒,无酗酒。诊断为原发性高血压,拟行肾交感神经消融术(RDN)。术前按规定的降压方案调整降压药为缬沙坦胶囊(80mg,每日 1 次)、氨氯地平片(5mg,每日 1 次)和氢氯噻嗪片(12.5mg,每日 1 次),治疗 1 个月后,测诊室血压 151/97mmHg,24 小时动态血压示全天平均血压 141/93mmHg。符合 RDN 入选指征,遂行 RDN 治疗。

右侧股动脉穿刺点局麻后,采用改良 Seldinger 穿刺技术,置入 6F 下肢鞘后,动脉内一次注入普通肝素 25mg,建立动脉内压力监测。沿 260cm 超滑导丝推送 6F RDC 导引导管至肾动脉开口,选择性造影示双侧肾动脉血流通畅,未见狭窄、夹层或扩张性改变(图 2)。推送 6F RDC 导管至右肾动脉开口,送入 Iberis 多电极消融导管至右肾动脉远端(分叉近端),由远及近消融右肾动脉 3 次,每次 4 个位点(6w,1min),共 12 个位点,术后造影示右肾动脉血流通畅,无明显异常。以同样方法,消融左侧肾动脉 2 次,共 8 个位点(图 3,图 4)。术中共用造影剂碘帕醇 60ml,手术时间 30 分钟,曝光时间 15

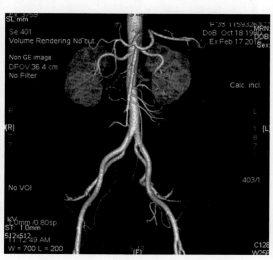

图 1　RDN 术前肾动脉 CT 血管造影

分钟。术中释放射频消融能量前 5 分钟,静脉泵入芬太尼和咪达唑仑麻醉镇痛,术后应用氟马西尼催醒。术后应用阿司匹林 100mg/d 至少 1 个月。术后 1、3、12 和 18 个月血压和肾功能随访结果见表 1,6 个月复查肾动脉 CT 血管造影未见异常,随访期间未见不良事件发生。

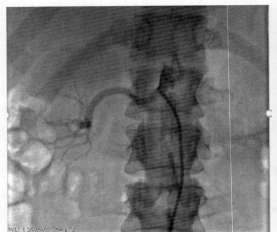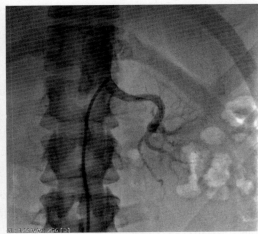

图 2　术前肾动脉造影示双侧肾动脉未见异常

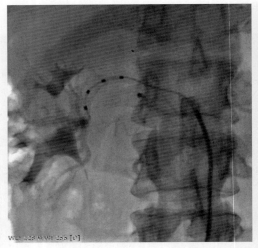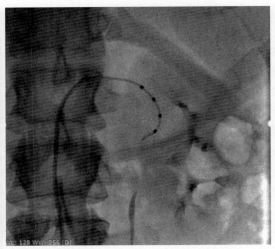

图 3　双侧肾动脉 RDN 治疗

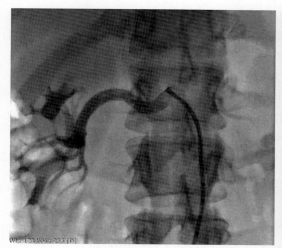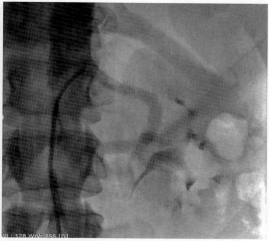

图 4　术后复查造影双侧肾动脉未见明显异常

表 1　术后血压和肾功能随访

项目	诊室血压 /mmHg	24ABPM/mmHg	肌酐 /(μmol·L⁻¹)
术前	151/97	141/93	90.9
术后 1 个月	118/83	132/97	104.1
术后 3 个月	121/80	127/88	97.35
术后 12 个月	128/82	124/86	92.5
术后 18 个月	130/85	122/85	90.8

注：随访期间 1、3 个月降压药无变化，3 个月以后改为氨氯地平和缬沙坦。

二、讨论

高血压是目前全球公共健康的难题，随着人口老龄化和生活方式的转变，国人高血压的估计患病率高达 29.6%。换言之，中国目前高血压患者已达 3 亿。高血压如不能早期发现并予以合理治疗，将导致心肌梗死、脑卒中、肾功能不全、死亡发生风险明显增高。虽然亚洲和西方高血压人群的冠状动脉性心脏病发生风险相似，但亚洲高血压人群脑卒中的发生风险更高。因此，控制血压从而降低心血管事件（尤其是脑卒中）在亚洲高血压人群更为重要。虽然通过生活方式改变和合理的药物联合治疗能使大部分的高血压得到控制，但仍有 10% 左右高血压患者使用 ≥3 种降压药物（包括利尿剂）血压仍不能达标，或血压虽能达标，但要服用 ≥4 种降压药，定义为难治性高血压。对于这类高血压患者，亟待更加有效的治疗手段。近年来国外已有前瞻性队列研究和随机对照研究表明，经导管射频消融去肾交感神经术（renal sympathetic denervation，RDN）对于部分顽固性高血压患者具有显著且持久的降压作用，可能有广阔的临床应用前景。中国医学科学院阜外医院蒋雄京团队 2010 年率先把该技术引入国内，先后报道了经下肢路径 Symplicity 单级消融系统、LEPU 单级消融系统、桡动脉和尺动脉路径 Iberis 单级消融系统的临床经验。本文所采用的 Iberis 导管为多电极环形射频消融导管，导管上有 4 个电极以 90° 的间隔均匀分布在直径 10mm 的电极环四个象限中,释放于肾动脉后变成螺旋形,由于其直径较肾动脉大,径向支撑力使电极贴壁良好,固定可靠,并能抵抗肾动脉痉挛,可克服单电极导管受呼吸影响大,贴壁旋转困难,四象限消融不充分等缺点。需要指出的是,本例为 Iberis 导管在人体的首次应用,双侧肾动脉消融总位点较 Spyral HNT ON/OFF-MED 研究要少,且未对分支进行消融。因此,我们相信,如增加消融位点且对分支消融,本例降压效果可能更明显。目前,Iberis 多电极肾动脉射频消融导管系统用于治疗原发性高血压的安全性和有效性的前瞻性、多中心、盲法、随机对照临床试验已经启动,其疗效有望在该试验中进一步得到验证。

(董 徽 蒋雄京)

参考文献

[1] WANG J, ZHANG L, WANG F, et al. Prevalence, awareness, treatment, and control of hypertension in China: results from a national survey [J]. Am J Hypertens, 2014, 27 (11): 1355-1361.

[2] JAMES P A, OPARIL S, CARTER B L, et al. 2014 evidence-based guideline for the management of high BP in adults: report from the panel members appointed to the Eighth Joint National Committee (JNC 8)[J]. JAMA, 2014, 311 (5): 507-520.

[3] MILLS K T, BUNDY J D, KELLY T N, et al. Global disparities of hypertension prevalence and control [J]. Circulation, 2016, 134 (6): 441-450.

[4] WOODWARD M, BARZI F, MARTINIUK A, et al. Cohort profile: The Asia Pacific Cohort Studies Collaboration [J]. Int J Epidemiol, 2006, 35 (6): 1412-1416.

[5] PERKOVIC V, HUXLEY R, WU Y, et al. The burden of BP-related disease: a neglected priority for global health [J]. Hypertension, 2007, 50 (6): 991-997.

[6] CALHOUN D A, JONES D, TEXTOR S, et a1. Resistant hypertension: diagnosis evaluation and treatment. A scientific statement from the American Heart Association Professional Education Committee of the Council for High Blood Pressure Research [J]. Hypertension, 2008, 51 (6): 1403-l419.

[7] KRUM H, SCHLAICH M, WHITBOURN R, et al. Catheter-based renal sympathetic denervation for resistant hypertension: a multicentre safety and proof-of-principle cohort study [J]. Lancet, 2009, 373 (9671): 1275-1281.

[8] ESLER M D, KRUM H, SCHLAICH M, et al. Renal sympathetic denervation in patients with treatment-resistant hypertension (the Symplicity HTN-2 Trial): a randomized controlled trial [J]. Lancet, 2010, 376 (9756): 1903-1909.

[9] TOWNSEND R R, MAHFOUD F, KANDZARI D E, et al. Catheter-based renal denervation in patients with uncontrolled hypertension in the absence of antihypertensive medications (SPYRAL HTN-OFF MED): a randomised, sham-controlled, proof-of-concept trial [J]. Lancet, 2017, 390 (10108): 2160-2170.

[10] KANDZARI D E, BÖHM M, MAHFOUD F, et al. Effect of renal denervation on blood pressure in the presence of antihypertensive drugs: 6-month efficacy and safety results from the SPYRAL HTN-ON MED proof-of-concept randomised trial [J]. Lancet, 2018, 391 (10137): 2346-2355.

[11] DONG H, JIANG X, LIANG T, et al. One-year outcomes of percutaneous renal denervation for the treatment of resistant hypertension: the first Chinese experience [J]. Chin Med J (Engl), 2014, 127 (6): 1003-1007.

[12] 董徽, 蒋雄京, 彭猛. 经皮经导管射频消融去肾交感神经术治疗中青年难治性高血压:6 个月临床结果 [J]. 中华高血压杂志, 2018, 26 (1): 41-45.

[13] DONG H, JIANG X, LIANG T, et al. Transradial renal denervation for the treatment of resistant hypertension [J]. J Invasive Cardiol, 2014, 26 (7): 322-327.

[14] JIANG X J, DONG H, LIANG T, et al. First-in-man report of a novel dedicated radiofrequency catheter for renal denervation via the transulnar approach [J]. EuroIntervention, 2013, 9 (6): 684-686.

运用人工智能／智慧化管理高血压1例

随着社会的发展和医疗卫生事业的不断进步,我国的疾病谱发生了较大变化,慢性疾病所造成的死亡率以及经济卫生负担逐渐超越肿瘤等疾病。目前我国慢性病患者的总数已超过3亿人,而高血压在所有慢性病的种类中占比最重,是城乡居民心脑血管疾病死亡的最重要的危险因素,对人民健康、社会经济发展以及国家卫生事业造成极大压力。同时,随着社会医疗保障体系的不断健全,国民平均寿命不断增长,人口老龄化进程不断加快,进一步加大了慢性疾病的负担。

高血压的预防和治疗是一个具有挑战性的公共卫生问题。由于高血压是全世界心血管疾病发病和死亡的主要原因,一旦高血压被诊断出来,应该就其他心血管疾病风险因素、最佳血压治疗目标、控制不佳的高血压可能产生的后果、有助于降低血压的干预措施,以及最终的心血管疾病风险向个人提供建议。这些干预措施包括改变生活方式、外出血压监测和药物干预。

随着互联网技术的快速发展,使得用户在日常生活中可以使用各种移动设备随时随地获取互联网服务,因此,将移动互联网技术应用到慢性病管理中,可以有效突破空间与时间限制,满足慢性病患者长期、持续、实时、个性化的健康服务需求,从而提高慢性病患者的控制效率。实际上,随着人工智能的发展与医疗模式的多样化进展,人工智能在多种疾病的管理与远期随诊等方面发挥着较大作用,并且取得了良好的效果。

高血压一旦发生,就需要终生管理,有效的管理是预防严重的心血管疾病等并发症的关键。高血压相关风险因素分为可改变因素和不可改变因素,主要包括性别、年龄、身体质量指数、收缩压、舒张压、家族史、个人病史、甘油三酯、高密度脂蛋白胆固醇、低密度脂蛋白胆固醇、心率、运动、吸烟、饮酒、盐、油、情绪、教育、居住地、抑郁压力、职业、教育、收入等30多个风险因素。个体具有的危险因素越多、程度越严重,血压水平越高,高血压患病风险越大。

根据高血压患者的基本情况及存在的危险因素,制订达到最佳血压目标的个体化方案。下面就运用人工智能／智慧化管理高血压一实例进行介绍。

1. 对高血压患者进行完整的病史资料采集及病情评估

(1)基本情况:性别、年龄、职业、文化程度、婚姻状况。

(2)个人情况:身高、体重、腰围、饮食习惯、运动情况、吸烟史、饮酒史。

(3)疾病情况:高血压发病年龄、最高血压、平均血压水平、服用降压药情况,血压控制情况。

(4)既往史及家族史:冠心病、心力衰竭、脑血管疾病、糖尿病、痛风、血脂异常、睡眠呼吸暂停综合征、肾脏疾病、甲状腺疾病等病史。

(5)检验与检查:血常规示白细胞、红细胞、血小板;生化示谷丙转氨酶、谷草转氨酶、总胆红素、肌酐、尿酸、血糖、电解质;血脂示总胆固醇、甘油三酯、高密度脂蛋白胆固醇、低密度脂蛋白胆固醇;空腹血糖;糖基化血红蛋白;心电图、心脏彩超、24小时动态血压;脉搏波传导速度测定、血管内皮功能。

2. 患者自我管理　协助患者手机下载某APP,由患者管理助理将门诊医生以及患者建立管理群,根据高血压需要普及的知识以及高血压患者对于高血压知识的需求,录制高血压及高血压自我管理相关知识视频上传至管理群,并进行讲解,相关知识主要包括以下几个方面:①高血压的诊断标准及不同人群的治疗达标要求;②如何正确测量血压;③高血压的危险因素或高危人群;④如何预防高血压的发生及进展;⑤高血压患者应该如何饮食与运动;⑥高血压的治疗药物特点及选择。

3. 根据高血压患者的病史及全身检查结果,为患者建立健康管理档案 健康档案包括患者基本信息、疾病情况、日常血压、饮食、锻炼、睡眠情况、就诊情况、随访信息及治疗方案。

由心内科专科医生、患者管理助理根据患者健康档案,依据《高血压健康指南》给患者制定个性化治疗方案,包括降压方案、饮食、锻炼及睡眠:

(1)调整降血压药物。

(2)饮食:BMI 在超重范围内患者,首先应积极采取增加运动、减少能量摄入等生活方式干预,将 BMI 降至正常范围,特别是要减少腹部脂肪,此外患者喜高盐高脂饮食,为患者制定限盐计划,并且低脂饮食。根据 DASH 膳食提倡多摄入蔬菜和水果、低脂乳制品、全谷物、禽肉、鱼和坚果,减少食盐摄入量,每日 <5.0g,每日烹调用油量应控制在 20~30g,糖的摄入量每日 <50g,每日饮水量应 ≥1.5L,提倡饮用白开水或淡茶水,鼓励多次少量饮用。

(3)锻炼:中等强度运动是目前研究证据最多、最充分的有效强度,该患者既往无运动习惯,建议进行中等强度锻炼,可以进行骑车、步行、跳舞等,减少久坐等静态行为。

(4)睡眠:每日控制在 6~8 小时。

4. 根据患者的个性化治疗方案,利用 APP 发送用药时间、剂量的提醒,设置饮食方案、锻炼计划的提醒。

5. 患者利用 APP 记录每日血压、饮食、锻炼(运动步数、运动强度、运动时间)、睡眠情况(时间、质量);每周日将数据统一上传至群;如果有就诊情况,不适情况,更换治疗方案也一起上传。

6. 患者出现轻微的不适,可于 APP 群内进行咨询,管理助理对患者提出建议或者意见。若患者不适症状一般处理后没有明显改善,可使用语音或视频联系门诊医生进行诊治,医生根据患者近期血压情况及主诉调整治疗方案。

7. 门诊医生根据患者上传的每周数据评估患者的治疗及自我管理情况,决定继续原方案或者更改治疗方案或者加强督促干预。同时,利用 APP 的语音 / 视频通话功能,定期对患者进行随访。

患者被要求每周至少传输 6 次血压测量值(早上 3 次,晚上 3 次),在前 2 个月,每 2 周进行 1 次电话访问,直到血压控制持续 6 周,然后频率降至每月 1 次。

6 个月后嘱患者面诊,并重新评估患者一般情况:

(1)血常规:白细胞、红细胞、血小板。

(2)生化:谷丙转氨酶、谷草转氨酶、总胆红素。

(3)肌酐、尿酸、血糖、电解质。

(4)血脂:总胆固醇、甘油三酯、高密度脂蛋白胆固醇、低密度脂蛋白胆固醇。

(5)空腹血糖、糖基化血红蛋白。

(6)心电图、心脏彩超、24 小时动态血压。

(7)脉搏波传导速度测定、血管内皮功能。

(8)患者经过合理饮食控制以及体育锻炼,达到控制体重的目的。

通过人工智能/智慧化管理高血压患者,不仅减少了患者医院就诊次数,而且能够针对不同患者进行个体化的管理,更加精细地管理患者,指导患者的自我管理,提高管理质量,从而降低高血压患者致残致死率。随着数字技术的发展,人工智能将可以应用于多模态和大数据,包括遗传学、表观遗传学、蛋白质组学、代谢组学、心血管成像、社会经济、行为和环境因素,将传统心血管风险因素与多组学(如基因组学、蛋白质组学、代谢组学)、社会经济、行为和环境因素相结合,识别高血压的风险因素和表型、预测高血压心脑血管事件的风险、估计血压、开发新的血压测量模糊方法,精准诊断高血压、全面识别与治疗高血压患者,并可能为高血压患者开发个性化治疗方法,开发精确的风险预测模型。

(谢丽娟　夏　阳　周碧蓉)

参考文献

［1］KIELY D G, DOYLE O, DRAGE E, et al. Utilising artificial intelligence to determine patients at risk of a rare disease: idiopathic pulmonary arterial hypertension [J]. Pulm Circ, 2019, 9 (4): 1-9.

［2］LÓPEZ-MARTÍNEZ F, NÚÑEZ-VALDEZ E R, CRESPO R G, et al. An artifcial neural network approach for predicting hypertension using NHANES data [J]. Sci Rep, 2020, 10 (1): 10620.

［3］TSOI K, YIU K, LEE H, et al. Applications of artificial intelligence for hypertension management [J]. J Clin Hypertens (Greenwich), 2021, 23 (3): 568-574.

［4］KAUR A, BHARDWAJ A. Artificial Intelligence in Hypertension Diagnosis: A Review [J]. International Journal of Computer Science and information Technologies, 2014, 5 (2): 2633-2635.

［5］KRITTANAWONG C, ZHANG H, WANG Z, et al. Artifificial Intelligence in Precision Cardiovascular Medicine [J]. J Am Coll Cardiol, 2017, 69 (21): 2657-2664.

［6］SPRUILL T M, WILLIAMS O, TERESI J A, et al. Comparative effectiveness of home blood pressure tele-monitoring (HBPTM) plus nurse case management versus HBPTM alone among Black and Hispanic stroke survivors: study protocol for a randomized controlled trials [J]. Trials, 2015, 16 (97): 2-11.

［7］MARGOLIS K L, KERBY T J, ASCHE S E, et al. Design and Rationale for Home Blood Pressure Tele-monitoring and Case Management to Control Hypertension (HyperLink): A Cluster Randomized Trial [J]. Contemp Clin Trials, 2012, 33 (4): 794-803.

［8］DEHMER S P, MACIOSEK M V, TROWER N K, et al. Effect of Home Blood Pressure Telemonitoring and Pharmacist Management On Blood Pressure Control: The HyperLink Cluster Randomized Trial [J]. J Am Coll Clin Pharm, 2013, 310 (1): 46-56.

［9］KRITTANAWONG C, BOMBACK A S, BABER U, et al. Future Direction for Using Artificial Intelligence to Predict and Manage Hypertension [J]. Curr Hypertens Rep, 2018, 20: 75.

［10］DZAU V J, BALATBAT C A. Future of Hypertension [J]. Hypertension, 2019, 74 (3): 450-457.

［11］KAUR A, BHARDWAJ A. Genetic Neuro Fuzzy System for Hypertension Diagnosis [J]. International Journal of Computer Science and Information Technologies, 2014, 5 (4): 4986-4989.

［12］KULKARNI S. Hypertension management in 2030: a kaleidoscopic view [J]. J Hum Hypertens, 2020, 2: 1-6.

［13］MILANI R V, LAVIE C J, BOBER R M, et al. Improving Hypertension Control and Patient Engagement Using Digital Tools [J]. Am J Med, 2017, 130: 14-20.

［14］MARGOLIS K L, ASCHE S E, DEHMER S P, et al. Long-term Outcomes of the Effects of Home Blood Pressure Telemonitoring and Pharmacist Management on Blood Pressure Among Adults With Uncontrolled Hypertension [J]. JAMA Network Open, 2018, 1 (5): e181617.

［15］ MUELLER F B. AI (Artificial Intelligence) and Hypertension Research [J]. Curr Hypertens Rep, 2020, 22 (9): 70.

［16］ WANG T, HE M, DU Y, et al. Network Pharmacology Prediction and Pharmacological Verification Mechanism of Yeju Jiangya Decoction on Hypertension [J]. Evid Based Complement Alternat Med, 2021, 2021: 5579129.

［17］ GOLDBERG E M, LEVY P D. New Approaches to Evaluating and Monitoring Blood Pressure [J]. Curr Hypertens Rep, 2016, 18 (6): 49.

［18］ ZULLIG L L, MELNYK S D, GOLDSTEIN K, et al. The Role of Home Blood Pressure Telemonitoring in Managing Hypertensive Populations [J]. Curr Hypertens Rep, 2013, 15 (4): 346-355.

［19］ AMARATUNGA D, CABRERA J, SARGSYAN D, et al. Uses and opportunities for machine learning in hypertension research [J]. Int J Cardiol Hypertens, 2020, 5: 100027.

［20］ PADMANABHAN S, TRAN T Q B, DOMINICZAK A F. Dominiczak. Artificial Intelligence in Hypertension Seeing Through a Glass Darkly [J]. Circ Res, 2021, 128: 1100-1118.

高血压合并糖尿病 1 例——SGLT2 的使用

一、病史摘要

患者男性,48 岁,因主诉"阵发性头昏 1 个月"就诊于陆军特色医学中心心内科。患者在 1 个月前因休息欠佳后出现头昏,呈阵发性发作,每次发作以晨起时明显,休息后可自行缓解,缓解时间 1~2 小时不等,伴有近期口干、口渴,于当地诊所就诊测血压为 160/96mmHg,后反复多次在家自测血压波动在 140~170/60~108mmHg,以晨起增高明显。既往有糖尿病病史,长期口服盐酸二甲双胍,血糖控制不佳。1 年前体检心电图提示:T 波改变,但未进一步诊治。长期吸烟,10~20 支 /d,20 年,无饮酒史。家族史:母亲有糖尿病病史,父亲有高血压、冠心病病史,其兄弟姐妹共 3 人,其兄有冠心病、高血压、糖尿病病史,且已行冠脉支架植入术。

二、体格检查

体温 36.8℃,脉搏 68 次 /min,呼吸 16 次 /min,血压 162/102mmHg,身高 177cm,体重 78kg,BMI 24.89kg/m²。全身皮肤和巩膜无黄染,颈静脉无怒张,双肺呼吸音清,未闻及干湿啰音。心前区无隆起,未触及震颤,心界不大,心率 68 次 /min,律齐,心音无明显增强和减弱,各瓣膜听诊区未闻及杂音,未闻及心包摩擦音。腹部平软,无压痛及反跳痛,肝脾肋下未扪及,肠鸣音可,双下肢无凹陷性水肿。

三、辅助检查

入院后部分化验结果:空腹血糖 10.17mmol/L,餐后血糖 9.8mmol/L,空腹 C 肽 1.17pmol/L,HbA1c 9.7%,HDL 1.09mmol/L,TG 2.04mmol/L,LDL 3.37mmol/L,尿微量白蛋白 60mg/L,Cr 50.9μmol/L。

肝肾功能、尿酸、甲状腺功能、ARR、VMA、ACTH 节律均正常。

心电图示:窦性心律,T 波改变。

肝胆脾双肾及肾动脉、肾上腺超声示:轻度脂肪肝,肾动脉、肾上腺未见异常。

颈动脉超声示:双侧颈动脉内中膜增厚。

心脏彩超提示:左房正常高值,左室舒张功能降低(图 1,彩图见二维码 4)。

动态血压示:24 小时血压均值 146/92mmHg,日间血压均值 150/98mmHg,夜间血压均值 129/80mmHg。

冠脉造影示:右冠优势型,左主干及前降支血管未见明显异常,TIMI 3 级;回旋支血管未见明显异常,TIMI 3 级;右冠未见明显异常,TIMI 3 级(图 2)。

四、初步诊断

高血压 2 级,很高危;2 型糖尿病;脂肪肝;双侧颈动脉内中膜增厚。

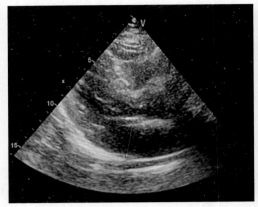
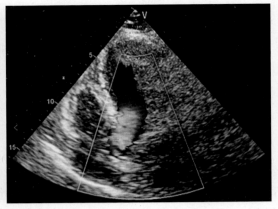

图 1 心脏彩超

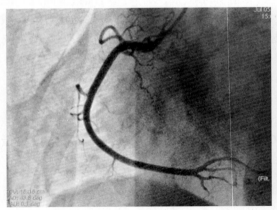
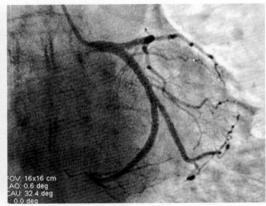

图 2 冠脉造影

五、诊疗思路

病例特点：

(1) 中年男性，阵发性头昏为主诉。

(2) 动态血压及家庭自测血压均提示高血压；既往有糖尿病病史(未正规监测血糖)，且有吸烟高危因素及高血压、糖尿病家族史。

(3) 尿微量白蛋白增高，心脏彩超示左房正常高值，左室舒张功能降低。颈动脉超声示双侧颈动脉内中膜增厚。

诊疗过程：入院后患者行相关肾动脉、肾上腺、ACTH、ARR 等检查排除继发性高血压,并筛查高血压、糖尿病的靶器官损害情况,结合相关检查确定初步诊断后给予如下治疗(表 1)。

表 1 诊疗过程

项目	第一天	第三天	1 周	半年后
入院后用药	阿司匹林肠溶片 100mg 口服,每日 1 次 阿托伐他汀钙片 20mg,每日 1 次 盐酸二甲双胍缓释片 850mg,每日 1 次 厄贝沙坦片 150mg,每日 1 次	阿司匹林肠溶片 100mg 口服,每日 1 次 阿托伐他汀钙片 20mg,每日 1 次 盐酸二甲双胍缓释片 850mg,每日 1 次 厄贝沙坦片 150mg,每日 1 次 达格列净片 10mg,每日 1 次	同前	同前
血压值	晨起:141/89mmHg 夜间:129/77mmHg	晨起:127/72mmHg 夜间:116/65mmHg	晨起:128/68mmHg 夜间:113/66mmHg	晨起:122/68mmHg 夜间:108/60mmHg
血糖	空腹:10.01mmol/L 餐后 2h:9.2mmol/L	空腹:8.9mmol/L 餐后 2h:8.7mmol/L	空腹:6.8mmol/L 餐后 2h:7.4mmol/L	空腹:5.6mmol/L 餐后 2h:6.8mmol/L HbA1c:6.0%
尿微量白蛋白	60mg/L		49mg/L	30mg/L
心脏彩超	左房:34mm 左室舒张功能降低		左房:33mm 左室舒张功能降低	左房:30mm 左室舒张功能降低

患者血压、血糖控制可,症状缓解,门诊随访。

六、讨论

糖尿病与高血压均为心血管疾病的重要危险因素,并且二者常同时存在。与血压正常的糖尿病患者相比,伴高血压的糖尿病患者发生心脑血管事件的风险显著增高。严格控制血压是降低不良心血管事件、改善糖尿病患者预后的重要措施。对于合并高血压的糖尿病患者,在降糖药物应用方面,钠 - 葡萄糖协同转运蛋白 2(sodium-glucose co-transporter type 2,SGLT2)抑制剂具有独特的优势,应该更为积极的应用。

首先,已有多项研究证实了 SGLT2 抑制剂的降糖效果,SGLT2 抑制剂可通过抑制钠 - 葡萄糖协同转运蛋白 2 抑制肾脏对葡萄糖的重吸收,使过量的葡萄糖从尿液中排出,从而降低血糖,根据患者基线特征不同,其降低 HbA1c 的幅度一般为 0.5%~1.0%,无论单独应用还是与其他降糖药物联合应用,均表现出良好的降糖作用。尤其重要的是,该作用在血糖水平较低时明显减弱,这就降低了低血糖风险。

其次,此类药物具有一定降压作用。研究表明,SGLT2 抑制剂可使收缩压降低 3~5mmHg,使舒张压降低 2~3mmHg,而并不增加直立性低血压发生率。动态血压监测结果也有相似发现。其降压机制可能涉及药物相关血流动力学改变(如利尿及利钠效应导致的血容量降低)、体重减轻及腹内脂肪的减少、血糖控制及胰岛素敏感性的改善、肥胖与高血糖相关氧化应激的抑制、血管壁炎症及内皮功能的改善、尿酸水平的降低等。根据相关研究中受试者的基线血压水平与血压下降幅度发现,基线血压水平越高,降压获益越显著。CANVAS 研究则进一步表明,基线收缩压水平较高的患者可从 SGLT2 抑制剂治疗中得到更多心血管获益。

第三,在临床应用的诸多种类降糖药物中,SGLT2 抑制剂与 GLP-1 激动剂是仅有的两类被大型随机化临床试验证实能够减少不良心血管事件、改善糖尿病患者临床预后甚至降低死亡率的药物。EMPA-REG 随机对照研究结果显示:具有心血管事件高风险的 2 型糖尿病患者,在常规治疗基础上应用 SGLT2 抑制剂治疗可使心血管死亡风险和全因死亡风险降低 30% 以,且心血管获益并独立于血糖的降低。随后 CVD-REAL 真实世界研究结果再次证实,在大量 2 型糖尿病患者中,相比其他降糖药物,使用 SGLT2 抑制剂降低了心力衰竭(简称"心衰")住院 39% 和全因死亡 51%,心衰住院和全因死亡的复合终点发生率降低 46%。SGLT2 抑制剂类药物可能通过以下的调节机制来发挥心血管系统保护作用,比如对血糖的改善(包括糖化血红蛋白和空腹血糖);降低心脏前后负荷;稳定心肌电位、改善心脏能量代谢;改善血脂来预防动脉粥样硬化等。此外,SGLT2 抑制剂还能够降低体重,低血糖风险亦很低,这些都对心血管系统有很好的保护作用。

第四,降糖外效应。①体重减轻:多项荟萃分析显示,与安慰剂相比,SGLT2 抑制剂有显著降低体重的作用,这种作用一般在 3~6 个月达到峰值,并可长时间维持。SGLT2 抑制剂主要通过减少腹内及外周脂肪量来降低体重,机制一是糖尿相关的热量丢失,二是渗透性利尿导致的体液丧失。②对血脂的影响:SGLT2 抑制剂可以减少肠道胆固醇吸收,增加 LDL 及胆固醇的排泄,预防动脉硬化发生。③降尿酸作用:众所周知,高尿酸血症与高血压、心血管及肾脏疾病相关。多项研究均提示了 SGLT2 抑制剂可以增加尿酸盐的排出,降低尿酸水平 10%~15%。④对血流动力学的影响:SGLT2 抑制剂导致的利尿及渗透性利尿作用可以使细胞外容量减少 5%~10%,但心率并没有增加,提示没有反射性激活交感神经系统。研究同时发现,即使在高危患者中也没有发现明显容量减少相关的不良反应增加,但在使用过程中需避免用于低血容量患者。⑤肾脏保护作用:SGLT2 抑制剂可以延缓 2 型糖尿病的肾病进展,减少蛋白尿水平 30%~40%。EMPA-REG、DECLARE-TIMI、DAPA-CKD 研究中均发现 SGLT2 抑制剂可以降低新发或肾病恶化发生率,并降低了血肌酐翻倍、需要肾移植或肾病致死亡的复合终点发生率。这些获益都独立于其降糖作用。

由上可见,SGLT2 抑制剂既有可靠的降糖作用,又有助于降低血压,更能显著降低糖尿病患者不良心血管事件风险及更多的降糖外效应,因此,这类药物在伴有高血压的糖尿病患者的药物治疗中具有独特优势。新近更新的各类指南性文件也充分肯定了此类药物的临床地位。在 2019 年 ADA 颁布的糖尿病诊疗标准中指出,确诊 ASCVD 的 2 型糖尿病患者推荐应用 SGLT2 抑制剂或 GLP-1 受体激动剂治疗;2021 年 ACC 心衰专家共识建议存在心衰高危因素或已经确诊心衰的 ASCVD 患者优先选用 SGLT2 抑制剂治疗。高血压属于心衰的高危因素之一,所以该病例中高血压合并糖尿病患者优先选用 SGLT2 抑制剂。

(邹 雪 曾春雨)

参考文献

[1] SKYLER J S, BERGENSTAL R, BONOW R O, et al. Intensive glycemic control and the prevention of

cardiovascular events: implications of the ACCORD, ADVANCE, and VA Diabetes Trials: a position statement of the American Diabetes Association and a Scientific Statement of the American College of Cardiology Foundation and the American Heart Association [J]. J Am Coll Cardiol, 2009, 53 (3): 298-304.

[2] DEL PRATO S, NAUCK M, DURÁN-GARCIA S, et al. Long-term glycaemic response and tolerability of dapagliflozin versus a sulphonylurea as add-on therapy to metformin in patients with type 2 diabetes: 4-year data [J]. Diabetes Obes Metab, 2015, 17 (6): 581-590.

[3] VIVIAN E M. Sodium-glucose co-transporter 2 (SGLT2) inhibitors: a growing class of antidiabetic agents [J]. Drugs Context, 2014, 3: 212264.

[4] KASICHAYANULA S, CHANG M, HASEGAWA M, et al. Pharmacokinetics and pharmacodynamics of dapagliflozin, a novel selective inhibitor of sodium-glucose co-transporter type 2, in Japanese subjects without and with type 2 diabetes mellitus [J]. Diabetes Obes Metab, 2011, 13 (4): 357-365.

[5] NYSTRÖM T, BODEGARD J, NATHANSON D, et al. Novel oral glucose-lowering drugs are associated with lower risk of all-cause mortality, cardiovascular events and severe hypoglycaemia compared with insulin in patients with type 2 diabetes [J]. Diabetes Obes Metab, 2017, 19 (6): 831-841.

[6] FILIPPATOS T D, TSIMIHODIMOS V, ELISAF M S. Mechanisms of blood pressure reduction with SGLT2 inhibitors [J]. Expert Opin Pharmacother, 2016, 17 (12): 1581-1583.

[7] RÅDHOLM K, FIGTREE G, PERKOVIC V, et al. Canagliflozin and Heart Failure in Type 2 Diabetes Mellitus: Results From the CANVAS Program [J]. Circulation, 2018, 138 (5): 458-468.

[8] ZINMAN B, INZUCCHI S E, LACHIN J M, et al. Rationale, design, and baseline characteristics of a randomized, placebo-controlled cardiovascular outcome trial of empagliflozin (EMPA-REG OUTCOME ™)[J]. Cardiovasc Diabetol, 2014, 13: 102.

[9] BIRKELAND K I, JØRGENSEN M E, CARSTENSEN B, et al. Cardiovascular mortality and morbidity in patients with type 2 diabetes following initiation of sodium-glucose co-transporter-2 inhibitors versus other glucose-lowering drugs (CVD-REAL Nordic): a multinational observational analysis [J]. Lancet Diabetes Endocrinol, 2017, 5 (9): 709-717.

[10] KOSIBOROD M, CAVENDER M A, FU A Z, et al. Lower Risk of Heart Failure and Death in Patients Initiated on Sodium-Glucose Cotransporter-2 Inhibitors Versus Other Glucose-Lowering Drugs: The CVD-REAL Study (Comparative Effectiveness of Cardiovascular Outcomes in New Users of Sodium-Glucose Cotransporter-2 Inhibitors)[J]. Circulation, 2017, 136 (3): 249-259.

[11] WIVIOTT S D, RAZ I, BONACA M P, et al. The design and rationale for the Dapagliflozin Effect on Cardiovascular Events (DECLARE)-TIMI 58 Trial [J]. Am Heart J, 2018, 200: 83-89.

[12] HEERSPINK H J L, STEFANSSON B V, CHERTOW G M, et al. Rationale and protocol of the Dapagliflozin And Prevention of Adverse outcomes in Chronic Kidney Disease (DAPA-CKD) randomized controlled trial [J]. Nephrol Dial Transplant, 2020, 35 (2): 274-282.

第三部分

代谢性疾病

非 HDL-C 应作为降脂治疗的首要靶点

低密度脂蛋白胆固醇(LDL-C)是目前降脂治疗的首要目标。但 LDL-C 作为降脂目标存在局限性,特别对于高甘油三酯、糖尿病及肥胖等患者。越来越多的证据显示非 HDL-C 在检测可靠性、致动脉粥样硬化脂蛋白颗粒的代表性及预测动脉粥样硬化心血管疾病(ASCVD)风险的准确性方面具有明显优势,因此推荐非 HDL-C 作为降脂治疗的首要靶标。

一、非 HDL-C 的含义和检验优势

LDL-C 是临床中常用的血脂指标,其通常代表坏胆固醇,但 LDL-C 并未代表了所有的坏胆固醇。此时,采用非 HDL-C 代表坏胆固醇就更具优势。非 HDL-C 的计算公式为:非 HDL-C=TC-HDL-C。非 HDL-C 这一指标包含了所有的致动脉粥样硬化性脂蛋白中含有的胆固醇水平。非 HDL-C 包括低密度脂蛋白胆固醇、极低密度脂蛋白胆固醇(VLDL-C)、中间密度脂蛋白胆固醇(IDL-C)、乳糜微粒残粒胆固醇(CMR-C)等的总和。

在血脂检测中,TC 与 TG 的测定采用酶法测定可获得较为稳定的结果,HDLC 采用化学沉淀法去除 ApoB 颗粒后测定剩余 ApoA1 颗粒中胆固醇的方法也较为可靠。然而,目前对于 LDL、IDL、VLDL 没有较好的分离方法。LDL-C 的测定方法:Friedewald 公式,即 LDL-C(mmol/L)=TC−HDL-C−TG/2.2,但前提是 TG<400mg/dl(4.5mmol/L);另外,现在也有 LDL-C 直接测定法(即化学屏蔽法),其可将 HDL、VLDL、IDL 及乳糜微粒中的胆固醇选择性屏蔽,检测的胆固醇为 LDL 颗粒胆固醇,但该方法同样受 TG 的影响。而非 HDL-C 可通过较为可靠的方法测定,受 TG 的影响相对较小。此外,进餐对 HDL-C 和 TC 检测影响甚微,利用非空腹标本也可准确监测,可提高患者依从性,且实施便利、计算简单,值得临床推广应用。

二、非 HDL-C 的预测价值

将非 HDL-C 作为降脂目标的优势在于:非 HDL-C 代表所有致动脉粥样硬化脂蛋白所携带的胆固醇的总和;它对冠心病的预测能力较 LDL-C 更强;且能包括更多 TG 升高者。诸多研究均已证实非 HDL-C 的预测价值。

1. 流行病学研究 大量流行病学证据显示,非 HDL-C 在心血管事件中的预测价值更优于 LDL-C。早期的 Framingham 研究显示,在同一非 HDL-C 水平,LDL-C 和冠心病风险无相关性;相反,在同一 LDL-C 水平,非 HDL-C 水平与 CHD 风险强相关。该研究表明非 HDL-C 对冠心病风险的预测优于 LDL-C。2001 年的一项血脂研究显示,在男性和女性中,非 HDL-C 每升高 0.78mmol/L(30mg/dl),心血管死亡风险分别增加 19% 和 11%。而 LDL-C 每升高 0.78mmol/L,心血管死亡风险分别增加 15% 和 8%。这提示基线非 HDL-C 预测心血管死亡风险明显优于 LDL-C。随后的 EPICNorfolK 前瞻性研究显示在低 LDL-C

(<2.59mmol/l)人群中,高非 HDL-C 人群(>3.38mmol/l)发生冠心病风险显著增加。2019年一项发表于 Lancet 的队列研究发现,不论性别,随着非 HDL-C 水平的上升和随访时间的延长,患者的心血管事件发生率呈现显著上升趋势;且非 HDL-C 与心血管事件存在非常明显的线性关系。这提示非 HDL-C 在预测心血管事件方面具有重要价值。

非 HDL-C 与 LDL-C 的主要差别在于其包含了残粒脂蛋白胆固醇(VLDL-C、IDL-C、CMR-C),而残粒胆固醇的价值最近受到关注。近期 JACC 杂志发表的两项研究表明 VLDL-胆固醇(VLDL-C)、残粒脂蛋白胆固醇与心血管疾病、心肌梗死密切相关。PREDIMED 研究表明,在具有高心血管风险的超重或肥胖受试者中,甘油三酯和残粒脂蛋白胆固醇水平而非LDL-C,与心血管结局独立相关。Balling 等对 CGPS 研究进行亚组分析发现:对含载脂蛋白 B(ApoB)脂蛋白升高导致心肌梗死(myocardial infarction,MI)的风险,VLDL-C 能够解释 50%,而 LDL-C 和 IDL-C 加在一起也只能解释 29%。该研究提示 VLDL-C 是 CGPS 研究数据中最重要的 MI 危险因素。

2. 他汀治疗 LDL-C 达标人群中的预测价值　他汀治疗后 CVD 事件的下降与 LDL-C 及非 HDL-C 的关系显示,尽管 LDL-C 与心血管事件存在明显的正相关性,但非 HDL-C 与心血管事件同样存在明显的正相关性,且非 HDL-C 的相关性更加明显。对 TNT 和 IDEAL 研究分析显示,LDL-C 和非 HDL-C 均与心血管事件风险相关。但对 LDL-C 和非 HDL-C 的风险评估显示,仅非 HDL-C 与主要心血管事件风险显著相关。2012 年一项发表于 *JAMA* 的荟萃分析显示,在 LDL-C 已达标的患者中,相比于非 HDL-C 达标的患者,非 HDL-C 未达标的患者(≥3.4mmol/L)其心血管事件风险增加 32%。但在非 HDL-C 已达标的患者中,相比于 LDL-C 达标的患者,LDL-C 未达标的患者(≥2.6mmol/L)心血管风险并没有明显增加。该结果表明,对于 LDL-C 已达标的患者,非 HDL-C 不达标伴随着更高的心血管风险。

LDL-C 达标而非 HDL-C 不达标往往提示 TG 升高,富含 TG 的脂蛋白是残粒胆固醇的主要携带者,因此 TG 升高是他汀治疗后心血管剩留风险的重要因素之一。我国的 DYSIS-China 研究显示,经积极的他汀治疗后,仍有高达 47.6% 的患者伴高甘油三酯血症(hypertriglyceridemia,HTG)和/或低 HDL-C 血症;在极高危患者人群中,其比例更高达 74.2%。ACCORD 研究显示经他汀治疗 LDL-C 达标的 2 型糖尿病患者中,TG≥2.3mmol/L 伴低 HDL-C 的患者心血管风险显著高于其他患者。HTG 与 2 型糖尿病患者的心血管剩留风险有很大的相关性。在 FIELD 和 ACCORD 研究中,非诺贝特可显著减少 HTG 伴低 HDL-C 患者的心血管事件。FIELD 研究显示非诺贝特可以降低 HTG 伴低 HDL-C 的 2 型糖尿病患者的心血管风险达 27%。ACCORD 研究发现,与单独应用他汀治疗的糖尿病患者比较,非诺贝特联合他汀可降低伴有 TG 升高与 HDL-C 降低的主要心血管事件 31%。上述结果提示降低 TG 可进一步降低心血管事件风险。*JACC* 新近发表的一项研究探讨了载脂蛋白 B 与非 HDL-C 对接受他汀治疗患者的残余心血管风险预测价值。研究发现,升高的 ApoB 与非 HDL-C 水平更能提示全因死亡以及心肌梗死风险增加,但 LDL-C 升高与上述风险之间无显著相关性。

3. 遗传研究的预测价值　多项大型基于人群的研究显示,与甘油三酯代谢密切相关的多个基因突变(如 *APOA5*、*APOC3*、*ANGPTL3/4*)导致的遗传性 TG 水平改变,同时伴随着一致性的冠心病(CHD)风险的改变。这从遗传学角度证明了 TG 是 ASCVD 的危险因素,且它们之间具有因果关系。

APOA5 是调节 TG 代谢的关键蛋白。APOA5 通过促进载脂蛋白 C2（APOC2）对脂蛋白脂酶（LPL）的活化，后者介导富含 TG 脂蛋白（TRL）中 TG 的脂分解，从而促进 TG 水解。基因组学研究发现 APOA5 基因突变可增加发生 MI 的风险。APOA5 基因突变导致的功能破坏引起 TG 显著升高、HDL-C 降低，但对 LDL-C 无显著影响。与非携带者相比，APOA5 非同一突变基因携带者的 MI 风险增加到 2.2 倍。

APOC3 是调节 TRL 代谢的关键蛋白。APOC3 会抑制 LPL 活性，减慢 TRL 的清除，导致残粒胆固醇和小而密 LDL 增多。对于 APOC3 基因功能缺失杂合性患者，非空腹 TG 下降 44% 可使冠心病的风险下降 41%。Crosby 等也发现携带 APOC3 基因突变的研究对象其血浆中的 TG 浓度比非携带者低 39%，其罹患冠心病的风险下降了 40%。

ANGPTLs 也可调节 TRL 代谢。基础研究证实 ANGPTL3 通过影响 LPL 的活性而影响 TG 代谢。遗传流行病学研究表明，ANGPTL3 基因失功能突变导致 TG 及非 HDL-C 降低，同时显著降低 ASCVD 风险。上述研究从基因遗传学提供了血浆 TG 水平与冠心病因果关系的新证据。

此外，Helgadottir 等研究分析了冰岛人群的基因筛查结果与 CAD 的关系，研究发现非 HDL-C 的遗传危险评分对 CAD 的影响大于 LDL-C，提示针对残粒脂蛋白胆固醇的干预可能降低 CVD 风险。

三、非 HDL-C 目标值

1. LDL-C 目标 +30mg/dl 的原因　非 HDL-C 目标值尚未有定论，最近的一些指南均采用 LDL-C 目标值加 30mg/dl 作为非 HDL-C 目标值。LDL-C 与非 HDL-C 之间存在 30mg/dL 差距的基本原理目标是基于以下原因：

（1）非 HDL-C=LDL-C+VLDL-C+LDL-C+Lp（a）；

（2）极低密度脂蛋白胆固醇（VLDL-C）是除外 LDL-C 意外导致动脉粥样硬化的主要因素，VLDL-C 由 Friedewald 公式估算为甘油三酸酯（TG）/（5mg/dl）；

（3）甘油三酸酯的正常水平为低于 150mg/dl，因此 VLDL-C 的最佳水平为小于 30mg/dl。因此，非 HDL-C 目标设定为比最佳 LDL-C 目标高 30mg/dl。

2. 非 HDL-C 与 LDL-C 之间的实际差异及影响因素　非 HDL-C 与 LDL-C 之间的实际差异尚未有定论，日本的一项研究发现，非 HDL-C 与 LDL-C 之间的男性实际差异可能在 19.6~24.1mg/dl，女性的实际差异可能在 15.9~18.3mg/dl。此外，巴西的一项临床研究显示，非 HDL-C 与 LDL-C 之间的实际差异可能在 22mg/dl。我们团队通过研究 73 495 中国受试者的血脂特点，发现非 HDL-C 与 LDL-C 之间的平均差异为 23.2mg/dl，实际差异明显受 LDL-C 和 TG 浓度影响。此外，对于 LDL-C 浓度 ≤ 100mg/dl 的患者，TG ≤ 150mg/dl 的患者的平均差异为 19.1mg/dl，而 TG > 150mg/dl 的患者的平均差异为 24.6mg/dl。

3. 非 HDL-C 目标值与 LDL-C 目标值之间的差值随 LDL-C 值降低而缩小　非 HDL-C 目标值与 LDL-C 目标值之间的差值明显受到 LDL-C 值的影响。美国研究者通过一项基于 1 310 440 名受试者（TG<400mg/dl）的临床调查发现，LDL-C 水平为 70mg/dl、100mg/dl、130mg/dl、160mg/dl 和 190mg/dl 时，相对应的同样百分比的非 HDL-C 水平位 93mg/dl、125mg/dl、157mg/dl、190mg/dl 和 223mg/dl。非 HDL-C 目标值与 LDL-C 目标值之间的差值随 LDL-C 值降低而缩小。

四、指南中对非 HDL-C 的推荐

随着对非 HDL-C 优势的认识,目前国内外的多个权威指南均将非 HDL-C 作为血脂管理的首要目标进行推荐,包括《2013 IAS 全球血脂异常诊治建议》《2014 NICE 英国调脂指南》《2015 NLA 血脂异常管理指南》。此外,《2016 ACC 血脂异常管理指南》《2018 AHA/ACC 胆固醇临床实践指南》《2019 AACE/ACE 糖尿病综合管理指南》《2019 ESC/EAS 血脂异常管理指南》等均将非 HDL-C 作为重要血脂管理的次要目标进行了推荐,见表1。

中国指南也提高了对非 HDL-C 临床应用的推荐级别。《中国成人血脂异常防治指南(2016 年修订版)》关于中国 ASCVD 一级预防人群非 HDL-C 合适水平和异常分层标准推荐:即非 HDL-C<3.4mmol/L 视为理想水平,非 HDL-C<4.1mmol/L 视为合适水平,非 HDL-C≥4.1mmol/L 且<4.9mmol/L 视为边缘升高,非 HDL-C≥4.9mmol/L 视为升高。该指南也明确了关于非 HDL-C 治疗的推荐:若 TG 水平仅轻、中度升高(2.3~5.6mmol/L),为了防控 ASCVD 危险,虽然以降低 LDL-C 水平为主要目标,但同时应强调非 HDL-C 需达到基本目标值。此外,《高甘油三酯血症及其心血管风险管理专家共识》也推荐:在 LDL-C 达标的情况下,应积极控制 TG 水平,使非 HDL-C 达目标水平(LDL-C 目标值 +0.8mmol/L)。我们建议对于高 TG、极低 LDL-C、肥胖、代谢综合征、糖尿病患者,优先使用非 HDL-C 进行分析评估。

五、展望

非 HDL-C 涵盖所有的致动脉粥样硬化脂蛋白胆固醇,与 LDL-C 相比,非 HDL-C 可更好地预测患者 ASCVD 风险,且检测更加稳定、可信和方便。非 HDL-C 是目前国内外权威血脂指南 / 共识推荐的重要治疗新靶点。增加临床医生对非 HDL-C 的认识,有助于更好地加强患者的血脂管理,最终降低心血管事件。

(彭道泉)

参考文献

[1] LIU J, SEMPOS C T, DONAHUE R P, et al. Non-high-density lipoprotein and very-low-density lipoprotein cholesterol and their risk predictive values in coronary heart disease [J]. Am J Cardiol, 2006, 98 (10): 1363-1368.

[2] CUI Y, BLUMENTHAL R S, FLAWS J A, et al. Non-high-density lipoprotein cholesterol level as a predictor of cardiovascular disease mortality [J]. Arch Intern Med, 2001, 161 (11): 1413-1419.

[3] ARSENAULT B J, RANA J S, STROES E S, et al. Beyond low-density lipoprotein cholesterol: respective contributions of non-high-density lipoprotein cholesterol levels, triglycerides, and the total cholesterol/high-density lipoprotein cholesterol ratio to coronary heart disease risk in apparently healthy men and women [J]. J Am Coll Cardiol, 2009, 55 (1): 35-41.

[4] BRUNNER F J, WALDEYER C, OJEDA F, et al. Application of non-HDL cholesterol for population-based cardiovascular risk stratification: results from the Multinational Cardiovascular Risk Consortium [J]. Lancet, 2019, 394 (10215): 2173-2183.

[5] CASTAÑER O, PINTÓ X, SUBIRANA I, et al. Remnant Cholesterol, Not LDL Cholesterol, Is Associated

With Incident Cardiovascular Disease [J]. J Am Coll Cardiol, 2020, 76 (23): 2712-2724.

[6] BALLING M, AFZAL S, VARBO A, et al. VLDL Cholesterol Accounts for One-Half of the Risk of Myocardial Infarction Associated With apoB-Containing Lipoproteins [J]. J Am Coll Cardiol, 2020, 76 (23): 2725-2735.

[7] KASTELEIN J J, VAN DER STEEG W A, HOLME I, et al. Lipids, apolipoproteins, and their ratios in relation to cardiovascular events with statin treatment [J]. Circulation, 2008, 117 (23): 3002-3009.

[8] BOEKHOLDT S M, ARSENAULT B J, MORA S, et al. Association of LDL cholesterol, non-HDL cholesterol, and apolipoprotein B levels with risk of cardiovascular events among patients treated with statins: a meta-analysis [J]. JAMA, 2012, 307 (12): 1302-1309.

[9] ZHAO S, WANG Y, MU Y, et al. Prevalence of dyslipidaemia in patients treated with lipid-lowering agents in China: results of the DYSlipidemia International Study (DYSIS)[J]. Atherosclerosis, 2014, 235 (2): 463-469.

[10] GINSBERG H N, ELAM M B, LOVATO L C, et al. Effects of combination lipid therapy in type 2 diabetes mellitus [J]. N Engl J Med, 2010, 362 (17): 1563-1574.

[11] SCOTT R, O'BRIEN R, FULCHER G, et al. Effects of fenofibrate treatment on cardiovascular disease risk in 9, 795 individuals with type 2 diabetes and various components of the metabolic syndrome: the Fenofibrate Intervention and Event Lowering in Diabetes (FIELD) study [J]. Diabetes Care, 2009, 32 (3): 493-498.

[12] KEECH A, SIMES R J, BARTER P, et al. Effects of long-term fenofibrate therapy on cardiovascular events in 9795 people with type 2 diabetes mellitus (the FIELD study): randomised controlled trial [J]. Lancet, 2005, 366 (9500): 1849-1861.

[13] JOHANNESEN C D L, MORTENSEN M B, LANGSTED A, et al. Apolipoprotein B and Non-HDL Cholesterol Better Reflect Residual Risk Than LDL Cholesterol in Statin-Treated Patients [J]. J Am Coll Cardiol, 2021, 77 (11): 1439-1450.

[14] DO R, STITZIEL N O, WON H H, et al. Exome sequencing identifies rare LDLR and APOA5 alleles conferring risk for myocardial infarction [J]. Nature, 2015, 518 (7537): 102-106.

[15] JØRGENSEN A B, FRIKKE-SCHMIDT R, NORDESTGAARD B G, et al. Loss-of-function mutations in APOC3 and risk of ischemic vascular disease [J]. N Engl J Med, 2014, 371 (1): 32-41.

[16] CROSBY J, PELOSO G M, AUER P L, et al. Loss-of-function mutations in APOC3, triglycerides, and coronary disease [J]. N Engl J Med, 2014, 371 (1): 22-31.

[17] DEWEY F E, GUSAROVA V, O'DUSHLAINE C, et al. Inactivating Variants in ANGPTL4 and Risk of Coronary Artery Disease [J]. N Engl J Med, 2016, 374 (12): 1123-1133.

[18] STITZIEL N O, STIRRUPS K E, MASCA N G, et al. Coding Variation in ANGPTL4, LPL, and SVEP1 and the Risk of Coronary Disease [J]. N Engl J Med, 2016, 374 (12): 1134-1144.

[19] HELGADOTTIR A, GRETARSDOTTIR S, THORLEIFSSON G, et al. Variants with large effects on blood lipids and the role of cholesterol and triglycerides in coronary disease [J]. Nat Genet, 2016, 48 (6): 634-639.

[20] BLAHA M J, BLUMENTHAL R S, BRINTON E A, et al. The importance of non-HDL cholesterol reporting in lipid management [J]. J Clin Lipidol, 2008, 2 (4): 267-273.

[21] SU X, KONG Y, PENG D. Evidence for changing lipid management strategy to focus on non-high density lipoprotein cholesterol [J]. Lipids Health Dis, 2019, 18 (1): 134.

[22] KUWABARA K, HARADA S, SUGIYAMA D, et al. Relationship between Non-High-Density Lipoprotein Cholesterol and Low-Density Lipoprotein Cholesterol in the General Population [J]. J Atheroscler Thromb, 2016, 23 (4): 477-490.

[23] BRITO F A, PEDROSA W, MALUF C B, et al. Non-HDL-C goals based on the distribution of population percentiles in ELSA-Brasil: Is it time to change？ [J] Atherosclerosis, 2018, 274: 243-250.

［24］ SU X, LUO M, TANG X, et al. Goals of non-high density lipoprotein cholesterol need to be adjusted in Chinese acute coronary syndrome patients: Findings from the CCC-ACS project [J]. Clin Chim Acta, 2019, 496: 48-54.

［25］ ELSHAZLY M B, MARTIN S S, BLAHA M J, et al. Non-high-density lipoprotein cholesterol, guideline targets, and population percentiles for secondary prevention in 1. 3 million adults: the VLDL-2 study (very large database of lipids)[J]. J Am Coll Cardiol, 2013, 62 (21): 1960-1965.

建立心血管代谢疾病专科的背景和意义

目前,心血管疾病是全球人类死亡和致残的主要原因之一。目前,我国心血管疾病患者3.3亿人,心血管疾病死亡率居所有疾病首位,心血管疾病死亡占死亡疾病构成比首位,其中农村和城市心血管病分别占死因的45.91%和43.56%。据2019年北京市卫生工作统计资料,循环系统疾病死亡占总死亡44.48%,超过肿瘤(第2位)和呼吸系统疾病(第3位)的总和,心血管病负担超过8 500万伤残调整生命年(disability-adjusted life year,DALY)。而冠心病死亡是心血管疾病死亡的重要组成部分。世界卫生组织的研究数据显示全球每年有725 400(占所有死亡人数的12.8%)人死于冠心病,而我国每年有18%的死亡源于冠心病。近年来,虽然针对冠心病的新药物层出不穷、新技术也蓬勃进展,但冠心病的发病率和死亡率仍逐年攀升、持续上涨,尚未出现拐点,疾病负担也成倍增长;数据显示,北京2016年冠心病伤残调整寿命年为39.36万人年,较1990年(DALY为16.27万人年)增加141.92%。其重要原因是对心血管疾病合并代谢紊乱患者(也简称心血管代谢疾病)的重视不够、管控不足。

经过漫长的60余年,心血管疾病与代谢因素之间的关系被大家逐渐认识,在20世纪60年代,研究者发现在高血压及冠心病患者中普遍存在胰岛素抵抗,此后就心血管疾病代谢因子的相关临床及基础研究逐渐展开。1988年,Reaven提出高血压、胰岛素抵抗、致动脉粥样硬化的血脂异常和肥胖倾向于形成一个复杂的综合征,即X综合征。1999年,欧洲胰岛素抵抗研究小组(EGIR)修改了世界卫生组织的定义,将代谢综合征替换为胰岛素抵抗综合征,此后随着认识的不断深入,相关术语不断变化,并出现了代谢心血管疾病综合征的概念。

心血管代谢疾病目前是指心血管疾病伴随一系列包括肥胖、糖耐量异常、糖尿病、高血压、血脂异常、高尿酸血症、甲状腺功能减退和非酒精性脂肪肝等代谢紊乱的一大类疾病。近20年来,心血管代谢医学正在逐渐发展成一门独立的学科。2003年,哈佛心血管、糖尿病和代谢异常研究中心宣布自2006年起组织心血管代谢健康大会,并基本确认2019年联合举办第一届中国心血管代谢论坛。2005年、2013年英国利兹大学、瑞典卡罗林斯卡医学院相继落成心血管代谢疾病研究中心。2017年中华医学会心血管学会分会第十届委员会组建心血管代谢疾病学组,并于2018年12月成立了中国首个心血管代谢医学临床/研究中心。此后,美国约翰霍普金斯大学和科罗拉多大学联合呼吁成立心血管代谢学科,2020年克利夫兰医学中心、伦敦帝国理工大学也先后成立心血管代谢门诊。

虽然心血管代谢疾病学科正在蓬勃发展,但现有数据显示,心血管疾病合并代谢紊乱的比例可高达2/3,多数患者常合并多重代谢紊乱,这部分患者的预后较无代谢紊乱者显著更差,且合并多重代谢紊乱者较合并单一代谢紊乱者也更差;据全球慢性病危险因素负荷协作组2010年全球数据显示,缺血性心脏病患者当合并多重代谢紊乱时,死亡风险增加超过50%(男性67%,女性69%),远高于仅合并一种代谢紊乱增加的死亡风险(合并高血糖的男性增加12%,女性增加11%)。中国人群代谢性心血管疾病队列研究(CHERRY研究)对103万人平均随访5.43年,结果显示,在随访期间10.1%的观察人群心血管代谢情况发生了改变,合并多重代谢心血管疾病的发生率自 2.41%［95% CI(2.38,2.44)］升高至 5.94%［95% CI(5.90,5.99)］,基线仅存在单一代谢紊乱的患者在 5 年内有 28.1% 发展为多重代谢紊乱,同时伴随合并疾病的增多,全因死亡风险比逐渐增加［合并 1 种代谢心血管疾病者,风险比为 1.37［95% CI(1.33,1.42)］;合并 2 种代谢心血管疾病者,风险比为 1.71［95% CI(1.64,1.73)］;合并 3 种代谢心血管疾病者,风险比为 2.22［95% CI(2.00,2.46)］。

另外,有 Meta 分析研究提示,在育龄期女性中,与有生育能力的女性相比,不育女性合并的心血管代谢危险因素均显著增加,包含体重指数(BMI)、总胆固醇、低密度脂蛋白胆固醇、甘油三酯水平。上述信息均提示我国目前对代谢心血管疾病的防控仍不到位,应尽早防治,关口前移。

然而,目前国际上尚缺乏针对合并多重代谢紊乱高危心血管疾病患者综合防治的队列研究,在这类疾病特点、诊断标准、治疗模式及研究方法等多个方面仍是空白。由于缺乏对疾病系统性研究及规范化管理,该类患者多关注心血管疾病本身的诊断和相关用药,往往忽略代谢紊乱疾病的诊断和治疗,代谢紊乱性疾病控制情况堪忧,严重影响患者临床预后。同时我国代谢心血管疾病的防治过程中还存在诸多问题,虽然研究者们提出的创新理论和研究发现层出不穷,却大多停留在理论阶段,无法真正用于降低心血管代谢疾病的发病率。这与基础研究、临床、疾病防控间的各为一体,没有形成沟通交流、信息共享的有效机制有很大关系。基础研究没有充分考虑临床和预防的需求及其研究转化为产品的价值,科研人员也无法收集人群数据验证其新理论和新方法。同时,由于基层收集的个人慢性疾病管理数据缺乏共享,无法为临床诊断、药物研发、理论研究和疾病防控提供正确的指导意义,造成极大的资源浪费。因此,急需对合并多重代谢紊乱的高危心血管疾病患者进行更加精细、全面的综合化管理,使患者代谢系统的各种紊乱得到综合性的改善和控制,从而改善患者预后。

在加快推进实施"健康中国 2030"战略规划的背景下,"健康中国行动"全面启动。国务院 2019 年 6 月印发了《国务院关于实施健康中国行动的意见》(国发〔2019〕13 号),明确提出在定位上从以"疾病"为中心向以"健康"为中心转变;在策略上,从注重"治已病"向注重"治未病"转变;坚持预防为主,关注生活行为方式、生产与生活环境和医疗卫生服务等因素对突出健康问题的影响,让健康知识、行为和技能成为全民普遍具备的素质和能力,而心血管代谢疾病专科的建立可以同时关注疾病的诊治及转归,强调多学科交叉,实现预防-治疗-康复的全病程管理。国内外临床研究者和工作者也积极呼吁建立和推广代谢心血管代谢病专业,认为这是改善心血管系统疾病的重要措施。

有效地诊断、治疗、防控心血管代谢疾病是一项复杂的系统工程。我们亟需以通过系统流行病学研究得出的心血管代谢疾病 6P-3G-4I［预测,精准,个体化,预防,人群,政策(prediction,precision,personalized,prevention,population,policy)(6P)-健康的饮食,良好的环境,健康的行为(good foods,good behaviors,and good environment)(3G)-解读,整合,实施,创新(integration,interpretation,implementation and innovation)(4I)］防控策略作为理论依据,建立一个多层次、全方位、一体化的心血管代谢疾病诊断、治疗、防控体系。构建心血管代谢疾病诊断、治疗、防控一体化体系需要医学、流行病学、分子生物学、大数据及人工智能等多学科的通力合作。通过充分整合中国人群的遗传和生活方式等信息,从整个生命周期的角度制定适合中国国情的心血管代谢疾病防、治、控方案。加大心血管代谢疾病防治、预防知识在民众,特别是青少年群体中的普及力度,提高全民防控意识。加强各级疾病预防控制中心、医院、研究机构之间的合作,建立信息共享平台。引入大数据分析,改进现有的电子医疗记录（electric medical records, EMR）。加快心血管代谢疾病潜在靶点的发现和确认研究，从而加快药物研究进程。最终实现彻底控制中国心血管代谢疾病高发的态势，为世界其他国家开展心血管代谢疾病防控提供新思路。综上，建立心血管代谢疾病专科势在必行。

心血管代谢疾病专科的建立可以进一步明确心血管代谢疾病的疾病负担、治疗现状和长期预后，不断总结、优化心血管代谢疾病的诊治、随访管理策略，探索建立生活方式指导、优化药物治疗和多学科合作等措施多管齐下、代谢性危险因素全面综合管理的疾病诊疗模式，并通过心血管代谢疾病医联体进行验证及推广，制定该领域临床指南。从而更好地指导心血管代谢疾病的防治工作，达到控制心血管代谢疾病的效果。

（唐熠达）

参考文献

［1］国家心血管病中心．中国心血管健康与疾病报告 2019 [M]．北京：科学出版社，2020: 144-164.

［2］北京市卫生健康委员会．2019 年北京市卫生工作统计资料 [EB/OL].[2021-07-16]. http://www. phic. org. cn/tjsj/wstjjb/202007/P020201110548208041339. pdf.

［3］DARIUSH M. Dietary and Policy Priorities for Cardiovascular Disease, Diabetes, and Obesity [J]. Circulation, 2016, 133 (2): 187-225.

［4］SPERLING L S, MECHANICK J I, NEELAND I J, et al. The CardioMetabolic Health Alliance: Working Toward a New Care Model for the Metabolic Syndrome [J]. J Am Coll Cardiol, 2015, 66 (9): 1050-1067.

［5］The Global Burden of Metabolic Risk Factors for Chronic Diseases Collaboration. Cardiovascular disease, chronic kidney disease, and diabetes mortality burden of cardiometabolic risk factors from 1980 to 2010: a comparative risk assessment [J]. Lancet Diabetes Endocrinol, 2014, 2 (8): 634-647.

［6］DUDAN Z, XUN T, PENG S, et al. Multimorbidity of cardiometabolic diseases: prevalence and risk for mortality from one million Chinese adults in a longitudinal cohort study [J]. BMJ Open, 2019, 9 (3): e024476.

［7］MULDER C L, LASSI Z S, GRIEGER J A, et al. Cardio-metabolic risk factors among young infertile women: a systematic review and meta-analysis [J]. Int J Obstet Gy, 2020, 127 (8): 930-939.

［8］张艺丹，刘思敏．心血管代谢疾病诊断、治疗、防控一体化：实施框架 [J]．岭南心血管病杂志，2019, 25 (1): 120-122.

［9］林小辰，刘芳超，刘思敏．我们如何才能终结心血管代谢疾病的流行 [J]．中华内分泌代谢杂志，2017, 33 (6): 453-459.

2020年中国心血管病一级预防指南：代谢性疾病部分解读

一、前言

2020年12月发表的《中国心血管病一级预防指南》(以下简称《指南》)是我国首个聚焦于动脉粥样硬化性心血管疾病(atherosclerotic cardiovascular disease, ASCVD)一级预防的指南。《指南》凝练了六大类核心问题，即风险评估、生活方式干预、血压管理、血脂管理、2型糖尿病管理和阿司匹林的使用，针对每个核心问题都给出了精炼的推荐意见表格，并继之以概述和支持证据陈述。

《指南》指出：随着人口老龄化和不良生活方式的流行，具有高血压、血脂异常和糖尿病等危险因素的患者人数快速增加。除需进行生活方式干预外，此类患者大部分需进行药物治疗，增加其对心血管病危险因素的知晓率、治疗率和控制率是心血管病一级预防的关键。高血压、血脂异常、糖尿病和肥胖，是导致ASCVD的重要危险因素，本文将围绕这四大心血管代谢性疾病来解读《指南》。

二、心血管病风险评估

心血管代谢性疾病的管理目标应个体化，需要建立在对个体的风险评估基础上。《指南》的一大亮点是将以往各代谢性疾病的风险评估流程进行了整合(图1)，同时也对流程可

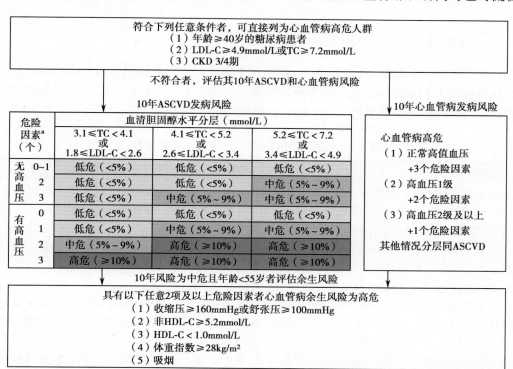

图1 中国成人心血管病一级预防风险评估流程图

163

能存在的缺陷做了说明,指出该流程"仅考虑了主要伴随疾病的状态和危险因素,而在临床实践中每位患者的实际情况可能更为复杂,医患双方往往需针对风险充分讨论",建议在决策困难时可结合心血管病风险增强因素(表1),充分考虑患者意愿的前提下进一步确定是否启动干预措施。

　　该流程图中值得注意的是,≥40岁的糖尿病和慢性肾脏病(CKD)3/4期患者均被直接列为心血管病高危人群。需要指出的是流程图中"ASCVD发病风险"与"心血管病发病风险"略有区别,前者仅指动脉粥样硬化性心血管病的发病风险,后者范畴更大。

表1　心血管病风险增强因素

项目	内容
靶器官损害	冠状动脉钙化积分≥100AU 超声示颈动脉内膜中层厚度≥0.9mm或存在颈动脉粥样斑块 踝/臂血压指数<0.9 左心室肥厚:心电图Sokolow-Lyon电压>3.8mV或Cornell乘积>244mV·ms,或超声心动图示左心室质量指数≥115/95g/m^2(男性/女性),或室间隔厚度≥11mm
血清生物标志物	非HDL-C≥4.9mmol/L(190mg/dl) 载脂蛋白B≥130mg/dl 脂蛋白a≥125nmol/L或50mg/dl 甘油三酯≥2.3mmol/L(200mg/dl) 高敏C反应蛋白≥2.0mg/L
其他因素	早发心血管病家族史[发病年龄<55/65岁(男性/女性)]等

注:HDL-C为高密度脂蛋白胆固醇;Sokolow-Lyon电压为Sv$_1$+Sv$_5$或Sv$_6$电压;Cornell乘积为(Ravl+Sv$_3$)×QRS间期。

三、高血压

　　1. 血压目标　《指南》首次提出"一般高血压患者的最佳血压目标为<130/80mmHg,基本血压目标值为<140/90mmHg",对血压的控制目标提出了严于以往中国指南的标准(表2)。最佳血压目标的设定主要依据ACCORD、SPRINT和SPS3研究。

表2　比较国内外相关指南对于降压目标的推荐

指南名称	降压目标的推荐
中国高血压防治指南(2018年修订版)	一般患者血压目标需控制到140/90mmHg以下,在可耐受和可持续的条件下,其中部分有糖尿病、蛋白尿等的高危患者的血压可控制在130/80mmHg以下
2019年ACC/AHA心血管病一级预防指南	10年ASCVD发病风险≥10%,或合并CKD,或合并T2DM血压目标为<130/80mmHg(I类推荐);明确高血压诊断者,即使没有ASCVD风险增强因素,也可将血压目标设为<130/80mmHg(Ⅱb类推荐)
2020年国际高血压学会全球高血压实践指南	基本目标:至少下降20/10mmHg,最好下降到<140/90mmHg 最佳目标:<65岁,如能耐受,血压目标为<130/80mmHg(但>120/70mmHg);≥65岁,如能耐受,血压目标为<140/90mmHg,但应根据虚弱情况、独立生活能力和可耐受情况,考虑设定个体化的血压目标
2020年中国心血管病一级预防指南	一般高血压患者的最佳血压目标为<130/80mmHg,基本血压目标值为<140/90mmHg;糖尿病患者的降压目标为<130/80mmHg(以上均为I类推荐)

2. 非药物干预　生活方式干预对所有的心血管代谢性疾病管控都十分重要。《指南》有专门的"生活方式干预"章节，但在血压管理部分，仍针对降血压提出了生活方式管理的要点（表 3）。高钠、低钾膳食是我国人群重要的高血压发病危险因素，增加蔬菜水果等的摄入和限制钠盐摄入［食盐摄入 <5g/（人·d）］十分重要。对于体重控制和身体活动也给出了具体的目标。《指南》指出，高血压、糖尿病、房颤、肝肾功能受损者以及孕妇和青少年不建议饮酒。普通人群也不建议通过少量饮酒来预防心血管病。如饮酒，每日酒精摄入量男性不超过 25g，女性不超过 15g。摄入酒精量的计算方法为酒瓶标示的酒精含量（%v/v）× 饮用量（ml）/100 × 0.8。

表 3　有助于降低血压的生活方式推荐

推荐意见	推荐类别	证据级别
新鲜蔬菜、水果、豆类、坚果、全谷类和鱼类的摄入有助于降低血压	I	A
减少钠盐摄入，每人每日食盐摄入量逐步降至 <5g	I	B
控制体重，使 BMI<24kg/m² ；腰围 <90/85cm（男性 / 女性）	I	B
成人每周应进行至少 150 分钟中等强度身体活动或 75 分钟高强度身体活动（或等效的中等强度与高强度身体活动组合）	I	A
避免饮酒有助于降低血压	III	B

3. 药物治疗　大部分高血压患者需要在改善生活方式的基础上接受降压药物治疗。比较国内外相关指南对于降压药物治疗启动时机的推荐（表 4），与《中国高血压防治指南（2018 年修订版）》和《2020 年 ISH 国际高血压实践指南》相比，《2019 年 ACC/AHA 心血管病一级预防指南》和本《指南》对于启动药物时机的推荐更为积极，这与后二者的降压目标设定更严格有关。本《指南》没有强调生活方式改善的时间，对于低、中危患者，血压不达标即应考虑启动药物；合并 DM 和 / 或 CKD 3/4 期的高危患者，血压 ≥130/80mmHg 则可以考虑药物治疗。

表 4　比较国内外相关指南对于降压药物治疗启动时机的推荐

指南名称	降压药物启动时机的推荐
中国高血压防治指南（2018 年修订版）	心血管风险高危 / 很高危，或者中危但 BP ≥160/100mmHg，应立即启动药物治疗；在改善生活方式的基础上，血压仍 ≥140/90mmHg 和 / 或高于目标血压的患者应启动药物治疗（I 类推荐）
2019 年 ACC/AHA 心血管病一级预防指南	10 年 ASCVD 发病风险 ≥10% 或合并 T2DM，血压 ≥130/80mmHg 时应启动药物治疗；10 年 ASCVD 发病风险 <10%，血压 ≥140/90mmHg 时应启动药物治疗（以上均为 I 类推荐）
2020 年 ISH 国际高血压实践指南	心血管高危或合并 CVD、CKD、DM 或 HMOD 的高血压患者，立即启动药物治疗；血压 ≥160/100mmHg 的所有患者，立即进行药物治疗；在改善生活方式的基础上，血压仍高于目标血压的患者应启动药物治疗
2020 年中国心血管病一级预防指南	血压 ≥140/90mmHg，心血管病高危，应启动药物治疗（I 类推荐）；血压 ≥140/90mmHg，心血管病低、中危，应考虑启动药物治疗（IIa 类推荐）；血压 130~139/85~89mmHg 且合并 DM 和 / 或 CKD 3/4 期的高危患者，可考虑启动降压药物治疗（IIb 类推荐）

四、血脂异常

1. 血脂检测指标的推荐　要评估个体的 ASCVD 风险,必须首先测定血脂水平,《指南》给出了不同血脂成分测定的明确推荐(表 5),推荐内容与《2019 年 ESC/EAS 血脂管理指南》基本一致。

表 5　血脂检测指标的推荐

推荐意见	推荐类别	证据级别
采取空腹状态下静脉血检测血脂	I	C
TC 应作为评估 ASCVD 风险的指标	I	C
HDL-C 应作为评估 ASCVD 风险的指标	I	C
LDL-C 应作为评估 ASCVD 风险的指标和降脂治疗靶点	I	C
TG 应作为风险增强因素用于部分患者 ASCVD 风险评估	I	C
非 HDL-C 作为 ASCVD 风险评估指标和干预靶点,特别是合并高 TG、糖尿病、肥胖及 LDL-C 极低的极高危患者,可以替代 LDL-C	I	C
ApoB100 作为致动脉粥样硬化脂蛋白颗粒的可靠检测指标,在合并高 TG、糖尿病、肥胖及 LDL-C 极低患者中作为 ASCVD 风险预测和干预指标优于非 HDL-C,可替代 LDL-C	I	C
成人一生中应考虑至少测定 1 次 Lp(a)以筛查极高水平人群,Lp(a)>430nmol/L(180mg/dl)的患者 ASCVD 风险相当于 FH 杂合子	IIa	C
有早发冠心病家族史的人群应检测 Lp(a),中危人群应检测 Lp(a),作为风险增强因素	IIa	C

2. 胆固醇目标　比较国内外相关指南对于胆固醇目标的推荐(表 6),本《指南》对于中危患者提出较以往中国指南或共识更严格的胆固醇目标;对高危患者,根据是否合并糖尿病进行再分层,合并糖尿病的患者采用更严格的控制目标。

表 6　比较国内外相关指南对于胆固醇目标的推荐

单位:mmol/L(mg/dl)

指南名称		高危	中危	低危
中国成人血脂异常防治指南(2016 年修订版)	LDL-C	<2.6(100)	<3.4(130)	<3.4(130)
	非 HDL-C	<3.4(130)	<4.1(160)	<4.1(160)
2019 年 ESC/EAS 血脂管理指南	LDL-C	<1.8(70)或降低 ≥50%	<2.6(100)	<3.0(116)
	非 HDL-C	<2.6(100)	<3.4(130)	—
2020 年中国心血管病一级预防指南	LDL-C	合并 DM,<1.8(70)或降 ≥50%;不合并 DM,<2.6(100)	<2.6(100)	<3.4(130)
	非 HDL-C	合并 DM,<2.6(100);不合并 DM,<3.4(130)	<3.4(130)	<4.2(160)

注:极高危患者不属于一级预防,不纳入该表比较。

3. 非药物干预 《指南》强调：降低致动脉粥样硬化脂蛋白最基本的措施是改善生活方式，其中饮食对血脂水平影响最大，健康饮食是降低胆固醇的关键。关于 ASCVD 一级预防中的饮食推荐，较为一致的认识是推荐限制饱和脂肪酸及反式脂肪的摄入，增加果蔬、谷薯类及鱼类摄入的地中海饮食模式。对饮食胆固醇及鸡蛋的推荐存在分歧。鉴于我国心血管病发生呈上升趋势，且血脂异常人群也同步上升的情况，建议针对不同人群设定不同饮食胆固醇和鸡蛋黄的摄入标准(表 7)。

表 7　调脂治疗中的饮食管理推荐

推荐意见	推荐类别	证据级别
应考虑采用不饱和脂肪酸(植物油)替代饱和脂肪酸(动物油、棕榈油等)以降低血清胆固醇水平	Ⅱa	A
避免摄入反式脂肪(氢化植物油等)	Ⅲ	A
ASCVD 中低危人群应考虑限制食物胆固醇摄入(<300mg/d)	Ⅱa	B
ASCVD 高危人群或合并高 TC 血症患者应考虑限制胆固醇摄入(<200mg/d)	Ⅱa	B

4. 降胆固醇药物治疗　降胆固醇药物用于一级预防，无论国内外指南都建议中等强度他汀起始，根据达标情况，依次可联合依折麦布、PCSK9i。不建议持续透析的 CKD 患者使用他汀类药物预防 ASCVD。

表 8　降胆固醇药物治疗的推荐

推荐意见	推荐类别	证据级别
所有 ASCVD 中高危人群均需生活方式干预	Ⅰ	B
中等强度他汀类药物治疗作为降脂达标的起始治疗	Ⅰ	A
中等强度他汀类药物治疗 LDL-C 不能达标者联合依折麦布治疗	Ⅰ	B
LDL-C>4.9mmol/L 且合并其他心血管病危险因素 [a] 的患者，中等强度他汀类药物治疗联合依折麦布不能达标者，应考虑联合前蛋白转化酶枯草杆菌蛋白酶 /kexin9(PCSK9)单克隆抗体治疗	Ⅱa	B
不能耐受他汀类药物治疗的 ASCVD 中高危患者应考虑使用依折麦布进行治疗	Ⅱa	C
不能耐受他汀类药物的 ASCVD 高危患者可考虑使用 PCSK9 单克隆抗体进行治疗	Ⅱb	C
非透析 CKD 患者应该考虑使用中等强度他汀或他汀类药物联合依折麦布进行治疗	Ⅱa	B
不建议持续透析的 CKD 患者使用他汀类药物预防 ASCVD	Ⅲ	A

注：[a] 其他心血管病危险因素包括高血压、吸咽、早发冠心病家族史及肥胖。

5. 甘油三酯(TG)的管理　与《2019 年 ACC/AHA 心血管疾病一级预防指南》不同，本《指南》除了对胆固醇管理进行指导以外，还对高 TG 带来的心血管风险进行了阐述，并给出 TG 管理的具体建议(表 9)。《指南》指出，TG 升高与不良生活方式及饮食密切相关，对于

TG 高的人群酒精摄入量限制应更为严格。由于目前贝特类药物可减少心血管事件的证据远不如他汀类药物充分,因此 TG 增高患者的一级预防仍首选他汀,对于 ASCVD 高危的患者,中等强度他汀治疗基础上仍 TG>2.3mmol/L,建议考虑大剂量 IPE(Ⅱa 类推荐),也可以考虑非诺贝特(Ⅱb 类推荐)。

表 9　TG 管理的推荐

推荐意见	推荐类别	证据级别
ASCVD 高危人群接受中等剂量他汀类药物治疗后如 TG>2.3mmol/L,应考虑给予大剂量二十碳五烯酸乙酯(IPE)(2g,每日 2 次)进一步降低 ASCVD 风险	Ⅱa	B
ASCVD 高危人群接受中等剂量他汀类药物治疗后如 TG>2.3mmol/L,可以考虑给予非诺贝特进一步降低 ASCVD 风险	Ⅱb	B

五、2 型糖尿病

2 型糖尿病是 ASCVD 的主要危险因素,前述血压控制目标、血脂控制目标均将"合并糖尿病"作为额外的高风险对待,40 岁以上的糖尿病患者更是直接被认定为心血管病高危人群,因此,2 型糖尿病的管理是心血管病一级预防中极为重要的部分。2 型糖尿病患者的心血管病一级预防,生活方式的干预同样不可忽视,合理的药物治疗仍是关键。

新型降糖药物种类 SGLT2i 和 GLP-1 RA,通过多个心血管临床结局(CVOT)研究结果证实具有显著心血管临床获益,可能动摇经典的降糖药物——二甲双胍的地位。

《2019 年 ESC/EASD 糖尿病、糖尿病前期和心血管疾病指南》首次在心血管高危以上风险的患者中推荐 SGLT2i 和 GLP-1 RA 取代二甲双胍的一线地位。《改善心血管和肾脏结局的新型抗高血糖药物临床应用中国专家建议》最早提出 SGLT2i 和 GLP-1 RA 的六大适用人群,并建议在这些人群中首先考虑这两类新药,而不是二甲双胍。然而,《2020 年 ADA 糖尿病医学诊疗标准》《中国 2 型糖尿病防治指南(2020 年版)》及本《指南》仍坚持对所有 T2DM 患者首推二甲双胍作为一线治疗(表 10)。

首推二甲双胍的依据主要来自 UKPDS 34 研究,该研究是 UKPDS 主体研究 4 075 例 T2DM 患者中的 1 704 例超重、经过饮食控制空腹血糖为 6~15mmol/L 且无高糖症状患者的亚组分析,随机分为饮食控制组(n=411),二甲双胍强化降糖组(n=342),其他强化降糖组(n=951,其中氯磺丙脲 n=265、格列苯脲 n=277、胰岛素 n=409)。随访中位数长达 10.7 年。结果发现二甲双胍组与初始饮食控制组比较,显著降低糖尿病相关终点事件、糖尿病死亡和全因死亡,而其他强化降糖组却没有看到获益。

以 UKPDS 34 研究为证据基础,推荐所有 T2DM 患者首选二甲双胍为一线治疗,可能存在以下问题:①研究对象的外推是否合适?②该研究为亚组分析,而非严格意义上的 RCT 研究,样本量不是事先按照研究终点进行设计的,实际样本量小,证据级别是否足够?③二甲双胍保护心血管的研究证据还有系统综述和荟萃分析,但缺乏严格 RCT 研究证据的二甲双胍,在面对具有多个大型 CVOT 研究结果同时证明具有心血管保护作用的 SGLT2i 和 GLP-1 RA,是否还应该保持一线地位呢?④也许二甲双胍目前的价格优势是重要的原因,又或者是因为其是经过时间证明的经典药物?循证医学的价值就在于依据科学证据而非经验给予推荐。

表 10　国内外指南对于 T2DM 患者降糖药物推荐的比较

指南名称	二甲双胍	SGLT2i	GLP-1 RA
2019 年 ACC/AHA 心血管病一级预防指南	一线	二甲双胍基础上仍 HbA1c ≥ 7%+ CV 危险因素，可选（Ⅱ b）	二甲双胍基础上仍 HbA1c ≥ 7%+ CV 危险因素，可选（Ⅱ b）
2019 年 ESC/EASD 糖尿病、糖尿病前期和心血管疾病指南	CV 低、中危者一线	ASCVD 或 CV 高危/极高危者，一线；已使用二甲双胍者，无论 HbA1c 是否达标，仍应加用	ASCVD 或 CV 高危/极高危者，一线；已使用二甲双胍者，无论 HbA1c 是否达标，仍应加用
2020 年 ADA 糖尿病医学诊疗标准	一线	无论 HbA1c 是否达标，CKD（eGFR 30~60ml/(min·1.73m^2)，或心力衰竭者应加用	无论 HbA1c 是否达标，CV 高危或明确的 ASCVD 者应加用
中国 2 型糖尿病防治指南（2020 年版）	一线	心力衰竭、CKD、合并 ASCVD 或有高危因素者应加用	合并 ASCVD 或有高危因素、CKD 者应加用
2020 年中国心血管病一级预防指南	一线	合并其他 ASCVD 危险因素，即便血糖已控制，也可考虑加用	合并其他 ASCVD 危险因素，即便血糖已控制，也应考虑加用

六、肥胖

目前 WHO 对成人做出的超重和肥胖定义如下：BMI ≥ 25kg/m^2 为超重；BMI ≥ 30kg/m^2 为肥胖。《中华人民共和国卫生行业标准成人体重判定》（WS/T 428—2013）对成人体重的判定为：BMI ≥ 24kg/m^2 为超重，BMI ≥ 28kg/m^2 为肥胖。2014 年我国超重率和肥胖率分别是 1985 年的 11 倍和 56 倍。中国高血压调查（CHS）显示，2012—2015 年中国成年居民腹型肥胖（男性腰围 ≥ 90cm，女性腰围 ≥ 85cm）检出率为 29.1%，估计全国有 2.778 亿成人有腹型肥胖。2019 年全国归因于高 BMI 的 CVD 死亡人数为 54.95 万人，归因于高 BMI 的 CVD 年龄标化死亡率为 38.64/10 万，11.98% 的 CVD 死亡归因于高 BMI。

减重治疗包括生活方式（膳食和体育运动）调整、内科药物及外科手术治疗等多种手段。科学合理的营养治疗联合运动干预仍是目前最有效、最安全的基础治疗。尽管减重能够改善心血管危险因素（腰围、血压、血脂、血糖等），但仍缺乏改善心血管临床结局的证据。因此本《指南》中并没有把"肥胖"或"体重管理"单独列为一个核心问题。但是肥胖作为重要的心血管代谢性疾病，其危害在我国越来越突出，值得重视。在药物方面，新的减重药物 GIP/GLP-1 双受体激动剂的研究正在进行，值得期待。

七、小结

我国心血管病患病率不断攀升，形势严峻，与长期以来一级预防未得到足够重视和有力贯彻有关。本《指南》作为我国首部心血管病一级预防指南，基于循证研究证据，结合我国国情，对心血管病危险因素的综合防控提出了细致、科学的建议，是一部可操作性极强的心血管病一级预防的行动指南。

（高秀芳）

参考文献

［1］中华医学会心血管病学分会，中国康复医学会心脏预防与康复专业委员会，中国老年学和老年医学会心脏专业委员会，等.中国心血管病一级预防指南 [J].中华心血管病杂志，2020, 48 (12): 1000-1038.

［2］ACCORD Study Group, CUSHMAN W C, EVANS G W, et al. Effects of intensive blood-pressure control in type 2 diabetes mellitus [J]. N Engl J Med, 2010, 362 (17): 1575-1585.

［3］SPRINT Research Group, WRIGHT J T Jr, WILLIAMSON J D, et al. A Randomized Trial of Intensive versus Standard Blood-Pressure Control [J]. N Engl J Med, 2015, 373 (22): 2103-2116.

［4］SPS3 Study Group, BENAVENTE O R, COFFEY C S, et al. Blood-pressure targets in patients with recent lacunar stroke: the SPS3 randomised trial [J]. Lancet, 2013, 382 (9891): 507-515.

［5］中国高血压防治指南修订委员会，高血压联盟，中华医学会心血管病学分会中国医师协会高血压专业委员会，等.中国高血压防治指南 (2018 年修订版)[J].中国心血管杂志，2019, 24 (1): 24-56.

［6］ARNETT D K, BLUMENTHAL R S, ALBERT M A, et al. 2019 ACC/AHA Guideline on the Primary Prevention of Cardiovascular Disease: Executive Summary: A Report of the American College of Cardiology/American Heart Association Task Force on Clinical Practice Guidelines [J]. J Am Coll Cardiol, 2019, 74 (10): 1376-1414.

［7］UNGER T, BORGHI C, CHARCHAR F, et al. 2020 International Society of Hypertension global hypertension practice guidelines [J]. J Hypertens, 2020, 38 (6): 982-1004.

［8］Task Force Members, ESC Committee for Practice Guidelines (CPG), ESC National Cardiac Societies. 2019 ESC/EAS guidelines for the management of dyslipidaemias: Lipid modification to reduce cardiovascular risk [J]. Atherosclerosis, 2019, 290: 140-205.

［9］中国成人血脂异常防治指南修订联合委员会.中国成人血脂异常防治指南 (2016 年修订版)[J].中国循环杂志，2016, 31 (10): 937-950.

［10］COSENTINO F, GRANT P J, ABOYANS V, et al. 2019 ESC Guidelines on diabetes, pre-diabetes, and cardiovascular diseases developed in collaboration with the EASD [J]. Eur Heart J, 2020, 41 (2): 255-323.

［11］《改善心血管和肾脏结局的新型抗高血糖药物临床应用中国专家建议》工作组.改善心血管和肾脏结局的新型抗高血糖药物临床应用中国专家建议 [J].中国循环杂志，2020, 35 (3): 231-238.

［12］《改善心血管和肾脏结局的新型抗高血糖药物临床应用中国专家建议》工作组.改善心血管和肾脏结局的新型抗高血糖药物临床应用中国专家建议 [J].中华高血压杂志，2020, 28 (3): 225-233.

［13］中华医学会糖尿病学分会.中国 2 型糖尿病防治指南 (2020 年版)[J].中华糖尿病杂志，2021, 13 (4): 315-409.

［14］American Diabetes Association. Addendum. 9. Pharmacologic Approaches to Glycemic Treatment: Standards of Medical Care in Diabetes-2020 [J]. Diabetes Care, 2020, 43 (Suppl 1): S98-S110.

［15］Effect of intensive blood-glucose control with metformin on complications in overweight patients with type 2 diabetes (UKPDS 34). UK Prospective Diabetes Study (UKPDS) Group [J]. Lancet, 1998, 352 (9131): 854-865.

［16］国家心血管病中心.中国心血管健康与疾病报告 2020 [M].北京 : 科学出版社，2021.

［17］中国超重肥胖医学营养治疗专家共识编写委员会.中国超重 / 肥胖医学营养治疗专家共识 (2016 年版)[J].中华糖尿病杂志，2016, 8 (9): 525-540.

2021年《糖尿病患者合并心血管疾病诊治专家共识》解读

为规范糖尿病合并心血管疾病（CVD）患者的诊疗，国家卫生健康委员会能力建设和继续教育中心组织我国心脏科和内分泌科领域的专家，总结国内外研究进展及专家经验，于2021年5月在《中华内科杂志》上正式发表《糖尿病合并心血管病防治共识》（下文简称《共识》）。

《共识》制定背景主要基于三方面进展：一是两类新型降糖药物——钠-葡萄糖共转运蛋白-2抑制剂（SGLT-2i）、胰高血糖素样肽-1受体激动剂（GLP-1RA）的多项大规模、随机对照、心血管结局临床试验（CVOT）取得了心血管获益的突破性进展；二是合并CVD的糖尿病患者在降脂、抗栓等方面的最新临床研究进展；三是基于上述进展，近三年欧美及我国相继更新了糖尿病相关共识与指南，对合并CVD或伴心血管高风险的糖尿病患者的综合管理尤其是血糖管理提出了最新推荐。

《共识》聚焦于糖尿病与心血管学科交叉中的关键性临床问题，依据最新心血管结局循证医学证据，针对糖尿病合并CVD（冠心病或心力衰竭）患者提出诊治建议。《共识》从内容上可以划分为两大部分：一部分围绕糖尿病领域关注的心血管问题、由心血管专家执笔（《共识》第一至第七大点），如糖尿病患者冠心病的诊治、糖尿病患者的心血管药物选择等；另一部分则围绕心血管领域所关注的血糖相关问题、由糖尿病专家执笔（《共识》第八至第十八大点），如心血管获益的降糖药物选择、预防低血糖发作的要点等。该《共识》形式简明、内容实用，既适用于糖尿病专科医生、也适用于心血管专科医生。

一、糖尿病领域关注的心血管问题

1. 糖尿病患者冠心病的诊断与基本药物治疗　中国心脏调查（China Heart Survey）研究显示，我国冠心病患者52.9%合并糖尿病；CAPTURE研究中国亚组显示，我国2型糖尿病患者约33.9%合并心血管疾病，其中94.9%为动脉粥样硬化性心血管疾病（ASCVD）。既往未被诊断冠心病的糖尿病患者通常仅在内分泌专科就诊，而糖尿病患者是否合并未被发现的冠心病对制定运动管理、血糖管理方案至关重要，鉴于此，《共识》的第一大点主要针对糖尿病医生撰写了冠心病的诊治要点。该部分内容首先简述了冠心病的基本定义和临床类型、典型心肌缺血症状的识别（部位、性质、伴随症状、持续时间、诱因、缓解方式等要素）、可疑急性冠脉综合征的快速鉴别（以便及时转诊）；其次，对冠心病的主要诊断性检查（缺血负荷试验、冠状动脉增强CT造影和经皮冠状动脉造影）进行了推荐，建议典型心肌缺血症状由中等程度以上劳力所诱发时首选缺血负荷试验，但特别指出"对负荷试验的潜在风险有顾虑时可选择冠状动脉增强CT造影"，并强调对于冠心病风险极高危的糖尿病患者（伴左心室射血分数<50%、缺血性卒中、外周动脉狭窄、重度肾衰竭、家族性高胆固醇血症、多项心血管危险因素或1型糖尿病达20年等），即使无症状也应考虑筛查冠心病，因无症状性心肌缺血甚至无痛性心肌梗死是糖尿病患者致死性冠心病风险远高于非糖尿病患者的重要原因之一；最后，简述了冠心病的四大类基本药物治疗，包括以阿司匹林为基石的抗血小板治疗、以他汀为基石的降胆固醇治疗、肾素-血管紧张素-醛固酮系统（RAAS）抑制治疗、抗心肌

缺血治疗（硝酸酯类、β受体拮抗剂、钙通道阻滞剂、尼可地尔、曲美他嗪）。

2. 糖尿病合并CVD患者的血压、血脂、抗栓管理 《共识》第二大点聚焦于血压管理，建议血压目标为<130/80mmHg（不耐受可适当放宽），降压药物首选对糖代谢有益的RAAS抑制剂，并结合血压水平以及是否合并冠心病、心力衰竭、慢性肾脏病（CKD）等进一步优化降压方案，通过家庭血压监测和动态血压监测进行长期血压管理，以及注意糖尿病自主神经病变相关直立性低血压的防治。《共识》第三大点聚焦于血脂管理，结合我国2016版血脂指南及欧美最新血脂指南制定了简明实用的糖尿病患者ASCVD危险分层表；建议糖尿病患者根据ASCVD危险分层，采用"双靶点"（LDL-C与非HDL-C）、"双达标"（降幅≥50%与绝对目标）的血脂管理模式；糖尿病合并ASCVD患者LDL-C目标值<1.4mmol/L、非HDL-C目标值<2.0mmol/L；糖尿病≥40岁患者LDL-C目标值<1.8mmol/L、非HDL-C目标值<2.6mmol/L，并强调非HDL-C达标对糖尿病患者的重要性；降脂药物首选中等强度他汀，不达标或不耐受建议联合依折麦布或PCSK9抑制剂，LDL-C达标后TG仍持续>2.3mmol/L可联合贝特类治疗（但不推荐吉非罗齐）以进一步降低ASCVD风险。《共识》第五大点聚焦于抗栓管理，合并ASCVD的糖尿病患者建议根据病情选择单一或双联抗血小板治疗及相应疗程，药物包括阿司匹林、氯吡格雷、替格瑞洛，但小剂量阿司匹林用于糖尿病患者ASCVD一级预防仅限于年龄40~70岁、ASCVD风险高危/极高危、出血风险低危的患者；糖尿病合并非瓣膜病房颤时应依据CHA$_2$DS$_2$-VSC评分指导是否启动抗凝治疗，并优先选择达比加群、利伐沙班等新型口服抗凝药物（NOAC）；糖尿病合并重度二尖瓣狭窄或人工机械瓣置换瓣术后的房颤患者则建议INR监测下的华法林抗凝治疗；《共识》强调所有患者抗栓治疗前均需评估出血风险，并注意纠正出血危险因素。

3. 糖尿病合并慢性心力衰竭的管理 《共识》第六大点聚焦于慢性心力衰竭，建议关注糖尿病患者是否存在乏力、水肿、不明原因体重增加、利钠肽水平升高等心力衰竭征象，并积极管理射血分数下降型心力衰竭（HFrEF，左室射血分数<40%），建议HFrEF患者使用能够改善预后的RAAS抑制剂（ACEI/ARB）或血管紧张素受体-脑啡肽酶抑制剂（ARNI）即沙库巴曲缬沙坦、β受体拮抗剂和螺内酯，并推荐使用SGLT-2i以进一步改善心血管预后，必要时应用利尿剂以改善症状。

4. 特殊人群（糖尿病肾病、≥75岁高龄糖尿病）的心血管药物选择 《共识》第四大点聚焦于糖尿病肾病，指出当eGFR≥30ml/（min·1.73m^2）时，ACEI/ARB/ARNI的应用不受影响，但eGFR<30ml/（min·1.73m^2）时则需慎用上述药物，若用药后血肌酐超过基线30%需减量、超过50%应停药；钙通道阻滞剂（CCB）可用于糖尿病肾病各期，但合并HFrEF时禁用非二氢吡啶类CCB；β受体拮抗剂可用于糖尿病肾病各期，但反复低血糖发作患者应慎用；噻嗪类利尿剂不建议用于eGFR<30ml/（min·1.73m^2）的患者；ACEI/ARB/ARNI和醛固酮受体拮抗剂联合用药期间必须监测肾功能和血钾浓度；eGFR<30ml/（min·1.73m^2）的患者不推荐替格瑞洛；糖尿病肾病患者使用NOAC时需减量，终末期肾病或透析患者可考虑华法林或阿哌沙班，不推荐其他口服抗凝药物。《共识》第七大点聚焦于高龄老年（≥75岁）糖尿病合并CVD患者，明确不推荐阿司匹林用于此类患者的ASCVD一级预防；非瓣膜性房颤有抗凝指征时NOAC优于华法林；降压治疗首选利尿剂和钙通道阻滞剂，并从小剂量单药起始；降脂治疗建议中等强度他汀类用于ASCVD二级预防，必要时联合依折麦布和PCSK9抑制剂，可考虑他汀类药物用于高龄老人ASCVD一级预防；如需使用β受体拮抗剂，应从小剂量开始，注意监测心率。

二、心血管领域关注的血糖管理问题

鉴于合并 CVD 的糖尿病患者 90% 以上均为 2 型糖尿病（T2DM），此部分各大点均以"T2DM 合并 CVD"进行推荐。

1. T2DM 合并 CVD 患者的血糖控制目标　《共识》第八大点建议，需根据年龄、糖尿病病程、合并 CVD 的严重程度、低血糖风险等情况制定个体化糖化血红蛋白（HbA1c）控制目标。年龄 <65 岁、糖尿病病程 <10 年、预期存活期 >15 年、非严重 CVD 的患者，推荐 HbA1c 控制目标 <7%；糖尿病病程 >10 年、预期存活期 5~15 年、伴严重 CVD 的患者，推荐 HbA1c 控制目标 7%~8%；高龄（≥75 岁）、糖尿病病程 >10 年、预期存活期 <5 年伴严重 CVD 的患者，推荐 HbA1c 控制目标 8%~9%，但需避免高血糖所造成的直接损害；达标管理的全程均应特别注意预防低血糖。

2. T2DM 合并 CVD 患者的一线降糖药物选择及联合降糖治疗优化方案　《共识》第十一大点建议二甲双胍作为 T2DM 合并 CVD 患者的一线降糖药物，若二甲双胍存在禁忌证（急性及失代偿性心力衰竭、重度 CKD 等）或不耐受，建议选择具有心血管保护证据的 GLP-1RA 或 SGLT-2i 作为一线降糖药物，若 GLP-1RA 或 SGLT-2i 存在禁忌证或不耐受，则选用 α- 糖苷酶抑制剂或二肽基肽酶 4 抑制剂（DPP-4i）作为一线降糖药物，但不建议合并心力衰竭的 T2DM 患者使用沙格列汀。《共识》第十二、十三大点聚焦心、肾结局对如何优化联合降糖方案进行了推荐，对于 T2DM 合并 CVD 患者，建议无论基线 HbA1c 或个体化 HbA1c 目标值如何，均应在二甲双胍基础上联合具有心血管获益证据的降糖药物 GLP-1RA 或 SGLT-2i，合并 ASCVD 者优先联合 GLP-1RA（利拉鲁肽、度拉糖肽）或 SGLT-2i（恩格列净、卡格列净），以减少心血管事件，合并心力衰竭者优先联合 SGLT-2i（恩格列净、卡格列净、达格列净），以降低心力衰竭住院风险，若 SGLT-2i 存在禁忌证、可考虑联合 GLP-1RA；对于 T2DM 合并 CVD 同时伴 CKD 患者，建议在二甲双胍基础上优先联合有心、肾获益证据的降糖药物 SGLT-2i 或 GLP-1RA。这部分内容引用了大量新证据，更新了血糖管理理念，做出了诸多新推荐，是整部《共识》的重点与亮点。

3. T2DM 合并 CVD 患者的低血糖预防　将低血糖风险最低化是合并 CVD 的糖尿病患者血糖管理的重要组成部分，《共识》第十六大点强调对此类患者进行低血糖风险评估，警惕增加低血糖风险的因素，包括：①使用胰岛素或胰岛素促泌剂（如磺脲类）；②肾功能或肝功能受损；③糖尿病病程较长；④虚弱和高龄；⑤认知障碍；⑥拮抗胰岛素作用的激素分泌受损；⑦可能影响对低血糖的行为反应的身体或智力残疾；⑧饮酒；⑨多种合并药物。

若存在低血糖高风险、出现无症状低血糖或严重低血糖事件，建议降糖治疗方案调整为包含具有心血管获益证据且不增加低血糖风险的 SGLT-2i 或 GLP-1RA 在内的二联或三联方案，停用增加低血糖风险的药物（如胰岛素或胰岛素促泌剂）或减少其剂量，重视血糖监测和患者教育。

4. 心血管危重症 T2DM 患者的血糖管理　《共识》第十七大点强烈推荐 T2DM 合并心血管危重症患者采用静脉胰岛素输注控制血糖，胰岛素剂量应依据每小时血糖监测结果进行调整，并应避免发生严重低血糖；建议采用床旁快速血糖仪频繁进行毛细血管血糖监测并控制血糖在 7.8~10.0mmol/L，以使危重症患者获益。

5. 高龄（>75 岁）T2DM 合并 CVD 患者的血糖管理　《共识》第十八大点指出，高龄（≥75 岁）T2DM 合并 CVD 患者低血糖风险高、而低血糖发作导致的临床后果更严重，因此降糖治疗应以药物安全性以及预防糖尿病急性并发症作为优先考虑的因素,优先选择低血糖风险较低的药物(二甲双胍、α- 糖苷酶抑制剂、DPP-4i、SGLT-2i、GLP-1RA),在避免急性高血糖并发症的前提下合理放宽血糖目标。

(郭远林)

参考文献

［1］ 国家卫生健康委员会能力建设和继续教育中心 , 孙艺红 , 陈康 , 等 . 糖尿病患者合并心血管疾病诊治专家共识 [J]. 中华内科杂志 , 2021, 60 (5): 421-437.

［2］ COSENTINO F, GRANT P J, ABOYANS V, et al. 2019 ESC Guidelines on diabetes, pre-diabetes, and cardiovascular diseases developed in collaboration with the EASD [J]. Eur Heart J, 2020, 41 (2): 255-323.

［3］ BUSE J B, WEXLER D J, TSAPAS A, et al. 2019 Update to: Management of Hyperglycemia in Type 2 Diabetes, 2018. A Consensus Report by the American Diabetes Association (ADA) and the European Association for the Study of Diabetes (EASD)[J]. Diabetes Care, 2020, 43 (2): 487-493.

［4］ 中华医学会糖尿病学分会 . 中国 2 型糖尿病防治指南 (2020 年版)[J]. 中华糖尿病杂志 , 2021, 13 (4): 315-409. DOI: 10. 3760/cma. j. cn115791-20210221-00095.

［5］ HU D Y, PAN C Y, YU J M, et al. The relationship between coronary artery disease and abnormal glucose regulation in China: the China Heart Survey [J]. Eur Heart J, 2006, 27 (21): 2573-2579.

中国人群血脂异常流行趋势回顾与展望

目前,动脉粥样硬化性心血管疾病(atherosclerotic cardiovascular disease,ASCVD)已成为中国人群健康的首要威胁,ASCVD 主要包括缺血性心脏病和缺血性卒中。ASCVD 快递持续上升是当前我国心血管疾病(CVD)流行的重要特征之一。ASCVD 在 CVD 死亡和总死亡中的比例从 1990 年的 40% 和 11% 上升到 2019 年的 63% 和 27%;同期的死亡人数从 100 万 / 年增加到 290 万 / 年。ASCVD 的发病率(包括发病后死亡和存活的患者)亦持续上升,年发病率和发病人数较 1990 年的增加幅度均超过 100%。研究证实,血脂异常与 ASCVD 的发生密切关联,特别是血清低密度脂蛋白胆固醇(LDL-C)水平升高是动脉粥样硬化性病变发生、发展的致病性危险因素,严重影响人群生命和健康,是我国 2017 年心血管疾病死亡的第三大危险因素,仅次于高血压和高钠饮食。此外,多项前瞻性队列研究显示甘油三酯(TG)升高和高密度脂蛋白胆固醇(HDL-C)降低也是缺血性心脏病发病或死亡的独立预测因子。有效控制血脂异常能够降低 ASCVD 患者住院率、病死率。20 世纪 80 年代以来,随着社会经济的发展和生活方式、膳食结构的改变,我国人群血脂水平呈上升趋势,血脂异常明显增加,人群的血脂异常防治工作至关重要。本文回顾了我国人群血脂异常流行趋势和特点,为评价血脂异常的危害程度,指导有效的防治策略提供重要的参考。

一、中国人群血脂的平均水平及分布特征

我国人群血脂成分的平均水平,特别是总胆固醇(TC)和 LDL-C 的平均水平,是评价血脂流行趋势的重要指标。我国人群血脂水平近年来呈现明显上升趋势,尤其是胆固醇水平。2013—2014 年第四次 "中国慢性病与危险因素监测(CCDRFS)" 在全国范围内对中国成人的血脂水平进行调查,数据显示我国 18 岁及以上人群血清 TC 的平均水平达到 4.70mmol/L;LDL-C 的平均水平已达 2.88mmol/L。同时 2002 年 "中国居民营养与健康调查(Chinese Nutrition and Health Survey,CNHS)"、2010 年 "CNHS" 和 2015 年 "中国居民营养与慢性病监测(Chinese Adults Nutrition and Chronic Diseases Surveillance,CANCDS)" 等 3 项全国性调查数据,对 2002—2015 年中国成人血脂水平变化趋势进行了解。TC 和 LDL-C 的加权平均值分别从 2002 年的 3.93mmol/L 和 2.12mmol/L 增加到 2010 年的 4.59mmol/L 和 2.78mmol/L,以及 2015 年的 4.63mmol/L 和 2.87mmol/L;相比之下,同期 HDL-C 水平从 1.30mmol/L 下降至 1.26mmol/L。调查结果显示,我国居民血脂水平较 10 年前明显升高,男性平均水平整体上高于女性,TC 和 LDL-C 水平城乡差异缩小。

近年来,我国青少年总体血脂水平升高,肥胖儿童平均血脂水平更高。我国一项北京儿童和青少年代谢综合征研究在 2004—2014 年间 6~18 岁儿童青少年的横断面调查显示,我国儿童青少年血脂水平 10 年来呈明显上升趋势(P 均<0.000 1),肥胖儿童的平均血脂水平明显高于非超重儿童(P<0.05)。

严格管理好血脂,能从源头防治动脉粥样硬化性心血管疾病。血脂异常与饮食和生活方式有密切关系,饮食治疗和改善生活方式是血脂异常治疗的基础措施。无论是否选择调脂药物治疗都必须坚持控制饮食和改善生活方式。良好的生活方式包括坚持健康饮食、规

律运动、远离烟草和保持理想体重。生活方式干预是一种最佳成本/效益比和风险/获益比的防治措施。

二、中国人群血脂异常的患病率

血脂异常的患病率是估计各种血脂代谢异常在人群中危害程度的重要指标。根据《中国成人血脂异常防治指南（2016 修订版）》，血脂异常包括高胆固醇血症、高 TG 血症、混合型高胆固醇血症和低 HDL-C 血症。2002 年 CNHS、2010 年中国慢性肾病工作组调查、2011 年中国健康与营养调查及 2012 年 CANCDS 调查显示，中国≥18 岁人群血脂异常（存在任一类型的血脂异常）总体患病率在 2002 年、2010 年、2011 年和 2012 年分别为 18.6%、34.0%、39.91% 和 40.4%，10 余年来血脂异常患病率大幅上升。血脂异常总体患病率随年龄增长而升高，中老年人群患病率较高。据 2002 年 CNHS、2010 年 CNHS 和 2015 年 CANCDS 数据显示，血脂异常加权患病率也显著增加；特别是高 TC 加权患病率从 2002 年的 1.6% 升至 2010 年的 5.6%，2015 年升至 5.8%（P 均<0.001）；同样，在 13 年的时间间隔内，LDL-C 患病率从 1.3% 增加到 5.6%，然后增至 7.2%。同时根据 2015 年 CANCDS 和 2013—2014 年 CCDRFS 调查数据显示，成人 TC≥5.2mmol/L 和 LDL-C≥3.4mmol/L 者也分别高达 28.5% 和 26.3%。2019 年中国高血压调查研究组新近发表的数据显示，我国成人血脂异常总患病率男性高于女性，城乡差异消失，东部、中部和西部地区之间差异无统计学意义。

此外，研究显示我国儿童青少年血脂异常患病率也明显升高，从 2004 年的 18.80% 升至 2014 年的 28.90%，高 LDL-C 等各种类型血脂异常在肥胖儿童青少年的患病率均明显高于非超重的儿童青少年。血脂异常的年轻化趋势预示未来我国成年人血脂异常患病及相关疾病的负担还会继续升高。实施面向行动的干预措施，改善生活方式，关注青少年的健康是卫生事业的重中之重。

三、中国人群血脂异常知晓率、治疗率、控制率、达标率

当前，人们对血脂异常危害的认识和防控力度仍然非常不足。现阶段我国成年人血脂异常知晓率、治疗率和控制率总体仍处于较低水平，ASCVD 高危/极高危人群的降脂治疗率、达标率现状堪忧，是我国心血管疾病发病和死亡率持续上升的重要原因之一。2007—2008 年，"中国糖尿病和代谢异常研究（CNDMDS 研究）"在全国范围内调查结果显示，我国成年人对胆固醇升高（TC≥6.22mmol/L）的知晓率、治疗率和控制率为 24.15%、17.7%、14.75%；2010 年中国慢病监测调查结果显示，我国成年人血脂异常（TC≥6.22mmol/L 或 TG≥2.26mmol/L 或 HDL-C<1.04mmol/L 或 LDL-C≥4.14mmol/L=的知晓率为 10.93%、治疗率为 6.84%、控制率为 3.53%，均处于很低水平，尤其是男性、45 岁以下、农村及西部地区的成年人。InterASIA 在 2013 年发表的研究显示，对于 TC≥5.18mmol/L 的人群，男性/女性的知晓率、治疗率、控制率仅为 8.8%/3.5%、1.9%/7.5%、3.4%/1.5%。我国 ASCVD 高危/极高危人群的 LDL-C 治疗率、达标率很不理想。2013—2014 年 CCDRFS 研究将调查人群根据《中国成人血脂异常防治指南》（2016 修订版）中 10 年 ASCVD 危险评估进行分层，9.4% 的人群为高危人群，LDL-C 水平应低于 2.6mmol/L；但其接受调脂药物的治疗率仅为 5.5%、LDL-C 达标率仅为 25.5%；而占 1.8% 的已患 ASCVD 的极高危人群中，LDL-C 水平应低于 1.8mmol/L，但接受调脂药物的治疗率仅 14.5%、LDL-C 达标率仅 6.8%。现有

流行病学研究均显示,面对严峻的血脂异常高发情况,我国血脂异常的知晓率、调脂药物的平均使用率及 LDL-C 的达标率仍较低,现在血脂异常的防控水平还处于较低的水平。对于 ASCVD 的高危人群和已患有 ASCVD 的患者,管理好血脂,除了积极倡导健康生活方式外,降胆固醇药物治疗是关键。根据机制不同可将降胆固醇药物分为抑制胆固醇合成的他汀类药物、抑制胆固醇吸收的依折麦布,以及抑制低密度脂蛋白受体降解的前蛋白转化酶枯草杆菌蛋白酶 9/kexin 9 型(PCSK9)抑制剂。他汀类药物是降低胆固醇水平,尤其是 LDL-C 水平最有效的药物。大规模临床试验及荟萃分析结果证实,通过应用他汀类药物治疗,能够明显降低患者血清 TC 和 LDL-C 水平,并使患者 ASCVD 风险显著降低,LDL-C 每降低 1.0mmol/L(39mg/dl),主要心血管事件风险降低 20%,并且在高、中甚至低危人群中他汀类药物均可显著降低 ASCVD 风险。根据《中国成人血脂异常防治指南》以及新近发布的《超高危 ASCVD 患者血脂管理中国专家共识》推荐,ASCVD 的高危人群 LDL-C 水平应低于 2.6mmol/L,极高危人群应低于 1.8mmol/L,超高危人群 LDL-C 水平则要降低至 1.4mmol/L 以下且较基线降幅超过 50%。极高风险 ASCVD 人群只有接受大剂量的高强度他汀治疗才能达到上述 LDL-C 目标值,然而我国患者很少能耐受这种高强度的他汀长期应用。同时基于中华医学会心血管病学分会和美国心脏协会的合作项目“中国心血管疾病医疗质量改善项目”大型注册研究显示,在全国 200 余家医院入选的 104 516 例急性冠脉综合征住院患者中 75.1% 为超高危 ASCVD 患者,需要采用更低的 LDL-C 目标值的患者数量众多,且大部分超高危患者的 LDL-C 水平未达推荐标准,因此需要进一步考虑联合治疗。大型随机对照临床试验显示,PCSK9 抑制剂可在他汀类药物治疗的基础上进一步降低血清 LDL-C 水平,同时可改善 HDL-C 等其他血脂指标,并可显著减少 ASCVD 高危人群甚至极高危患者的心血管事件风险,风险越高的患者,接受 PCSK9 抑制剂治疗的获益越大。同时亚洲人群的亚组研究结果显示,亚洲人群接受 PCSK9 抑制剂依洛尤单抗治疗也有显著获益,且无需进行药物剂量调整。至今尚无严重或危及生命的不良反应报道。因此考虑到他汀类药物的“6%效应”,即剂量增加 1 倍 LDL-C 降幅仅增加 6%,以及中国人群对高强度他汀类药物的低耐受性,2020 年发布的《中国心血管病一级预防指南》以及《超高危 ASCVD 血脂管理中国专家共识》等均推荐不能耐受他汀类药物的 ASCVD 高危患者以及已患有 ASCVD 的极高危和超高危患者可考虑使用 PCSK9 单克隆抗体进行治疗。

四、血脂异常预防和诊治的展望

随着城市化、老龄化水平的快速推进,我国居民血脂异常患病率呈井喷式的上升趋势和年轻化倾向,其造成的疾病负担和社会经济压力大幅上升,严重影响居民的身心健康和社会安定。但血脂异常的危害尚未得到充分认识和有效管理,我国人群血脂异常的知晓、治疗和控制水平仍较低。全面评估 ASCVD 总体风险是防治血脂异常的必要前提。2020《中国心血管病一级预防指南》推荐对于 18~75 岁人群,采用基于我国人群长期队列研究建立的“中国成人心血管病一级预防风险评估流程”进行风险评估和危险分层。此外,在 ASCVD 极高危和超高危患者间,发生 ASCVD 事件的风险也有很大差异,具有更高风险的患者可从进一步降低 LDL-C 的治疗中获益,明显改善预后。因此,我国应更加明确地针对极高危和超高危人群,推荐相应的降脂治疗方案,提高不同危险水平人群 LDL-C 的达标率,改善 ASCVD 的一级和二级预防整体水平。然而降胆固醇治疗的治疗率和 LDL-C 达标率偏低受到诸多因素影响,包括临床医生对高危和极高危患者降胆固醇治疗策略的重视程度、应用能力和责任心,患者对治疗的依从性,医疗资源可及性和医疗保障政策等多个方面。在今后的疾病防控和公共卫生领域,应该在大力提升 ASCVD 防控力度的同时,着力推进相关危险因素的监测和防控,在全国范围内强化对医师和社区居民的血脂防控宣传教育,提倡积极地控制饮食和促进健康生活方式,探索更为有效地控制和预防人群中血脂代谢异常的策略,才能真正有效地改善我国 ASCVD 的防治工作。

(肖罗茜　齐玥　刘静)

参考文献

[1] ZHAO D, LIU J, WANG M, et al. Epidemiology of cardiovascular disease in China: current features and implications [J]. Nat Rev Cardiol, 2019, 16 (4): 203-212.

[2] Institute for Health Metrics and Evaluation (IHME)[EB/OL].[2021-06-15]. http://ghdx. healthdata. org/gbd-results-tool.

[3] GU X, YANG X, LI Y, et al. Usefulness of low-density lipoprotein cholesterol and non-high-density lipoprotein cholesterol as predictors of cardiovascular disease in Chinese [J]. Am J Cardiol, 2015, 116 (7): 1063-1070.

[4] ZHOU M, WANG H, ZENG X, et al. Mortality, morbidity, and risk factors in China and its provinces, 1990-2017: a systematic analysis for the Global Burden of Disease Study 2017 [J]. Lancet, 2019, 394 (10204): 1145-1158.

[5] 赵冬. 中国人群血脂异常流行趋势和治疗控制现状 [J]. 中华心血管病杂志, 2019 (5): 341-343.

[6] 中国成人血脂异常防治指南修订联合委员会. 中国成人血脂异常防治指南 (2016 年修订版)[J]. 中国循环杂志, 2016, 31 (10): 937-950.

[7] ZHANG M, DENG Q, WANG L, et al. Prevalence of dyslipidemia and achievement of low-density lipoprotein cholesterol targets in Chinese adults: a nationally representative survey of 163, 641 adults [J]. Int J Cardiol, 2018, 260: 196-203.

[8] SONG P K, MAN Q Q, HONG L I, et al. Trends in lipids level and dyslipidemia among Chinese adults, 2002-2015 [J]. Biomed Environ Sci, 2019, 32 (8): 559-570.

[9] DING W, CHENG H, YAN Y, et al. 10-Year Trends in Serum Lipid Levels and Dyslipidemia Among Children and Adolescents From Several Schools in Beijing, China [J]. J Epidemiol, 2016, 26 (12): 637-645.

[10] HE H, PAN L, DU J, et al. Prevalence of, and biochemical and anthropometric risk factors for, dyslipidemia in children and adolescents aged 7 to 18 years in China: A cross-sectional study [J]. Am J Hum Biol, 2019, 31 (5): e23286.

[11] 赵文华, 张坚, 由悦, 等. 中国 18 岁及以上人群血脂异常流行特点研究 [J]. 中华预防医学杂志, 2005 (5): 306-310.

[12] PAN L, YANG Z, WU Y, et al. The prevalence, awareness, treatment and control of dyslipidemia among adults in China [J]. Atherosclerosis, 2016, 248: 2-9.

[13] 国家卫生计生委疾病预防控制局. 中国居民营养与慢性病状况报告 [M]. 北京:人民卫生出版社, 2015.

[14] 戴璟, 闵杰青, 杨云娟. 中国九省市成年人血脂异常流行特点研究 [J]. 中华心血管病杂志, 2018 (2): 114-118.

[15] 中国高血压调查研究组. 2012~2015 年我国 ≥ 35 岁人群血脂异常状况调查 [J]. 中国循环杂志, 2019, 34 (7): 681-687.

[16] YANG W, XIAO J, YANG Z, et al. Serum Lipids and Lipoproteins in Chinese Men and Women [J]. Circulation, 2012, 125 (18): 2212-2221.

[17] 李剑虹, 王丽敏, 米生权, 等. 2010 年我国成年人血脂异常知晓率和治疗率及控制率调查 [J]. 中华

预防医学杂志, 2012, 46 (8): 687-691.

[18] GAO F, ZHOU Y J, HU D Y, et al. Contemporary management and attainment of cholesterol targets for patients with dyslipidemia in China [J]. PLoS One, 2013, 8 (4): e47681.

[19] 中国胆固醇教育计划 (CCEP) 工作委员会, 中国医疗保健国际交流促进会动脉粥样硬化血栓疾病防治分会, 中国老年学和老年医学学会心血管病分会, 等. 中国胆固醇教育计划调脂治疗降低心血管事件专家建议 (2019)[J]. 中华内科杂志, 2020, 59 (1): 18-22.

[20] 赵水平. 严格管理好血脂, 从源头防治动脉粥样硬化性心血管疾病 [J]. 中华心血管病杂志, 2021, 49 (6): 545-547.

[21] 中华医学会心血管病学分会动脉粥样硬化与冠心病学组, 中华心血管病杂志编辑委员会. 超高危动脉粥样硬化性心血管疾病患者血脂管理中国专家共识 [J]. 中华心血管病杂志, 2020, 48 (4): 280-286.

[22] 曾雨虹, 刘静, 刘军, 等. 超高危 ASCVD 患者的界定标准对住院 ACS 患者降脂治疗需求的影响 [J]. 中华心血管病杂志, 2020, 48 (12): 1039-1046.

[23] SABATINE M S, GIUGLIANO R P, WIVIOTT S D, et al. Efficacy and safety of evolocumab in reducing lipids and cardiovascular events [J]. N Engl J Med, 2015, 372 (16): 1500-1509.

[24] ROBINSON J G, FARNIER M, KREMPF M, et al. Efficacy and safety of alirocumab in reducing lipids and cardiovascular events [J]. N Engl J Med, 2015, 372 (16): 1489-1499.

[25] KEECH A C, OYAMA K, SEVER P S, et al. Efficacy and Safety of Long-Term Evolocumab Use Among Asian Subjects-A Subgroup Analysis of the Further Cardiovascular Outcomes Research With PCSK9 Inhibition in Subjects With Elevated Risk (FOURIER) Trial [J/OL]. Circ J, 2021 [2021-07-16]. doi: 10. 1253/circj. CJ-20-1051.

[26] 中华医学会心血管病学分会, 中国康复医学会心脏预防与康复专业委员会, 中国老年学和老年医学会心脏专业委员会, 等. 中国心血管病一级预防指南 [J]. 中华心血管病杂志, 2020, 48 (12): 1-39.

难治性高胆固醇血症的新靶点

　　难治性高胆固醇血症是指纯合子型家族性高胆固醇血症（homozygous familial hypercholesterolemia，HoFH）及复合杂合型家族性高胆固醇血症（compound heterozygous familial hypercholesterolemia）而导致的胆固醇代谢异常的特殊临床表型，表现为血浆 LDL-C 水平显著异常增高以及早发性动脉粥样硬化性心血管疾病（ASCVD）。这类疾病属于遗传性疾病范畴，HoFH 表现为等位基因双突变，复合杂合家族性高胆固醇血症表现为双等位突变（在两条同源染色体的相同基因座上有两个突变等位基因的杂合基因型）的杂合突变。HoFH 的发病率为 1/100 万 ~1/36 万，属于罕见病。复合杂合的发病率较 HoFH 高，但临床表型接近 HoFH，同属于难治性高胆固醇血症。现有的降胆固醇方法包括经典的他汀类药物、胆固醇吸收抑制剂依折麦布，在难治性高胆固醇血症患者中的单药疗效或者联合用药疗效均较差。近些年来，科学家们针对胆固醇合成、转运、代谢等不同阶段的不同靶点研发新的降胆固醇药物，包括微粒体转移蛋白抑制剂（MTP 抑制剂）、抑制 ApoB 的寡核苷酸、肝脏选择性甲状腺激素模拟剂等。近期上市的新药 PCSK9 单克隆抗体，因其显著的降低 LDL-C 及降低 ASCVD 事件发生风险的能力而得以在极高危患者中逐渐推广应用。但在临床中针对难治性高胆固醇血症患者而言，PCSK9 单克隆抗体降低 LDL-C 的降幅仍不能完全满足这类患者血脂达标需求。因此，有必要不断探究降胆固醇新靶点并研发新型降脂药物，以满足这类患者的临床需求。

一、降胆固醇的新靶点

　　1. 血管生成素样 3（ANGPTL3）　编码血管生成素样 3（ANGPTL3）是调节脂质新陈代谢并主要在肝脏中表达的分泌因子的血管生成素样家族的一员，其基因的功能缺失变异与血脂和预防动脉粥样硬化性心血管疾病相关。

　　2. 贝培多酸（Bempedoic Acid，简称 BA）　BA 是一种小分子，通过竞争性抑制三磷酸腺苷（ATP）- 柠檬酸裂解酶而降低 LDL-C 水平，ATP- 柠檬酸裂解酶是 3- 羟基 -3- 甲基戊二酸辅酶 a 还原酶上游的胆固醇生物合成途径中的关键酶。因此，它抑制胆固醇的生物合成和上调肝脏 LDL-R 的表达，从而通过增加循环中 LDL-C 的清除来降低 LDL-C 的血液水平。

　　3. REV-ERB　REV-ERBα 是孤儿核激素受体超家族的一员，属于配体激活转录因子之一，其同源异构体有 REV-ERBβ（Nr1D2），两者在视上核、肝及心脏组织中都呈昼夜节律性表达，血红素调节的核受体，可调节代谢途径。既往研究证明，用合成 REV-ERB 激动剂治疗小鼠可抑制血浆胆固醇水平和肝脏胆固醇生物合成速率限制酶（HMG-CoA 还原酶）的水平。动物研究表明，REV-ERB 激动剂 SR9009 降低了野生型 C57Bl/6 和低密度脂蛋白受体（LDLR）缺失小鼠的血浆胆固醇水平，并降低了胆固醇生物合成途径内一系列基因的表达。与这些数据一致，有研究观察到在 REV-ERBα 表达不足的小鼠中，这些基因的表达增加。研究分析显示，REV-ERB 直接与大多数参与胆固醇生物合成的基因结合，并直接抑制它们的表达。该研究揭示了 REV-ERB 直接或间接（通过抑制 Srebf2 表达）调控胆固醇生物合成的复杂机制,并提供了胆固醇水平如何以昼夜节律方式调控的信息。该研究表明,靶向 REV-ERB 可能是临床降低 LDL-C 水平的有效方法。

4. G 蛋白偶联受体(GPCR) Han 等近期研究通过生物信息学分析和功能实验验证,发现非编码区 SNPs rs1997243 是基因组 7p22 区域的唯一致病突变,它定位于基因组的非编码区并特异性的增加 GPR146 的表达。深入研究发现,GPR146 编码一个 G 蛋白偶联受体(GPCR),定位于肝细胞质膜,响应血清刺激并激活 cAMP-PKA-CREB 信号通路,进而调节肝脏脂质代谢平衡和血液胆固醇水平,这也是首次发现的直接调节血液胆固醇水平的 GPCR。GPCR 具有良好的成药性,在所有已上市的药物中,有超过 1/3 都是靶向 GPCR,这项研究为降胆固醇药物研发提供了新的重要靶点。

5. USP20(去泛素化酶泛素特异性肽酶 20) Lu 等研究首先发现,进食后肝脏中胆固醇合成途径限速酶 HMGCR 的蛋白量显著增加。他们利用巧妙设计的体外生化反应,逐一克隆表达 70 多个去泛素化酶,筛选到 USP20 是 HMGCR 特异的去泛素化酶。在喂食状态下,去泛素化酶泛素特异性肽酶 20(USP20)稳定了 HMG-CoA 还原酶(HMGCR),即胆固醇生物合成途径中的限速酶。餐后胰岛素和葡萄糖浓度的增加会协同激活 mTORC1 在 S132 和 S134 位点上磷酸化 USP20。USP20 被招募到 HMGCR 复合物中并拮抗其降解,上调胆固醇合成,从而将吸收的葡萄糖等营养物质转变为胆固醇。随后还发现,长期高糖高脂饮食诱导 USP20 磷酸化增多,稳定 HMGCR 蛋白而升高胆固醇,是引起代谢性疾病的原因。为探索 USP20 可否作为肥胖等代谢性疾病治疗的靶标,研究人员给予肥胖小鼠 USP20 抑制剂,发现该抑制剂能够显著减轻体重,降低血液胆固醇与甘油三酯水平及提高胰岛素敏感性,抑制 USP20 后可促使 HMGCR 降解,脂质合成减少,还引起琥珀酸增多,增加产热。这些代谢指标的改善均有助于治疗高胆固醇血症、肥胖、糖尿病等代谢疾病。

二、新型降胆固醇药物与方法

1. ANGPTL3 单克隆抗体 Evinacumab 是一种抗 ANGPTL3 的单克隆抗体,在 HoFH 患者中显示出潜在的益处。在 65 例 HoFH 患者接受稳定的降脂治疗后接受静脉注射的 Evinacumab 15mg/kg,每 4 周 1 次。结果发现第 24 周时,Evinacumab 组患者的 LDL 胆固醇水平较基线水平相对降低了 47.1%,而安慰剂组患者的 LDL 胆固醇水平上升了 1.9%,组间最小二乘平均值差为 -49.0 个百分点;组间 LDL 胆固醇水平最小二乘平均绝对差为 -132.1mg/dl。

2. Inclisiran Inclisiran 是作用于 PCSK9 的小干扰 RNA。在 3 期临床试验中,成人杂合子性 FH 患者(ORION-9)接受最大接受剂量的他汀治疗,伴或不伴依折麦布,接受 Inclisiran(剂量为 300mg),分别在第 1、90、270 和 450 天皮下注射,LDL-C 水平明显低于安慰剂组,而且两组不良事件和严重不良事件相似。ASCVD 患者(ORION-10)和 ASCVD 或 ASCVD 同等风险的患者(ORION-11),尽管接受了最大耐受剂量的他汀治疗,但 LDL-C 水平仍升高(>100mg/dl),随机应用 Inclisiran 或安慰剂,结果发现每 6 个月皮下注射一次的 Inclisiran 组 LDL-C 水平下降约 50%。

3. 贝培多酸(Bempedoic acid,BA) BA 是 ACL-柠檬酸裂解酶(ACL)抑制剂,剂通过抑制细胞所需底物来降低胆固醇的生物合成。其与他汀类药物进行单药或联合治疗的研究均显示了积极的结果,没有明显的副作用。BA 是一种前药,需要非常长链的酰基辅酶 a 合成酶 -1 激活,这种酶主要存在于肝脏。最近对 BA 4 项随机临床试验(包括 3 623 例高胆固醇血症患者)的汇总分析显示,与安慰剂相比,他汀类药物背景治疗下 BA 组的 LDL-C 水平显著降低了 17%~25%。其他血脂指标如总胆固醇非高密度脂蛋白胆固醇 (non-HDL-C)、载脂蛋白 B 和高敏 C 反应蛋白(hs-CRP)水平也有显著改善。在最近一项包括 11 项 BA 随机对照试验中 4 391 例患者的荟萃分析中,BA 的使用与心血管事件和糖尿病的风险降低相关。此外,BA 的使用显著降低了 LDL-C 水平和 hs-CRP 浓度。BA 对心血管疾病发病率和死亡率的影响有待观察,并正在 CLEAR OUTCOMES 研究中对他汀类药物不耐受高危人群进行研究。美国食品药物监督管理局于 2020 年 2 月批准了 BA,用于治疗需要进一步降低 LDL-C 的杂合子 FH 或 ASCVD 成人。FDA 批准的最大耐受他汀类药物的剂量组合为 180mg,每日 1 次、口服。欧洲药品管理局(EMA)也授权在欧盟可以使用 BA。

4. 甲状腺素模拟物(thyroid mimetics) 甲状腺激素作用于两种主要受体,即甲状腺受体 α 和 β(TRα 和 TRβ)。内源性甲状腺激素通过 TRβ 发挥降脂作用;然而,由于伴随 TRα 诱导的心脏、肌肉和骨的甲状腺毒性副作用,这种作用不能用于治疗目的。

选择性 TRβ 激动剂的开发旨在规避这些问题,并可能为 FH 治疗提供一种额外的方法。这些甲状腺类药物可以诱导肝胆酸的产生,并上调 HDL 受体［即 B-Class I 型清道夫受体(SR-B1)］的表达,导致胆固醇向 HDL 颗粒的运输增加。因此,这些药物可以干扰胆固醇代谢,没有有害的 TRα 相关副作用。来自动物研究的数据表明,用选择性 TRβ 激动剂治疗 LDLR–/– 小鼠,即 GC-1(sobetirome)和 KB2115(eprotirome),通过增加胆汁酸合成的胆固醇利用率,并诱导其随后以 LDLR 无关的方式排泄,从而降低血清胆固醇水平。Eprotirome 表现出剂量依赖性降 LDL-C 的效果,Ⅲ 期 RCT 试验针对 HeFH 病人(AKKA 试验),发现每日口服治疗 100μg 剂量治疗 6 周后,与安慰剂相比,可降低 LDL-C 22%。然而,本研究还发现,Eprotirome 治疗有可能导致肝损伤,而且发现 Eprotirome 可诱导狗软骨损伤,因而提前终止研究。在各种动物研究中,使用 Sobetirome 可显著降低灵长类动物的 LDL 以及 TG 和 Lp(a)水平。尽管试验剂量没有甲状腺毒性,但该药物轻度抑制下丘脑 - 垂体轴。

5. 其他已上市的用于 HoFH 的降胆固醇药物 洛美他派是一种口服药物,已被批准用于治疗成人 HoFH。洛美他派通过抑制肝脏中的微粒体甘油三酯转运蛋白发挥作用,而后者是小肠中乳糜微粒吸收甘油三酯(triglyceride,TG)和肝细胞中极低密度脂蛋白(very low-density lipoprotein,VLDL)吸收磷脂所必需的。在治疗 26 周时,洛美他派可使 LDL 降低 50%,Lp(a)水平降低 15%。在治疗 26 周至 78 周期间,其对 LDL 的影响保持不变,尽管程度较轻,而 Lp(a)水平在第 78 周时恢复到基线水平。来自意大利一项回顾性研究的真实数据证实了洛美他派对 15 名 HoFH 患者的 LDL-C 降低作用。该研究的随访数据显示,由于洛美他派能充分降低 LDL,可使 80% 患者免于接受血脂净化。关于潜在的副作用,有研究发现在 HoFH 患者中洛美他派的肝脏脂肪含量增加,转氨酶升高,减少剂量后可缓解。因此,在洛美他派治疗期间有必要监测转氨酶。此外,胃肠道不良事件也有报道,不过可通过缓慢剂量滴定、低脂饮食来减轻。洛美他派观察性全球评估注册(LOWER),是针对洛美他派的确切安全性和有效性开展的注册研究,该研究尚在进行中。

米泊美生是一种反义寡核苷酸,与 ApoB mRNA 结合,随后通过核糖体下调 ApoB 的表达和 VLDL 的产生。米泊美生的用法是 200mg 皮下注射,每周 1 次。米泊美生在 HoFH 患者中降低了 21% 的 LDL 水平,在杂合型家族性高胆固醇血症(HeFH)患者中降低了 28%。Ⅲ 期 RCT 试验研究表明,在 HoFH 患者的最大耐受标准降脂治疗中添加米泊美生,LDL、ApoB 和 Lp(a)水平分别显著降低了 25%、27% 和 31%。在儿科患者中,米泊美生的降脂效果显著。米泊美生通过降低脂蛋白水平显著降低 MACE 发生。米泊美生最常见的不良事件包括短暂的注射部位反应和流感样症状,以及大多数患者 ALT 升高。米泊美生升高肝内 TG 含量。研究显示,有 1/10 接受治疗的患者表现出可逆性(停药后)肝脂肪变性,而其余患者的肝脂肪含量也有增加的趋势。米泊美生和洛美他派在临床实践中应用较少,这些药物通常作为他汀治疗的补充,主要用于不能进行 LDL 净化的 HoFH 患者,目前尚未在中国上市。

6. 基因治疗　基因治疗可能为 FH 的治疗提供一个有前途的方法,因为靶向特定的基因位点可以导致精确的结果和最小的副作用。病毒载体相关基因转移可以上调动物模型中 LDLR 的表达并控制高胆固醇血症。然而,一项将逆转录病毒基因转移到 5 名 HoFH 患者肝细胞的试点研究导致了不同的生化反应,因此需要建立更有效的基因治疗方法。

最近的证据表明,LDLR 的诱导降解物(IDOL)构成了一种新的 LDLR 调节因子,并通过特定的氨基酸取代促进了 LDLR 变体的构建,这些变体对 PSCK9 和 IDOL 具有抗性,并对 LDL 代谢有积极影响。IDOL 是一种 e3- 泛素连接酶,与 PCSK9 在不同的位置与 LDLR 结合,从而促进受体泛素化和溶酶体降解。一项对人源化小鼠的研究表明,腺相关病毒 -8(AAV8)介导的肝脏中 IDOL 的表达导致 LDL 血浆水平的 LDL 依赖增加。最近的一项毒理学研究评估了 AAV8 在恒河猴中直接表达 LDLR 的影响,表明除了轻微和短暂的转氨酶血症和免疫适应反应外,该治疗是安全的。此外,AVV8 诱导的针对 ApoB 的 RNA 沉默方法(通过短发卡 RNA 和人工 microRNA)已导致血浆胆固醇显著降低。ApoB 的剪接调控是另一种可用于 FH 治疗的方法。ApoB 转录后修饰通过干扰 VLDL 组装和 LDL 清除,在降低胆固醇方面似乎是安全有效的。

研究证明,辅助腺病毒载体(HDAd)依赖的 LDLR 基因转移到小鼠体内对动脉粥样硬化有效。对于额外的抗炎作用,聚乙二醇化技术似乎是有用的,而这种修饰并不干扰 HDAd 载体诱导的 LDL 降低和动脉粥样硬化消退。为了克服宿主免疫反应和非病毒基因传递的技术难点,Hou 等最近展示了微圆非病毒 DNA 载体的创建。经过特定的修饰和高效的肝脏特异性 LDLR 基因表达后,在 LDLR 缺陷小鼠中纠正高胆固醇血症没有显著毒性,从而提供了另一种潜在的治疗 FH 的基因工具。此外,通过质粒载体,人诱导多能干细胞(hiPSC)技术已经显示出令人鼓舞的结果。转化的分化肝细胞样细胞,无论是通过载体,还是通过聚类规则间隔短回文重复序列 /CRISPR 相关 9(CRISPR/Cas9)技术进行特定的基因组编辑,均显示出 LDL 摄取增加和 FH 表型修正。最近,一项研究在 FH 小鼠模型病毒性向量表达 LDLR cDNA 结合 microRNA,抑制了 3- 羟基 -3- 甲基戊二酸还原酶(HMG-CoA)也导致脂质水平降低 32%。鉴于这些创新的技术 / 方法,目前更多的研究工作集中在发展精确、有效和安全的基因传递策略,用于 FH 的遗传治疗。然而,为了安全地诱导有效的 LDL 转基因表达,最终实现人类动脉粥样硬化的持续减轻和消退,还需要进一步的研究。基因治疗一直以来是难治性高胆固醇血症领域研究的热点,致力于研发能够成功转化为临床应用的有效安全的治疗方法。尽管最初的结果很有希望,但还需要更多样本量更大、随访时间更长的临床试验来确定这些方法在难治性高胆固醇血症治疗中的确切作用。

综上所述,针对难治性高胆固醇血症的治疗靶点的研究正在不断深入开展。同时,针对难治性高胆固醇血症的治疗,基因治疗技术仍在不断完善和研发,有望能够获得新的突破。另外,针对新近发现的新靶点诸如 ANGTL3 以及 GMPCR、USP20 等,有望在不久的将来能服务于临床。

(吴娜琼　李建军)

参考文献

[1] EISEN A, GIUGLIANO R P. Advances in the field of proprotein convertase subtilisin kexin type 9 inhibitors [J]. Curr Opin Cardiol, 2016, 31 (6): 644-653.

[2] MUSUNURU K, PIRRUCCELLO J P, DO R, et al. Exome sequencing, ANGPTL3 mutations, and familial combined hypolipidemia [J]. N Engl J Med, 2010, 363 (23): 2220-2227.

[3] BRANDTS J, RAY K K. Bempedoic acid, an inhibitor of ATP citrate lyase for the treatment of hypercholesterolemia: early indications and potential [J]. Expert Opin Investig Drugs, 2020, 29 (8): 763-770.

[4] SITAULA S, ZHANG J, RUIZ F, et al. Rev-erb regulation of cholesterologenesis [J]. Biochem Pharmacol, 2017, 131: 68-77

[5] HAN F, LIU X, CHEN C, et al. Hypercholesterolemia risk-associated GPR146 is an orphan G-protein coupled receptor that regulates blood cholesterol levels in humans and mice [J]. Cell Res, 2020, 30 (4): 363-365. doi: 10. 1038/s41422-020-0303-z. Epub 2020 Mar 20. PMID: 32203133; PMCID: PMC7118070.

[6] LU X Y, SHI X J, HU A, et al Feeding induces cholesterol biosynthesis via the mTORC1-USP20-HMGCR axis [J]. Nature, 2020, 588 (7838): 479-484.

[7] RAAL F J, ROSENSON R S, REESKAMP L F, et al. Evinacumab for homozygous familial hypercholesterolemia [J]. N Engl J Med, 2020, 383 (8): 711-720.

[8] RAAL F J, KALLEND D, RAY K K, et al. Inclisiran for the treatment of heterozygous familial hypercholesterolemia [J]. N Engl J Med, 2020, 382 (16): 1520-1530.

[9] RAY K K, WRIGHT R S, KALLEND D, et al. Two phase 3 trials of inclisiran in patients with elevated LDL cholesterol [J]. N Engl J Med, 2020, 382 (16): 1507-1519

[10] WANG X, ZHANG Y, TAN H, et al. Efficacy and safety of bempedoic acid for prevention of cardiovascular events and diabetes: a systematic review and meta-analysis [J]. Cardiovasc Diabetol, 2020, 19 (1): 128.

[11] SJOUKE B, LANGSLET G, CESKA R. Eprotirome in patients with familial hypercholesterolaemia (the AKKA trial): a randomised, double-blind, placebo-controlled phase 3 study [J]. Lancet Diabetes Endocrinol, 2014, 2 (6): 455-463.

[12] D'ERASMO L, CEFALÙ A B, NOTO D, et al. Efficacy of Lomitapide in the Treatment of Familial Homozygous Hypercholesterolemia: Results of a Real-World Clinical Experience in Italy [J]. Adv Ther, 2017, 34 (5): 1200-1210.

[13] BLOM D J, FAYAD Z A, KASTELEIN J J, et al. LOWER, a registry of lomitapide-treated patients with homozygous familial hypercholesterolemia: Rationale and design [J]. J Clin Lipidol, 2016, 10 (2): 273-282.

[14] HARTGERS M L, RAY K K, HOVINGH G K. New Approaches in Detection and Treatment of Familial Hypercholesterolemia [J]. Curr Cardiol Rep, 2015, 17 (12): 109.

[15] RAAL F J, SANTOS R D, BLOM D J, et al. Mipomersen, an apolipoprotein B synthesis inhibitor, for lowering of LDL cholesterol concentrations in patients with homozygous familial hypercholesterolaemia: a randomised, double-blind, placebo-controlled trial [J]. Lancet, 2010, 375 (9719): 998-1006.

[16] KHOO B. Genetic therapies to lower cholesterol [J]. Vascul Pharmacol, 2015, 64: 11-15.

［17］ HOU X, JIAO R, GUO X. Construction of minicircle DNA vectors capable of correcting familial hyper-cholesterolemia phenotype in a LDLR-deficient mouse model [J]. Gene Ther, 2016, 23 (8/9): 657-663.

［18］ OMER L, HUDSON E A, ZHENG S. CRISPR Correction of a Homozygous Low-Density Lipopro-tein Receptor Mutation in Familial Hypercholesterolemia Induced Pluripotent Stem Cells [J]. Hepatol Commun, 2017, 1 (9): 886-898.

［19］ KERR A G, TAM L C, HALE A B. Episomal Nonviral Gene Therapy Vectors Slow Progression of Athero-sclerosis in a Model of Familial Hypercholesterolemia [J]. Mol Ther Nucleic Acids, 2016, 5 (11): e383.

Lp(a)作为 ASCVD 干预靶点还有多远

　　自 1994 年 4S 研究发表至今,他汀类药物已成为动脉粥样硬化性心血管疾病(ASCVD)防治的基石和重要手段,广泛用于临床,研究显示,他汀类药物使低密度脂蛋白胆固醇(LDL-C)水平每降低 1mmol/L,则可使总死亡率、心血管死亡率、冠状动脉事件和缺血性卒中风险分别减少 10%、20%、23% 和 17%。尽管通过他汀类药物降低 LDL-C 的 ASCVD 防治策略取得巨大成功,但心血管剩留风险仍然巨大。降低剩留风险除了继续对传统危险因素(高血压、LDL-C 等)"严防死守"外,还需要多维度和多角度的探索,要有新的视野和新的靶点。在这种背景下,脂蛋白 a〔lipoproteina,Lp(a)〕对 ASCVD 的影响备受关注。虽然基础研究、流行病学研究和遗传学研究支持高浓度的循环 Lp(a)与心肌梗死(MI)、缺血性卒中、ASCVD、主动脉狭窄等心血管疾病明确相关,但迄今为止,大多数心血管病指南仅把循环 Lp(a)水平作为心血管疾病的标志物。

　　Lp(a)是一种非常有"个性的""神秘的"血浆脂蛋白,只存在于有限的物种中;其浓度 80%~90% 由遗传决定;血浓度个体差异巨大;结构有明显的异质性;大部分人体内存在 2 种构型的 Lp(a);生理作用和体内清除代谢知之甚少。Lp(a)直径和密度与低密度脂蛋白(LDL)相似,分别为 25nm 和 1.05~1.12g/ml。该脂蛋白是由低密度脂蛋白样颗粒上的载脂蛋白 B(ApoB)和载脂蛋白 A(ApoA)以二硫键结合而成。ApoA 和纤溶酶原有高度的同源性,均存在被称为 kringle 的环状结构中。Lp(a)在肝脏生成,但其清除部位和过程至今仍未完全清楚。相比于清除,Lp(a)生成速率对循环 Lp(a)浓度的影响更大。尽管其生理作用不清楚,但包括蛋白组学在内的基础研究提示 Lp(a)具有促炎、促血栓和动脉粥样硬化形成的作用。

　　近年来,Lp(a)与心血管风险之间的关系获得较广泛的认可,其证据主要来源于流行病学研究、孟德尔随机化研究和遗传关联研究。Lp(a)于 1963 年被 Kåre Berg 等首次报道,但约 10 年后才发现其可能是冠心病的遗传危险因素,由于其后包括前瞻性研究在内的多个研究未取得一致,甚至是相互矛盾的结果,因此该脂蛋白未获得充分关注。2009 年,3 项大型研究的结果使人们的注意力再次聚焦到 Lp(a)上。这 3 项研究发现在调整其他脂质和传统危险因素后,Lp(a)浓度与冠心病风险呈独立、连续的相关,Lp(a)每增高 3.5 倍(=1 标准差),非致命性心肌梗死的风险、冠状动脉死亡和缺血性卒中的风险分别增加 12%、14% 和 10%。遗传学研究提示 Lp(a)水平升高与 MI 风险增加之间呈因果关联,在 2 100 个与心血管疾病相关的候选基因中,编码 ApoA 的 *LPA* 基因变异是最强的遗传性心血管危险因素。2010 年欧洲动脉粥样硬化协会共识小组发表了声明,该声明客观评估了 Lp(a)与心血管疾病风险之间的关系,并就血 Lp(a)的筛查、理想水平和治疗提出了建议。声明认为异常增高的 Lp(a)是心血管疾病的危险因素,建议 < 50mg/dl 为 Lp(a)的理想水平,并建议有中高危心血管风险的人应测定 Lp(a)水平。历时 11 年余,于 2021 年刚发表的包含多种族共 46 万余人参加的一项流行病学研究发现,无论是一级预防,还是二级预防人群,Lp(a)与 ASCVD 在整个人群中均呈线性关系,Lp(a)每增加 50nmol/L,心血管风险增加 11%。

　　降低血 Lp(a)水平是否可以降低心血管风险仍不清楚。迄今为止,还没有获得批准的选择性降低 Lp(a)水平的药物。现在临床上使用的降脂药物对 Lp(a)影响较小,且缺乏特异性(表 1)。他汀类药物有明确的抗 ASCVD 风险的作用,但对 Lp(a)水平影响甚小,甚至有增高 Lp(a)水平的作用。烟酸作为降脂和抗动脉粥样硬化药物的角色日渐弱化,但其可以降低 Lp(a)水平。在 AIM-HIGH 试验中烟酸使 Lp(a)降低了 21%,但并未减少 CVD 事件风险。HPS-THRIVE-2 研究的结果也类似。PCSK9 的单克隆抗体抑制剂依洛尤单抗和阿利西尤单抗是目前最强的降低 LDL-C 药物,可以降低 LDL-C 50%~60%,FOURIER 研究和 ODYSSEY OUTCOMES 研究也提示可以明显降低心血管风险。PCSK9 抑制剂可以降低 Lp(a)20%~30%,但作用机制和临床意义仍有待探索。米泊美生(Mipomersen)和洛美他派(Lomitapide)均是美国 FDA 批准用于纯合性家族性高胆固醇血症患者的降 LDL-C 药物,前者是载脂蛋白 B(apoB)mRNA 的反义寡核苷酸,后者是微粒体甘油三酯转运蛋白(MTP)抑制剂。它们均能一定程度的降低 Lp(a)水平。

表 1　现有降脂方法对 Lp(a)浓度的影响

机制	药物	循环浓度变化 /%		特异靶向 Lp(a)?
		ΔLDL	ΔLp(a)	
减少 LDL/Lp(a)生成	他汀	⇓19~49	⇑0~20	不是
	烟酸	⇓>45	⇓30~40	是
	米泊美生	⇓21~40	⇓20~33	是
	洛美他派	⇓19~51	⇓15~17	是
	CETP 抑制剂	⇓14~26	⇓36~39	是
促进肝细胞 LDL/Lp(a)摄取	依洛尤单抗	39~73	30	是
	阿利西尤单抗	29~73	30	是
	Inclisiran	>60	25.6	是
理化方法清除 Lp(a)	血浆置换	80	68~75	是
	Lp(a)血浆置换	-	70~80	是

最有希望的降低 Lp(a)的药物是研发中的 Pelacarsen(又称为 TQJ230、AKCEA-ApoA-LRx 和 IONIS-ApoA-LRx)。这是一种靶向肝 LPA mRNA,抑制肝细胞生成 apo(a)的第二代反义寡核苷酸(ASO)。由于采用了 N-乙酰半乳糖胺(GalNAc)靶向递送技术,Pelacarsen 可被肝细胞选择性摄取。GalNAc 是肝细胞表面去唾液酸糖蛋白受体(ASGPR)高亲和力的配体,偶联了 GalNAc 的 ASO 和肝细胞表面的 ASGPR 结合,不但增强了药物向肝脏靶向递送的效率,而且也改善了药物的稳定性和特异性,延长了药物作用时间。半衰期约 1 个月。在随机、双盲、安慰剂对照的 I 期临床研究中,招募了 47 名(年龄 18~65 岁)Lp(a)水平 ≥25nmol/L(100mg/L)的健康人,其中 37 人接受单剂量或多剂量的 ApoA 反义药物,10 人接受安慰剂。结果显示该 ASO 降低 Lp(a)浓度的能力呈剂量依赖性,最大降幅 78%,同时也明显降低了 OxPL-ApoA 和 OxPL-ApoB 的水平。最近刚完成的 II 期临床研究共入选 286 例合并高 Lp(a)血症(≥150nmol/L)的心血管病患者。在该人群中 TQJ230 呈剂量依赖性降低 Lp(a)水平,20mg 每周皮下注射一次可以降低 Lp(a)80%。I、II 期临床研究提示该药还可以使 ApoB、LDL-C 分别降低约 15% 和 20%,并极大地降低氧化磷脂的含量,总

体安全性良好,最常见的不良事件为注射部位反应,且多为轻度。该 ASO 的 Ⅲ 期临床,即 Horizon 试验正在进行中,是个事件驱动的 RCT 研究。启动于 2019 年,目前仍在招募中,预计入选 7 680 例患者。入选条件主要为确诊 CAD,且 Lp(a) ≥ 70mg/dl 的患者。预计随访 4 年余,旨在评估 TQJ230 能否降低 Lp(a) ≥ 90mg/dl 的 CVD 人群的 MACE(MI、卒中、CV 死亡或紧急冠状动脉血运重建)风险,同时也将进一步观察安全性。

探讨某种物质(蛋白、酶、微生物等)能否成为疾病的治疗靶点,至少需要符合以下条件,即首先该物质有理论上的致病作用;其次,该物质的暴露和疾病风险有明确的相关性;第三,有较特异的干预措施能降低其暴露,减少心血管风险,且安全性良好;最后,与现行治疗靶点相比更好、更安全、更经济。因此,Horizon 试验研究的成败对于 Lp(a) 能否成为治疗靶点至关重要。如果结果未显示在 Lp(a) 降低的同时减低心血管风险,则有可能重蹈 HDL-C 的覆辙。如果试验获得阳性结果,则为 Lp(a) 成为 ASCVD 防治靶点奠定了良好基础。低浓度 Lp(a) 是否有良好的安全性,最近 Langsted 等的研究探索了该领域。对 109 440 位哥本哈根居民进行了近 10 年的观察,并采用 3 种方法评估 Lp(a) 的暴露强度:免疫比浊法测 Lp(a) 质量、检测已知 Lp(a) 两个 SNP(*rs10455872* 和 *rs3798220*)的基因型,以及用实时 PCR 分析评估的 Lp(a) 中 KIV2 数量。发现低水平的 Lp(a) 与肿瘤、感染发病没有相关性,但和心血管风险降低相关。低 Lp(a) 质量水平是否与精神障碍和糖尿病风险增加有关还需进一步研究。该研究样本量大,随访时间长,结果可信度较好。但需要指出的是,人与生俱来的自然的 Lp(a) 低水平不能完全等同于药物干预后的低水平,因此,干预后极低 Lp(a) 的安全性还需更细致的研究,特别是随机对照研究和上市后研究的结果。

流行病学和遗传学研究表明 Lp(a) 是 ASCVD 的独立致病危险因素,但 Lp(a) 的致动脉粥样硬化机制仍不清楚。特异性降低 Lp(a) 的反义寡核苷酸药物 Pelacarsen 的研发已进入最后阶段,期待其 Ⅲ 期临床研究 Horizon 研究的完成。Horizon 研究不仅有可能造福高 Lp(a) 血症的患者,同时也必将有助于阐明 Lp(a) 的生理和病理作用,因此,无论成败,Horizon 试验都将是 Lp(a) 研究进程中的一个里程碑。

(陈　红)

参考文献

[1] LIU T, YOON W S, LEE S R. Recent Updates of Lipoprotein (a) and Cardiovascular Disease [J]. Chonnam Med J, 2021, 57 (1): 36-43.

[2] BERG K, DAHLÉN G, FRICK M H. Lp (a) lipoprotein and pre-beta1-lipoprotein in patients with coronary heart disease [J]. Clin Genet, 1974, 6 (3): 230-235.

[3] ERQOU S, KAPTOGE S, PERRY P L, et al. Lipoprotein (a) concentration and the risk of coronary heart disease, stroke, and nonvascular mortality [J]. JAMA, 2009, 302 (4): 412-423.

[4] CLARKE R, PEDEN J F, HOPEWELL J C, et al. Genetic variants associated with Lp (a) lipoprotein level and coronary disease [J]. N Engl J Med, 2009, 361 (26): 2518-2528.

[5] KAMSTRUP P R, TYBJAERG-HANSEN A, STEFFENSEN R, et al. Genetically elevated lipoprotein (a) and increased risk of myocardial infarction [J]. JAMA, 2009, 301 (22): 2331-2339.

[6] NORDESTGAARD B G, CHAPMAN M J, RAY K, et al. Lipoprotein (a) as a cardiovascular risk factor: current status [J]. Eur Heart J, 2010, 31 (23): 2844-2853.

［7］ PATEL A P, WANG M, PIRRUCCELLO J P, et al. Lp (a)(Lipoprotein [a]) Concentrations and Incident Atherosclerotic Cardiovascular Disease: New Insights From a Large National Biobank [J]. Arterioscler Thromb Vasc Biol, 2021, 41 (1): 465-474.

［8］ JAWI M M, FROHLICH J, CHAN S Y. Lipoprotein (a) the Insurgent: A New Insight into the Structure, Function, Metabolism, Pathogenicity, and Medications Affecting Lipoprotein (a) Molecule [J]. J Lipids, 2020, 2020: 3491764.

［9］ ALBERS J J, SLEE A, O'BRIEN K D, et al. Relationship of apolipoproteins A-1 and B, and lipoprotein (a) to cardiovascular outcomes: the AIM-HIGH trial (Atherothrombosis Intervention in Metabolic Syndrome with Low HDL/High Triglyceride and Impact on Global Health Outcomes)[J]. J Am Coll Cardiol, 2013, 62 (17): 1575-1579.

［10］ PIRILLO A, CATAPANO A L. The cardiovascular benefit of Lp (a) reduction: not there yet [J]. Eur Heart J, 2020, 41 (44): 4256-4258.

［11］ TSIMIKAS S, VINEY N J, HUGHES S G, et al. Antisense therapy targeting apolipoprotein (a): a randomised, double-blind, placebo-controlled phase 1 study [J]. Lancet, 2015, 386 (10002): 1472-1483.

［12］ TSIMIKAS S, KARWATOWSKA-PROKOPCZUK E, GOUNI-BERTHOLD I, et al. Lipoprotein (a) Reduction in Persons with Cardiovascular Disease [J]. N Engl J Med, 2020, 382 (3): 244-255.

［13］ VINEY N J, VAN CAPELLEVEEN J C, GEARY R S, et al. Antisense oligonucleotides targeting apolipoprotein (a) in people with raised lipoprotein (a): two randomised, double-blind, placebo-controlled, dose-ranging trials [J]. Lancet, 2016, 388 (10057): 2239-2253.

［14］ LANGSTED A, NORDESTGAARD B G, KAMSTRUP P R. Low lipoprotein (a) levels and risk of disease in a large, contemporary, general population study [J]. Eur Heart J, 2021, 42 (12): 1147-1156.

鱼油保护心血管机制新认识

　　近些年,世界卫生组织和美国心脏病学会等在饮食营养指南中建议,每周至少吃两次鱼以预防心血管疾病(CVD)。早在1944年,Sinclair就提出格陵兰岛的因纽特人冠心病(CHD)发病率低,可能中因为他们的饮食中富含鱼、海豹和鲸鱼等。40多年前,Bang和Dyerberg发现,尽管进食大量深海鱼类的格陵兰因纽特人,水果、蔬菜和复合碳水化合物的摄入量很低、饱和脂肪酸和胆固醇摄入量很高,但血清胆固醇和甘油三酯(TG)水平却低于同年龄的丹麦人群,同时心肌梗死(MI)的风险也较低。这些观察结果引发了人们对增加膳食鱼类摄入量的潜在好处的兴趣,特别是鱼油,即ω-3多不饱和脂肪酸(ω-3 PUFAs)对心血管的保护。

　　ω-3 PUFAs是一个多不饱和脂肪酸家族,其中包括二十碳五烯酸(EPA)、二十二碳六烯酸(DHA)、二十二碳五烯酸(DPA)和α-亚麻酸,是人体必需的长链和极长链多不饱和脂肪酸,不能自身合成,只能从外界摄取。饮食中的EPA、DHA和DPA主要存在于鱼类和其他海产品(或海产品油)中,而α-亚麻酸主要存在于核桃、绿叶蔬菜和其他油类中。在人体中,ω-3 PUFAs主要以EPA和DHA的形式存在,较少以DPA的形式存在。ω-3 PUFAs在胃肠道中与乳糜微粒甘油三酯结合,然后转运到肝脏,在肝脏中EPA和DHA以极低密度脂蛋白胆固醇(VLDL-C)的形式并入甘油三酯,释放到血液中。只有一小部分ω-3 PUFAs是游离脂肪酸,大部分都与白蛋白结合在一起。

　　在格陵兰因纽特人的实验中发现,摄入大量EPA和DHA可以减少CVD风险,降低心肌梗塞(MI)和缺血性心脏病的死亡率,此后,研究人员在其他北极本地人群及日本人群中也发现了相似的观察结果。随后,从西方人群的流行病学和病例对照研究中积累的大量证据表明,鱼类、多脂鱼或EPA和DHA与CVD事件死亡率降低有关,特别是冠心病(CHD)的死亡率。然而,近些年来鱼油相关临床随机对照研究结果的异质性使人们对鱼油的心血管保护作用产生了质疑,因此有必要就鱼油的心血管保护机制作一个深入的探讨。

一、ω-3 PUFAs与降脂

　　研究显示,ω-3 PUFAs通过抑制固醇调节元件结合蛋白(SREBP)基因的转录来抑制脂肪酸和甘油三酯的从头合成;同时,还可以增加脂肪和肌肉组织中的脂肪酸氧化和甘油三酯分解代谢,并通过调节过氧化物酶体增殖物激活受体(PPAR)基因活性来增强富含甘油三酯的脂蛋白的清除。

　　已知哺乳动物的脂肪酸和胆固醇水平都是通过转录因子SREBP介导的反馈调节机制来控制的,SREBP是脂肪酸和胆固醇的丰度传感器。当细胞失去脂肪酸或胆固醇时,SREBP以成熟形态从内质网蛋白水解释放,用于核易位,并与下游脂肪生成基因的固醇反应元件(SRE)区域结合。SREBP-1a和-1c来源于同一基因的不同启动子位点,在参与甘油三酯合成的肝脏基因调控中起着关键作用。SREBP2由一个单独的基因转录,并积极参与胆固醇合成酶的转录(如HMG-CoA合酶)。研究表明,ω-3 PUFAs在转录和转录后水平均抑制 SERBP-1 基因的表达。首先，SREBP-1 基因的表达可通过异二聚肝 X 受体 / 视黄酸 X 受体（LXR/RXR）对 SREBP1 基因启动子中的 LXR 响应元件的作用激活。研究表明，ω-3 PUFA 抑制 SREBP-1c 表达是介导通过其在 LXR 的配体结合域内竞争与 LXR 内源性配体结合，从而抑制 LXR/RXR 异质二聚体的形成（EPA 的作用大于 DHA，这也可能是 EPA 对 TG 的降低作用强于 DHA 的原因之一）。其次，ω-3 PUFAs 可以加速 SREBP-1 mRNA 的衰变，有研究已证明了其可使 SREBP-1a 和 SERBP-1c mRNA 的半衰期降低约 50%。在 SREBP-1 蛋白水平降低的情况下，ω-3 PUFAs 降低了一系列脂肪生成酶的表达，包括脂肪酸合成速率限制酶乙酰辅酶 a 羧化酶、脂肪酸合成酶、苹果酸酶、硬脂酰辅酶 a 去饱和酶、甘油三酯合成限速酶二酰基甘油酰基转移酶。

此外，分子动力学模拟研究结果表明，DHA 与 PPAR/RXR 异种二聚体具有较高的亲和力，不同的 PPAR 异构体对 DHA 表现出不同的结构效应。PPAR 属于核受体超家族成员，与 RXR 作为异源二聚体，目前已鉴定出三个密切相关的 PPAR 同型：PPARα、PPARβ/δ 和 PPARγ。这三种酶都可以通过分解代谢或储存来增加多余脂肪酸的处理。PPARα 在肝脏表达最多，肝脏 PPARα 激活可增加脂肪酸氧化，从而减少体内多余的甘油三酯负荷。PPARβ/δ 广泛表达，但在骨骼肌和心肌中具有较高的活性。与 PPARα 相似，PPARβ/δ 激活表达参与脂肪酸氧化的基因，包括线粒体生物发生的基因。PPARβ/δ 过表达的动物运动能力显著提高。PPARγ 主要在脂肪组织中表达。PPARγ 的激活可增加脂肪前分化成脂肪细胞相关基因的表达，并刺激脂肪细胞中脂肪酸的沉积。在生理水平上，ω-3 PUFAs 及其氧化脂肪酸可结合 PPAR/RXR 三种异构体。通过 PPAR 的激活，ω-3 PUFAs 诱导编码参与脂质氧化的线粒体和过氧化物酶体酶的基因转录。此外，转染实验显示，ω-3 PUFAs 通过激活 LPL 基因启动子中的 PPAR 响应元件，增强脂肪和肌肉组织中 LPL 基因的表达，从而增加了富含甘油三酯的脂蛋白的清除。

二、ω-3 PUFAs 与炎症反应

炎症既是动脉粥样硬化的危险因素，也是心血管风险增加的一个标志。ω-3 PUFAs 可能通过减少促炎刺激和促进炎症的消除来减少动脉粥样硬化发生发展相关的炎症反应。这些作用需要特定类型的脂肪酸加入具有生物活性的脂质介质的酶代谢。值得注意的是，当形成血栓烷（TX）的底物从 ω-6 脂肪酸花生四烯酸（AA）变为 EPA 时，将使酶产物从 TXA2 转变为不活跃的 TXA3。脂肪氧合酶代谢时使用 EPA 代替 AA 作为底物，将使另一种脂质介质也是炎症介质 - 白三烯的促炎反应减轻。此外，ω-3 PUFAs 还可作为形成特殊促分解介质（SPMs）的底物，而 SPMs 有助于炎症的消除。例如，SPMs 包括源自 DHA 的消散素 D（RvsD）以及源自 EPA 的消散素 E（RvsE）。随着特定受体的激活，SPMs 通过清除死亡细胞、增加吞噬作用和从炎症部位排出白细胞等方式主动终止炎症反应。

游离脂肪酸受体 4（FFAR4）目前被认为是 ω-3 PUFAs 的受体。FFAR4 是一种 G 蛋白偶联受体，以前称为 GPR120，在人体脂肪细胞和巨噬细胞中高表达。ω-3 PUFAs 结合并激活 FFAR4，从而触发下游信号级联。在巨噬细胞和 Kupffer 细胞中，FFAR4 的激活启动其与骨架蛋白 β-arretin-2 关联，而 ω-3 PUFA/FFAR4/β-arretin-2 复合物随后通过与 TAB1 亚基结合，从而分离 TAK1/TAB1 异质二聚体。TAK1/TAB1 复合物的溶解导致 TAK1 失活，从而减弱 NF-κB 介导的环氧合酶表达和炎症反应。在啮齿动物和由脂多糖引发的骨髓源性巨噬细胞的研究中，ω-3 PUFA/FFAR4/β- 抑制素 -2 复合物也抑制 NLRP3 炎性小体依赖的炎症。

NLRP3 炎症小体活性的减弱降低了细胞因子 IL-1β 的水平,导致巨噬细胞 IL-6 的释放和肝脏中 CRP 的产生减少。

很多年来,EPA 被认为是一种比 DHA 更有效的有抗炎作用的脂肪酸。但晚近的一些研究表明,DHA 具有同样有效的抗炎作用,甚至可能比 EPA 更有效。Vedin 等人和 Ramirez 等人报道,DHA 含量高的鱼油可以有效降低促炎细胞因子的水平,动物研究也证实了这一结果。Cabello 等的研究结果显示,EPA 加 DHA 的混合物比单独 DHA 或 EPA 能更有效地抑制细胞凋亡,并能提高细胞活力,但是在单独使用 DHA 和 EPA 时,DHA 更有效。Dawson 等人使用微阵列基因芯片分析探索了 DHA 对男性高甘油三酯人群血细胞整体基因表达模式的影响。数据显示,补充 DHA 显著抑制了 LDL 受体和组织蛋白酶 L1 的表达,为 DHA 可能的抗炎作用机制提供了有力的证据。

三、ω-3 PUFAs 与血栓形成

血栓形成是心血管疾病(CVD)特别是急性事件发生的最常见也是最重要的原因之一。血小板黏附、活化和聚集在止血过程中起关键作用;然而,同样的过程也可能导致动脉粥样硬化病变破裂部位血栓形成和血管闭塞,进而导致心梗、缺血性卒中等事件发生。ω-3 PUFAs 是血小板磷脂膜的重要组成部分,在血小板功能的众多方面起着重要作用。

ω-3 PUFAs 在血小板膜上通过作用于 COX-1 和 12-LOX 这两种重要的加氧酶参与脂肪酸在血小板中代谢为氧脂素的过程,从而减少血小板聚集和血栓烷素的释放。外源性添加 DHA 和 EPA 可以在体外抑制人血小板聚集,但两者比较,DHA 似乎对人血小板功能有更强的影响。有报道称,ω-3 PUFAs 混入血小板膜磷脂中,随着 EPA 的增加,ω-6 PUFAs 则随之减少。EPA 可以与花生四烯酸 AA 竞争,抑制 COX-1 途径。ω-3 PUFAs 降低血小板聚集也被认为是由于 TXA2 的减少和前列腺素、血栓烷的增加以及内皮细胞中一氧化氮的合成。最近的研究也表明,ω-3 多不饱和脂肪酸衍生的脂质代谢产物可以来源于内源性大麻素和细胞色素 P450(CYP)环氧合酶代谢途径之间的串扰。此外,ω-3 内源性大麻素环氧化合物环氧二十碳四烯酸乙醇酰胺(EEQ-EA)和环氧二十二碳五烯酸乙醇酰胺(EDP-EA)分别来源于 DHA 和 EPA,具有抗炎、舒张血管和调节血小板聚集的作用。

在 EPA 或 DHA 的部分研究中显示,其对血小板聚集的影响存在性别差异。Din 等人的研究发现,EPA 主要降低男性的血小板聚集功能;而 Phang 等人报告称,摄入 DHA 可降低女性的血小板聚集能力。这可能部分解释了在先前主要或只在男性中进行的研究中,DHA 补充对血小板聚集没有影响。

四、ω-3 PUFAs 与心律失常

现有研究表明,ω-3 PUFAs 的抗心律失常作用包括直接和间接调节离子通道特性、膜组成和流动性、抗炎和抗纤维化作用以及调节交感神经 - 迷走神经平衡。这些 ω-3 PUFAs 的特性似乎与抗心律失常药物的作用相类似。但与这些药物不同的是,ω-3 PUFAs 很少导致心律失常,其对细胞内钙处理的调节,包括抑制肌质网 RyR 通道和防止钙超载,在某种程度上可能会消除或减轻心律失常的触发因素。

有研究显示,人体长期补充 ω-3 PUFAs 可以延长心房不应期,降低房颤(AF)的易感性。然而另一项研究提示,短时大量灌注 ω-3 PUFAs 并没有改变心房不应期,而是导致短暂性心

房传导减慢,抑制 AF 诱导冲动,并将 AF 转化为心房扑动,这表明高剂量静脉输注在某些情况下可能会诱发心律失常。

虽然循环或游离的 ω-3 PUFAs 可以直接影响离子通道的性质,在心肌细胞膜中掺入的 ω-3 PUFAs 会影响细胞膜的流动性,从而影响其变构结构,进而影响离子通道的功能。这种效应可能会增加心肌电稳定性,改善心肌组织功能和促进异步收缩活动的终止。

目前的研究显示,心脏 Cx43 是预防恶性室性心律失常的一个可能的靶点。在心肌梗死后,促炎细胞因子 IL-1β 增加,已被证明会导致心肌 Cx43 功能的丧失,这是心律失常底物形成的基础。ω-3PUFAs 通过抑制核因子 NF-κB 的转位,抑制了 IL-1β 刺激的 Cx43 蛋白的丢失。另外,ω-3PUFAs 可抑制氧化和亚硝化应激,防止人类心房组织 Cx40/Cx43 偏侧化,这可能有助于预防术后房颤(POAF)发生风险。当然,这并不能完全阻止 POAF 的发生,因为这些化合物并没有使 Cx40 下调和 Cx45 上调至正常水平。值得注意的是,美托洛尔与 ω-3 PUFAs 一样,可能通过抑制人类 AF 患者缝隙连接 Cx43 和 Cx40 分布及心房传导的异常而影响 AF 的发生。这些发现表明美托洛尔具有抗心律失常的多效性。这似乎也提示,β- 肾上腺素受体拮抗剂(常用于心脏病患者)的抗心律失常作用可能会干扰 ω-3 PUFAs 的抗心律失常效应,使临床研究结果出现偏差。

此外,有研究表明,EPA 和 DHA 与花生四烯酸竞争参与细胞色素 P450(CYP)酶的转化,从而形成具有生理活性的新型环氧和羟基代谢物。膳食中补充 EPA/DHA 引起了心脏 CYP 二十烷类结构的深刻变化,从花生四烯酸到 EPA 和 DHA 衍生的环氧和羟基代谢物,这些代谢物具有很强的抗心律失常特性。

研究发现,补充 DHA(1g/d,口服 21 天)在减轻起搏诱发的狗房颤易损和心房重塑(纤维化)方面比 EPA 更有效。与对照组相比,DHA 组起搏引起的心房收缩期和舒张期容积增加明显较小,而 EPA 与对照组相比没有明显变化。这些发现表明心房组织 DHA 含量与房颤易感性呈反比关系。在 3 000 多名美国老年人的队列研究中,血浆 DHA(而非 EPA)与较低的房颤发生率相关。在一项缺血性心脏病危险因素研究中,同样血清 DHA(而不是 EPA)与房颤风险呈显著负相关。

最近的荟萃分析显示,红细胞 DHA 和 POAF 之间存在 U 型关系。DHA 范围为 7.0%~7.9%,POAF 发生率最低。接受最低水平和最高水平 DHA 的受试者发生 POAF 的风险明显更高。高水平 DHA 可能增加患 POAF 的风险,这表明在某些条件下 ω-3 PUFAs 存在一个安全性的上限。

五、ω-3 PUFAs 与心力衰竭

众所周知,炎症细胞因子(如白细胞介素 -1β 和 TNF-α)可以通过心肌细胞异常钙处理来降低心脏收缩和舒张期功能,从而推进心脏重构,并通过激活成纤维细胞来增强心脏纤维化。此外,全身炎症细胞因子被认为是 HF 期间恶病质的主要原因之一。因此,局部或全身炎症反应在 HF 的发病和进展中起着至关重要的作用。而如上文所提到的,ω-3 PUAFs,尤其是 DHA,具有有效的抗炎作用,这十分有益于 HF 的治疗与预防。

心力衰竭与心律失常经常相伴出现,心律失常的发生无疑加重了心力衰竭的病死率。ω-3 PUFAs 可以减少房性和室性心律失常,这可能会改善心力衰竭患者的死亡率。在 GISSI-HF 试验中,CVD 风险降低的原因主要是由于 ω-3 PUFAs 的抗心律失常作用。

已知,由慢性肾上腺素能刺激引起的过量的血清游离脂肪酸导致的脂肪毒性是加重心力衰竭的重要病理生理机制之一。心肌细胞过度暴露在游离脂肪酸中会导致线粒体呼吸和活性氧(ROS)产生不耦合,从而导致能量消耗,进一步损害衰竭心脏的收缩。饱和脂肪酸(SFA)(如棕榈酸酯和硬脂酸酯)被报道为游离 FAs 的主要成分。由于不饱和脂肪酸,特别是 ω-3 不饱和脂肪酸,被报道与 SFA 行为相反,人们普遍认为 ω-3 PUFAs 可以减轻 SFA 诱导的脂肪毒性。EPA 还激活了 amp 活化蛋白激酶(AMPK),改变心肌线粒体形态(通过抑制 Drp1 而使线粒体相对延长),从而保护心肌细胞免受 SFA 诱导的心脏脂肪毒性。

此外,高血压也是心力衰竭发生的重要危险因素。大量流行病学调查显示,鱼油对高血压存在有益作用。Geleijnse 等还发现鱼油(平均摄入量为 3.7g/d)降低收缩期血压 2.1mmHg[95% CI(1.0,3.2),P<0.01],降低舒张期血压 1.6mmHg[95% CI(1.0,2.2),P<0.01]。鱼油的降压作用在老年人和高血压患者中尤为明显。在体和离体研究显示:ω-3 PUFAs 能促进血管内皮细胞释放 NO。同时还有研究发现:DHA 可激活中枢神经系统的 NO 合酶及提高四氢生物蝶呤的浓度,这可能会增加局部 NO 的可用性,并抑制交感神经紧张性输出。因此,ω-3 PUFAs 不仅可以通过降低血压,还可以通过纠正自主神经失衡来抑制心力衰竭的进展。

六、总结

大量研究显示,ω-3 PUFAs 有心血管保护作用,摄入 ω-3 PUFAs 或体内 EPA 和 DHA 水平较高与心血管疾病风险的降低之间存在显著关联。然而临床研究结果的异质性提示 ω-3 PUFAs 的复杂性,许多问题有待深入探讨和解答。尽管如此,人们对鱼油的热情从未消退,未来关于鱼油的更为严格的临床研究将会为适用人群、有效的鱼油制剂、合理的治疗剂量提供依据。如果鱼油能带来安全而充分的心血管保护,将会是心血管疾病治疗的有益补充。

(陈桢玥)

参考文献

[1] ARNETT D K, BLUMENTHAL R S, ALBERT M A, et al. 2019 ACC/AHA Guideline on the primary prevention of cardiovascular disease: a report of the American College of Cardiology/American Heart Association Task Force on Clinical Practice Guidelines [J]. Circulation, 2019, 140 (11): e596-e646.

[2] SINCLAIR H M. The Diet of Canadian Indians and Eskimos [J]. Proc Nutr Soc, 1953, 12: 69-82.

[3] BANG H O, DYERBERG J. Plasma Lipids And Lipoproteins In Greenlandic West Coast Eskimos [J]. Acta Med Scand, 1972, 192: 85-94.

[4] NEWMAN W, MIDDAUGH J, PROPST M, et al. Atherosclerosis in Alaska Natives and non-Natives [J]. Lancet, 1993, 341: 1056-1057.

[5] YANO K, MACLEAN C J, REED D M, et al. A comparison of the 12-year mortality and predictive factors of coronary heart disease among Japanese men in Japan and Hawaii [J]. Am J Epidemiol, 1988, 127: 476-487.

[6] WATANABE T, ANDO K, DAIDOJI H, et al. A randomized controlled trial of eicosapentaenoic acid in

patients with coronary heart disease on statins [J]. J Cardiol, 2017, 70 (6): 537-544.

[7] YOSHIKAWA T, SHIMANO H, AMEMIYA-KUDO M, et al. Identification of liver X receptor-retinoid X receptor as an activator of the sterol regulatory element-binding protein 1c gene promoter [J]. Mol Cell Biol, 2001, 21 (9): 2991-3000.

[8] YOSHIKAWA T, SHIMANO H, YAHAGI N, et al. Polyunsaturated fatty acids suppress sterol regulatory element-binding protein 1c promoter activity by inhibition of liver X receptor (LXR) binding to LXR response elements [J]. J Biol Chem, 2002, 277 (3): 1705-1711.

[9] XU J, TERAN-GARCIA M, PARK J H, et al. Polyunsaturated fatty acids suppress hepatic sterol regulatory element-binding protein-1 expression by accelerating transcript decay [J]. J Biol Chem, 2001, 276 (13): 9800-9807.

[10] ROSEN E D, SARRAF P, TROY A E, et al. PPAR gamma is required for the differentiation of adipose tissue in vivo and in vitro [J]. Mol Cell, 1999, 4 (4): 611-617.

[11] GANI O A, SYLTE I. Molecular recognition of docosahexaenoic acid by peroxisome proliferator-activated receptors and retinoid-X receptor alpha [J]. J Mol Graph Model, 2008, 27 (2): 217-224.

[12] SONG S, ATTIA R R, CONNAUGHTON S, et al. Peroxisome proliferator activated receptor alpha (PPARalpha) and PPAR gamma coactivator (PGC-1alpha) induce carnitine palmitoyltransferase IA (CPT-1A) via independent gene elements [J]. Mol Cell Endocrinol, 2010, 325 (1/2): 54-63.

[13] KHAN S, MINIHANE A M, TALMUD P J, et al. Dietary long-chain n-3 PUFAs increase LPL gene expression in adipose tissue of subjects with an atherogenic lipoprotein phenotype [J]. J Lipid Res, 2002, 43 (6): 979-985.

[14] BÄCK M. Omega-3 fatty acids in atherosclerosis and coronary artery disease [J]. Future Sci OA, 2017, 3 (4): FSO236.

[15] SERHAN C N, LEVY B D. Resolvins in inflammation: emergence of the pro-resolving superfamily of mediators [J]. J Clin Invest, 2018, 128 (7): 2657-2669.

[16] KASIKARA C, DORAN A C, CAI B, et al. The role of non-resolving inflammation in atherosclerosis [J]. J Clin Invest, 2018, 128 (7): 2713-2723.

[17] OH D Y, TALUKDAR S, BAE E J, et al. GPR120 is an omega-3 fatty acid receptor mediating potent anti-inflammatory and insulin-sensitizing effects [J]. Cell, 2010, 142 (5): 687-698

[18] YAN Y, JIANG W, SPINETTI T, et al. Omega-3 fatty acids prevent inflammation and metabolic disorder through inhibition of NLRP3 inflammasome activation [J]. Immunity, 2013, 38 (6): 1154-1163

[19] VEDIN I, CEDERHOLM T, FREUND LEVI Y, et al. Effects of docosahexaenoic acid-rich n-3 fatty acid supplementation on cytokine release from blood mononuclear leukocytes: the OmegAD study [J]. Am J Clin Nutr, 2008, 87: 1616-1622.

[20] RAMIREZ-RAMIREZ V, MACIAS-ISLAS MA, ORTIZ G G, et al. Efficacy of Fish Oil on Serum of TNF alpha, IL-1 beta, and IL-6 Oxidative Stress Markers in Multiple Sclerosis Treated with Interferon Beta-1b [J]. Oxid Med Cell Longev, 2013, 2013: 709493.

[21] LEBLANC C J, HOROHOV D W, BAUER J E, et al. Effects of dietary supplementation with fifish oil on in vivo production of inflflammatory mediators in clinically normal dogs [J]. Am J Vet Res, 2008, 69 (4): 486-493.

[22] CABELLO I, SERVITJE O, CORBELLA X,, et al. Omega3 fatty acids as adjunctive treatment for bexaroteneinduced hypertriglyceridaemia in patients with cutaneous Tcell lymphoma [J]. Clin Exp Dermatol, 2017, 42: 276-281.

[23] DAWSON K L, ZHAO Y, ADKINS M, et al. Modulation of blood cell gene expression by DHA supplementation in hypertriglyceridemic men [J]. J Nutr Biochem, 2012, 23: 616-621.

[24] YEUNG J, HAWLEY M, HOLINSTAT M. The expansive role of oxylipins on platelet biology [J]. J Mol Med (Berl), 2017, 95 (6): 575-588.

［25］ LARSON M K, TORMOEN G W, WEAVER L J, et al. Exogenous modification of platelet membranes with the omega-3 fatty acids EPA and DHA reduces platelet procoagulant activity and thrombus formation [J]. Am J Physiol Cell Physiol, 2013, 304 (3): C273-C279.

［26］ LEV E I, SOLODKY A, HAREL N, et al. Treatment of aspirin-resistant patients with omega-3 fatty acids versus aspirin dose escalation [J]. J Am Coll Cardiol, 2010, 55 (2): 114-121.

［27］ WANDER R C, PATTON B D. Comparison of three species of fish consumed as part of a Western diet: effects on platelet fatty acids and function, hemostasis, and production of thromboxane [J]. Am J Clin Nutr, 1991, 54 (2): 326-333.

［28］ MCDOUGLE D R, WATSON J E, ABDEEN A A, et al. Anti-inflammatory omega-3 endocannabinoid epoxides [J]. Proc Natl Acad Sci U S A, 2017, 114 (30): E6034-E6043.

［29］ MARCHIOLI R, BARZI F, BOMBA E, et al. G. I.-P. Investigators, Early protection against sudden death by n-3 polyunsaturated fatty acids after myocardial infarction: time-course analysis of the results of the Gruppo Italiano per lo Studio della Sopravvivenza nell' Infarto Miocardico (GISSI)-Prevenzione [J]. Circulation, 2002, 105 (16): 1897-1903.

［30］ TAVAZZI L, MAGGIONI A P, MARCHIOLI R, et al. Effect of n-3 polyunsaturated fatty acids in patients with chronic heart failure (the GISSI-HF trial): a randomised, double-blind, placebo-controlled trial [J]. Lancet, 2008, 372 (9645): 1223-1230.

［31］ SALA-VILA A, GUASCH-FERRÉ M, HU F B, et al. Dietary α-linolenic acid, marine ω-3 fatty acids, and mortality in a population with high fish consumption: findings from the prevención con DIeta MEDiterránea (PREDIMED) Study [J]. J Am Heart Assoc, 2016, 5 (1): e002543.

［32］ DIN J N, HARDING S A, VALERIO C J, et al. Dietary intervention with oil rich fifish reduces platelet-monocyte aggregation in man [J]. Atherosclerosis, 2008, 197 (1): 290-296.

［33］ PHANG M, LINCZ L F, GARG M L. Eicosapentaenoic and docosahexaenoic acid supplementations reduce platelet aggregation and hemostatic markers differentially in men and women [J]. J Nutr, 2013, 143: 457-463.

［34］ NODARI S, TRIGGIANI M, CAMPIA U, et al. Omega-3 Polyunsaturated Fatty Acid Supplementation: Mechanism and Current Evidence in Atrial Fibrillation [J]. J Atr Fibrillation, 2012, 5: 718.

［35］ KUMAR S, SUTHERLAND F, ROSSO R, et al. Effects of chronic omega-3 polyunsaturated fatty acid supplementation on human atrial electrophysiology [J]. Heart Rhythm, 2011, 8 (4): 562-568.

［36］ KUMAR S, SUTHERLAND F, LEE J M, et al. Effects of high dose intravenous fifish oil on human atrial electrophysiology: implications for possible anti-and pro-arrhythmic mechanisms in atrial fibrillation [J]. Int J Cardiol, 2013, 168 (3): 2754-2760.

［37］ BAUM J R, DOLMATOVA E, TAN A, et al. Omega 3 fatty acid inhibition of inflflammatory cytokine-mediated Connexin43 regulation in the heart [J]. Front Physiol, 2012, 3: 272.

［38］ PETERSEN F, RODRIGO R, RICHTER M, et al. The effects of polyunsaturated fatty acids and antioxidant vitamins on atrial oxidative stress, nitrotyrosine residues, and connexins following extracorporeal circulation in patients undergoing cardiac surgery [J]. Mol Cell Biochem, 2017, 433 (1/2): 27-40.

［39］ DHEIN S, ROTHE S, BUSCH A, et al. Effects of metoprolol therapy on cardiac gap junction remodelling and conduction in human chronic atrial fibrillation [J]. Br J Pharmacol, 2011, 164 (2b): 607-616.

［40］ METCALF R G, SKULADOTTIR G V, INDRIDASON O S, et al. U-shaped relationship between tissue docosahexaenoic acid and atrial fifibrillation following cardiac surgery [J]. Eur J Clin Nutr, 2014, 68 (1): 114-118.

［41］ TAVAZZI L, MAGGIONI A P, MARCHIOLI R, et al. Effect of n-3 polyunsaturated fatty acids in patients with chronic heart failure (the GISSI-HF trial): a randomised, double-blind, placebo-controlled trial [J]. Lancet, 2008, 372: 1223-1230.

［42］ TOMINAGA H, KATOH H, ODAGIRI, K, et al. Different effects of palmitoyl-L-carnitine and palmitoyl-CoA on mitochondrial function in rat ventricular myocytes [J]. Am J Physiol Heart Circ Physiol, 2008, 295 (1): H105-H112.

[43] SAKAMOTO A, SAOTOME M, HASAN P, et al. Eicosapentaenoic acid ameliorates palmitate-induced lipotoxicity via the AMP kinase/dynamin-related protein-1 signaling pathway in difffferentiated H9c2 myocytes [J]. Exp Cell Res, 2017, 351 (1): 109-120.

二甲双胍作为糖尿病心血管病一级预防降糖首选的争议

当前,二甲双胍是临床应用最为广泛的降糖药物,也是国内外多种指南文件推荐的一线降糖药。该药临床应用逾 60 年,降糖效果肯定、不良反应少、低血糖风险小、不增加体重、价格适中,被视为降糖治疗的基石。然而近年来,随着胰高血糖素样肽 -1(GLP-1)受体激动剂与钠 - 葡萄糖共转运蛋白 -2(SGLT-2)抑制剂的问世,对二甲双胍的临床地位产生巨大冲击。已有多项随机化临床研究证实,这两类新药不仅具有可靠的降糖作用,更可以有效降低 2 型糖尿病(T2DM)患者心脑肾不良事件风险。大血管并发症是 T2DM 患者致死致残的主要原因,由于迄今为止尚缺乏有力证据证明二甲双胍可以降低 T2DM 患者大血管事件风险,因而应该重新思考其临床地位。

一、降糖治疗与 T2DM 患者心血管结局

流行病学研究显示,高血糖患者发生动脉粥样硬化性心血管疾病(ASCVD)的风险显著增高,因而 T2DM 一直被视为 ASCVD 重要的危险因素之一。然而,目前尚无确凿证据证实 T2DM 是 ASCVD 的致病因素。近半个世纪以来,国内外学者围绕降糖治疗与 T2DM 患者心血管结局进行了多项研究,如 UGDP 研究、UKPDS 研究、ADVANCE 研究、ACCORD 研究、VADT 研究,以及 HEART2D 研究,均未能证实应用降糖药物更为严格的控制血糖能够明显改善 T2DM 患者大血管预后。需要特别说明的是,尽管很多学者将 UKPDS 研究视为降糖治疗带来心血管获益的临床研究证据,但在该研究的主体研究随访结束时(即 UKPDS 33 研究),并未出现大血管事件的显著降低。在主体研究结束后,研究者继续对受试者进行了为期 10 年的延长期随访,结果显示强化降糖组患者心血管事件发生率显著降低;但延长期随访并非真正意义的随机化对照试验,加之失访人数比例很高、电话随访可靠性差,以及其他多种干扰因素的存在,其证据力度不能等同于真正意义上的随机化临床试验,不应以此作为强化降糖心血管获益的可靠证据。另一方面,同期完成的多项降压与降胆固醇临床研究则发现,降低血压与胆固醇水平可以显著减少主要不良心血管事件的发生,因而以生活方式干预为基础、以合理控糖、积极降压、严格降胆固醇为核心的多重危险因素综合防控逐渐成为改善 T2DM 患者大血管预后的主要措施。

二、不同降糖药物对 T2DM 患者心血管结局的影响

迄今为止,应用磺脲类胰岛素促泌剂、非磺脲类胰岛素促泌剂、α- 糖苷酶抑制剂、噻唑烷二酮类药物,以及胰岛素降低血糖均未被证实能够降低 T2DM 患者心血管事件发生率(已完成的随机化临床试验主要包括 HEART2D、DIGAMI2、PROactive、BARI 2D、RECORD、ORIGIN、ACE、TOSCA IT、CARMELINA,以及 CAROLINA 等)。人们曾对二肽基肽酶 -4(DPP-4)抑制剂寄予厚望,但 SAVOR-TIMI53、EXAMINE、TECOS 以及 CARMELINA 研究显示,此类药物在适度降糖的同时,未能明显减少 T2DM 患者心血管终点事件的发生。

虽然一些学者认为二甲双胍具有心血管保护作用,但目前已经完成的关于降糖治疗与降糖药物的具有足够统计学效能的大型多中心随机化临床试验共有 36 项,无一专门针

对二甲双胍所设计的临床研究。近年来被广泛引用的支持二甲双胍作为一线降糖药物的临床研究证据主要来自 UKPDS 研究肥胖患者亚组分析（即 UKPDS 34 研究）。UKPDS 研究是降糖治疗领域具有里程碑意义的临床研究,旨在探讨不同的降糖治疗强度对新诊断的 T2DM 患者临床预后的影响。结果显示,与常规降糖组（HbA1c 降至 7.9%）相比,强化降糖组（HbA1c 降至 7%）任何糖尿病相关终点发生率降低 12%（$P=0.029$）,但这一获益主要是由微血管事件减少所驱动的,糖尿病相关死亡率、全因死亡率、大血管事件发生率降低均无统计学意义。在该研究受试者中,有 342 例肥胖或超重患者接受了二甲双胍治疗,对这部分患者进行亚组分析（即 UKPDS 34 研究）发现,二甲双胍治疗组患者大血管并发症发生率降低具有统计学意义。鉴于这一亚组分析并非专门针对二甲双胍设计并完成的随机化临床试验,并且受试者例数很少,故其证据力度较弱。并且,将初诊的超重 T2DM 患者的研究结论外推至所有 T2DM 患者,也不符合循证医学原理。因此,UKPDS 34 研究结果不足以支撑二甲双胍的一线地位。此外,UKPDS 研究始于 1977 年。在 40 余年后的今天,T2DM 患者的综合管理背景（他汀、阿司匹林、ACEI/ARB 等药物的应用以及血压管理策略）早已发生了深刻变革,该研究对于当今的糖尿病治疗的指导价值已经非常有限了。

SGLT-2 抑制剂与 GLP-1 激动剂的问世,将 T2DM 患者的降糖治疗带入新时期。于 2015 年公布的里程碑式临床试验 EMPA-REG OUTCOME 研究,率先证实应用恩格列净治疗可以显著降低确诊 ASCVD 的 T2DM 患者的全因死亡率和心血管死亡率,随后结束的 LEADER 研究则发现,合并 ASCVD 或其高危因素的 T2DM 患者应用利拉鲁肽治疗可以显著降低受试者主要不良心血管事件风险。此后先后完成的 CANVAS 研究（卡格列净）与 DECLARE-TIMI 58（达格列净）也发现其他种类的 SGLT-2 抑制剂可以不同程度的降低 T2DM 患者的心血管事件风险,而 SUSTAIN-6 研究（司美格鲁肽）、REWIND 研究（度拉糖肽）与 HARMONY 研究（阿必鲁肽）也得到阳性结论。这些研究表明,在生活方式干预以及其他类型降糖药物治疗基础上,加用 SGLT-2 抑制剂或 GLP-1 激动剂（利拉鲁肽、司美格鲁肽、度拉糖肽与阿必鲁肽）治疗有助于改善 T2DM 患者大血管事件风险。基于上述研究的设计方案,应用新型降糖药物治疗组与对照组之间不存在主观设定的血糖控制目标的差异,说明这些获益并非通过降低血糖水平实现的,而是源于相关药物降糖之外的作用机制,但其确切的获益机制仍有待深入探讨。更值得关注的是,在针对伴或不伴 T2DM 的患者所进行的 DAPA-HF 研究与 EMPEROR-Reduced 研究中,应用 SGLT-2 抑制剂治疗可以明显降低主要复合终点事件、全因死亡率、心血管死亡率,从另一个角度证实了 SGLT-2 抑制剂具有独立于降糖本身的心血管保护作用机制。

三、二甲双胍与 GLP-1 受体激动剂、SGLT-2 抑制剂的临床适应证比较

如前所述,ASCVD 是 T2DM 患者致死致残的主要原因,因此在选择降糖药物时,不仅要考虑到药物的降糖强度,更要考虑到其预防 ASCVD 的作用。虽然二甲双胍具有降糖效果好、低血糖风险小、不影响体重等优点,但迄今仍缺乏可靠证据支持其心血管保护作用,其适应证仍限于在饮食与运动基础上控制血糖,并无心血管保护适应证,因此该药预防 ASCVD 的作用一直受到很大质疑。相比之下,GLP-1 受体激动剂与 SGLT-2 抑制剂在 T2DM 患者 ASCVD 一级预防中的作用受到多项随机化临床试验的强力支持,且部分药物已经获批心血管保护适应证。例如,2016 年 12 月,美国食品药品管理局（FDA）批准恩格列净用于降低患 2 型糖尿病合并心血管疾病成人患者的心血管死亡风险;2018 年 10 月,FDA

批准卡格列净用于降低成人 2 型糖尿病患者心肌梗死、卒中与心血管死亡风险；2019 年 10 月，FDA 批准达格列净用于降低伴有心血管疾病或多重心血管风险因素的 2 型糖尿病患者的心力衰竭住院风险；2020 年 5 月，FDA 批准达格列净用于降低成人射血分数减低心力衰竭患者的心血管死亡与住院风险；2017 年 8 月，FDA 批准利拉鲁肽用于降低伴有 CVD 的 T2DM 患者主要不良心血管事件风险；2020 年 1 月，FDA 批准注射用司美格鲁肽用于降低合并 CVD 的成人 T2DM 患者的心血管事件风险；2020 年 2 月，FDA 批准度拉糖肽用于降低伴有 CVD 或具有多重 CVD 危险因素的成人 T2DM 患者的主要心血管事件风险。2020 年 5 月，我国药监局批准利拉鲁肽用于降低合并 CVD 的成人 T2DM 患者的心血管事件风险。这些降糖之外的新适应证的获批，标志着两类新药在 T2DM 患者 ASCVD 防治中的作用得到充分肯定。

四、现行国内外指南关于降糖药物选择的推荐建议

近年来，随着新研究证据的不断涌现，二甲双胍与 GLP-1 受体激动剂和 SGLT-2 抑制剂的临床地位也呈现出此消彼长的变化趋势，这在近年来先后更新的临床实践指南的推荐建议中得到体现。

总的来讲，目前国内外关于 T2DM 防治的多数指南性文件仍然将二甲双胍作为一线降糖药物。例如《中国 2 型糖尿病防治指南（2020 年版）》《2021 版美国糖尿病学会糖尿病诊疗标准》等，均建议将二甲双胍作为首选降糖药物。这些指南同时建议，确诊 ASCVD、心力衰竭、CKD 的患者以及具有这些疾病的高危因素的糖尿病患者更为积极地应用 SGLT-2 抑制剂与 GLP-1 受体激动剂。已接受二甲双胍治疗的 ASCVD 患者无论血糖水平如何，均可联合应用 SGLT-2 抑制剂或 GLP-1 受体激动剂，以降低心血管事件风险。2019 年 ADA/EASD 颁布的 T2DM 患者血糖管理专家共识也建议将二甲双胍作为一线降糖药物。与此同时，为降低 T2DM 患者 ASCVD 事件风险、减少因心力衰竭住院与心血管死亡人数，以及延缓慢性肾病进展，应更为积极地应用 SGLT-2 抑制剂或 GLP-1 受体激动剂，无需考虑患者基线糖化血红蛋白水平以及血糖控制目标。

2019 年颁布的 ESC/EASD 糖尿病、糖尿病前期与心血管病指南，将 SGLT-2 抑制剂与 GLP-1 受体激动剂推荐为 ASCVD 患者及其高危人群的一线降糖药物，二甲双胍则推荐为无合并心血管病及其危险因素的 T2DM 患者的首选降糖药。此指南发布后，在国内外学术界引起热议。支持这一新观点的学者认为这是尊重证据、与时俱进的指南，反对者则认为两类新药临床应用时间尚短，其有效性和安全性仍需更多论证，并且 GLP-1 受体激动剂与 SGLT-2 抑制剂的临床获益是在二甲双胍治疗基础上取得的，因而仍应将二甲双胍作为首选降糖药物。然而，梳理现有证据不难发现，GLP-1 受体激动剂或 SGLT-2 抑制剂的临床获益并不依赖于二甲双胍的存在。在已完成的关于两类新药的随机化临床试验中，约 75% 的受试者接受了二甲双胍治疗。亚组分析显示，无论是否应用二甲双胍治疗，两类新型降糖药物的临床获益幅度均相似。荟萃分析也证实了这一结论。在针对慢性心力衰竭患者所进行的 DAPA-HF 研究与 EMPEROR-Reduced 研究，以及针对慢性肾病患者进行的 DAPA-CKD 研究均纳入了伴或不伴糖尿病的受试者，结果也显示无论是否合并糖尿病，SGLT-2 抑制剂均显著获益。这些研究从另一个侧面论证了 SGLT-2 抑制剂的临床获益是独立于降糖作用之外的，而不是依赖二甲双胍来实现的。基于上述分析，我们有理由认为将二甲双胍作为合并 ASCVD 或其危险因素的 T2DM 患者的首选降糖药物缺乏充分的临床研究证据。2019 年颁

布的 ESC/EASD 糖尿病、糖尿病前期与心血管病指南适度下调二甲双胍的一线地位是符合循证医学原则的。

五、T2DM 患者降糖药物的选择与 ASCVD 一级预防

ASCVD 是 T2DM 患者致死致残的主要原因,降低 T2DM 患者大血管事件风险应该作为 T2DM 患者综合管理的主要目标。除了积极有效的生活方式干预、严格控制血压与胆固醇水平、必要时应用抗血小板药物之外,合理选择降糖药物对于改善大血管预后具有关键作用。多年以来二甲双胍一直广泛应用于降糖治疗,并被国内外多个指南推荐为一线降糖药物,但迄今仍缺少可靠证据证实该药能够降低 T2DM 患者大血管并发症风险,因此其在 T2DM 患者 ASCVD 一级预防中的作用仍有待论证。新型降糖药物 GLP-1 受体激动剂与 SGLT-2 抑制剂的问世,不仅为降糖治疗提供了新选择,更为 T2DM 患者大血管并发症的防治提供了全新思路。这两类药物不仅降糖效果肯定,单独使用不发生低血糖,还具有减轻体重的作用,并对血压、血脂产生有益影响。更为重要的是,越来越多的临床研究证实,GLP-1 受体激动剂与 SGLT-2 抑制剂可以显著减少 T2DM 患者不良心血管事件的发生,应该更多用于 ASCVD 的一级预防。美国等国际权威指南仍然推荐二甲双胍作为一线降糖药,药品价格与医保负担是其重要因素。在我国,随着药物管理体制改革的不断深入,药品价格逐渐下降,为 GLP-1 受体激动剂和 SGLT-2 抑制剂的广泛应用创造了有利条件。在此背景下,这两类新药必将取代二甲双胍,成为 T2DM 患者 ASCVD 一级预防的首选药物。

(郭艺芳)

参考文献

［1］中华医学会糖尿病分会. 中国 2 型糖尿病防治指南 [J]. 中华糖尿病杂志 , 2021, 13 (4): 315-409.

［2］American Diabetes Association. Standards of medical care in diabetes——2021 [J]. Diabetes Care, 2021, 44 (Supplement 1): S1-S232.

［3］COSENTINO F, GRANT P J, ABOYANS V, et al. 2019 ESC Guidelines on diabetes, pre-diabetes, and cardiovascular diseases developed in collaboration with the EASD [J]. Eur Heart J, 2020, 41 (2): 255-323.

［4］MASSON W, LAVALLE-COBO A, LOBO M, et al. Novel antidiabetic drugs and risk of cardiovascular events in patients without baseline metformin use: a meta-analysis [J]. Eur J Prev Cardiol, 2021, 28 (1): 69-75.

2021年非空腹血脂临床应用建议要点解读

血脂检测是诊断高脂血症、评估心血管风险和判断个体是否需要进行调脂治疗的必备条件。血脂检测基本项目包括总胆固醇(TC)、甘油三酯(TG)、低密度脂蛋白-胆固醇(LDL-C)和高密度脂蛋白-胆固醇(HDL-C)水平(俗称"血脂四项")。目前,国内绝大多数医院或体检中心在进行血脂检测时,常规要求受检者在静脉采血前至少空腹8小时,即检测空腹血脂。基于大量研究对非空腹血脂检测及其临床意义的肯定,欧洲动脉粥样硬化学会和欧洲临床化学与检验医学联合会于2016年联合发布专家共识(简称"欧洲专家共识"),推荐常规采用非空腹血脂检测。为了提高对非空腹血脂检测的理解,并为临床实践提供指导,一个由心血管专业和临床检验医学专业人员组成的专家工作组在文献综述和小组讨论的基础上,撰写了中国的《非空腹血脂检测与临床应用建议》(简称"非空腹血脂临床应用建议")。现就其中要点逐一进行解读。

一、非空腹的定义

非空腹(即"餐后")状态是指一次进餐后的8小时以内。而空腹状态是指最后一次进餐后的8小时之外的状态。在正常生活条件下,每日早、中、晚三餐的间隔通常少于8个小时。因此,人体全天绝大部分时间是处于非空腹或餐后状态。如果严格按照距离末次进餐至少8小时后才达到"空腹"的严格要求,"空腹"实际上是特指清晨进餐前数小时的状态。由此看来,空腹血脂水平并不能反映人体内血脂的真实情况。

二、检测非空腹血脂的两种方式

(一)高脂餐后的非空腹血脂检测

受试者在进食一定配方的"高脂餐"(脂肪提供的热量至少≥50%的配餐)后,在8小时内的不同的时间点进行血脂检测。这种情况下的血脂检测类似于糖尿病患者的糖耐量试验,被称为"高脂餐负荷试验"。高脂餐负荷试验可以动态观察TG等血脂指标在一次性高脂餐后多个时间点的动态变化,也能反映机体对高脂负荷的最大清除能力。

目前国际上尚无统一的高脂餐配方和试验方案,还不能像糖耐量试验那样实现检测的标准化。不仅各种高脂餐的组成不同,不同的受试者对高脂餐的耐受能力也不相同。年老体弱者有可能无法吃完一份高热量、高脂的餐食,从而影响血脂检测的分析。而且,高脂餐后非空腹血脂检测主要见于小样本的临床观察。

国内学者自20世纪末以来开展了不同配方高脂餐的临床观察性研究,主要关注餐后TG水平的升高情况,很少涉及胆固醇指标的变化。已知一次性摄入800kcal高脂餐(脂肪供能56%,碳水化合物供能30%)可升高餐后TC水平,而一次性摄入800kcal低脂高碳水化合物餐(脂肪供能3%,碳水化合物供能76%)不会升高餐后TC水平;虽然两种餐都会升高TG水平,但高脂餐所致TG水平升高更为明显。

(二)日常餐后的非空腹血脂检测

是指按照受试者日常的饮食习惯进餐(即"日常餐"),在其末次进餐后8小时内的任意时间点进行的非空腹血脂检测。这类似于糖尿病患者的随机血糖检测,不需要统一配制的高脂负荷餐。因其便利性,日常餐后的非空腹血脂检测被用于大规模的临床研究,在大样本人群中前瞻性观察非空腹血脂水平与心血管疾病的关系。国际上已发表多项大规模非空腹血脂研究。为与欧洲专家共识保持一致,后文中的非空腹是特指受试者进食日常餐后的状态。

三、非空腹状态下血脂检测项目及方法

所有在空腹状态下可检测的血脂和脂蛋白项目,都可在日常餐后的非空腹状态下进行检测。除了检测血脂四项 TC、TG、LDL-C 和 HDL-C 之外,还可以检测载脂蛋白 A1(ApoA1)、载脂蛋白 B(ApoB)和脂蛋白 a［Lp(a)］水平,并利用公式计算非 HDL-C 和估算残粒脂蛋白 - 胆固醇(RLP-C)水平。

RLP-C 是富含甘油三酯脂蛋白的水解产物——残粒脂蛋白所含的胆固醇。富含甘油三酯脂蛋白包括肝脏来源的极低密度脂蛋白(VLDL)和肠道来源的乳糜微粒(CM),它们被分泌入血后,一方面在胆固醇酯转移蛋白的作用下与 LDL、HDL 进行 TG- 胆固醇酯的交换,另一方面迅速被毛细血管内皮细胞表面的脂蛋白脂酶水解,转变为颗粒更小、胆固醇酯更丰富、含载脂蛋白 E 更多的残粒脂蛋白。残粒脂蛋白的致动脉粥样硬化作用不亚于 LDL。非空腹 TG 水平与估算的 RLP-C 水平之间的相关性高达 95% 以上。非空腹 TG 水平的升高意味着血中残粒脂蛋白的增多。

RLP-C 水平可通过密度梯度超速离心技术、免疫分离法等精确检测,但操作复杂且昂贵,难以在基层医院开展。欧洲专家共识推荐依据公式来估算 RLP-C 水平(即 RC),RC=TC–HDL-C–LDL-C。空腹状态下,估算的 RC 水平代表 VLDL 及其代谢产物—中间密度脂蛋白中的胆固醇。非空腹状态下,估算的 RC 水平除了含有这两种成分之外,还增加了餐后循环中新出现的 CM 及其残粒中的胆固醇。RC 的水平有助于更为精准地防控动脉粥样硬化心血管疾病的风险。

非 HDL-C 是血液中致动脉粥样硬化脂蛋白所含胆固醇的总和。按照公式,非 HDL-C=TC–HDL-C。而且,非 HDL-C 包含 LDL-C 和 RC 在内。非 HDL-C 水平被各国指南推荐为冠心病患者胆固醇控制的次要靶点。尽管 LDL-C 是最主要的致动脉粥样硬化胆固醇,但非 HDL-C 比 LDL-C 更好地预测动脉粥样硬化风险的指标,尤其是在 TG 水平特别高、DM、肥胖或极低 LDL-C 水平的人群中。

四、非空腹血脂水平与心血管疾病的关系

以往空腹 TG 水平与心血管风险的关系一直存有争议。而非空腹 TG 水平与心血管事件有高度相关,其中餐后 2~4 小时的 TG 水平与女性心血管事件的相关性最强。丹麦的研究证实非空腹 TG 水平升高是心肌梗死、缺血性心脏病、缺血性卒中、全因死亡的独立危险因素。非空腹 TG 水平与 RC 水平呈高度正相关。非空腹 TG 和 RC 水平升高被认为是心肌梗死的致病性危险因素。美国全国健康和营养调查进行了 4 299 对空腹和非空腹参与者的匹配分析,结果显示,空腹或非空腹测定的 LDL-C 水平升高均与全因死亡和心血管死亡风险增加相关,二者对死亡风险的预测作用相似。上述研究结果支持非空腹血脂水平在预测心血管风险方面具有与空腹血脂水平相似甚至更好的临床价值。

五、日常餐后非空腹血脂水平的变化

(一)丹麦的非空腹血脂研究

丹麦学者对大规模普通人群的非空腹血脂与空腹血脂进行了对比分析,根据受检者采血时距末次进餐的不同时间进行分组,把距末次进餐后 8 小时以上的受检者的血脂作为空腹血脂,距末次进餐后 8 小时以内的受检者的血脂作为非空腹血脂,计算餐后不同时间段的非空腹血脂相对空腹血脂的平均变化值,发现血脂指标在日常餐后 6 小时内最大的平均变化值不具有临床差异性。其中,非空腹 TG 水平仅升高 0.3mmol/L,RC 水平升高 0.2mmol/L,TC、LDL-C 与非 HDL-C 水平分别降低 0.2mmol/L,而 HDL-C、ApoA1、ApoB 和 Lp(a)水平不受进食的影响。有学者认为 LDL-C 水平在餐后的轻度下降可能与受试者进食过程中液体摄入导致的体液稀释有关。如果在进餐过程尽量少摄入液体,有可能避免 LDL-C 水平在餐后阶段出现显著的下降。

值得注意的是,在丹麦的大规模人群研究中,受试者是在末次进餐后的任一随机时间点就诊,并没有比较餐后不同时间就诊的受试者非空腹血脂水平与自身空腹血脂水平的变化。

(二)中国的非空腹血脂研究

中国学者比较了住院患者空腹与日常早餐后 4 小时内任一时间点或早餐后 2、4 小时的血脂水平,发现非空腹 LDL-C 水平相比空腹基础值有不同程度的显著下降。还有学者观察了健康受试者在空腹、日常三餐后不同时间点的血脂变化,发现早餐与中餐后的 LDL-C 水平相比空腹基础值有显著降低。

在以上国内的研究中,早餐后公式法 LDL-C 降幅为 0.08~0.40mmol/L,直接法检测的早餐后 LDL-C 降幅差异更大,波动于 0.06~0.50mmol/L。这些差异可能与各项研究的样本量大小、检测时间点、LDL-C 检测方法或试剂盒、受试者饮食习惯差异等因素有关。未来还需要更多的中国人群的数据来确定 LDL-C 的非空腹下降幅度。

六、非空腹与空腹血脂异常浓度切点

(一)欧洲专家共识推荐的非空腹血脂异常浓度切点

2016 年欧洲专家共识提出了与空腹血脂异常浓度相对应的非空腹血脂切点(表 1)。对一级预防的普通成人来说,理想的空腹 TG 水平应<1.7mmol/L。当其进食一份热量不高的低脂餐(<5g 脂肪)之后,8 小时内任意时间点的非空腹 TG 水平应<2mmol/L。同样地,RC 水平在空腹时应<0.8mmol/L,非空腹时应<0.9mmol/L。

表 1 非空腹与空腹血脂异常浓度切点

项目	非空腹血脂	空腹血脂
TG	≥ 2mmol/L	≥ 1.7mmol/L
TC	≥ 5mmol/L	
LDL-C	≥ 3mmol/L	
RC	≥ 0.9mmol/L	≥ 0.8mmol/L
非 HDL-C	≥ 3.9mmol/L	≥ 3.8mmol/L
HDL-C	≤ 1mmol/L	

续表

项目	非空腹血脂	空腹血脂
ApoA1		≤ 1.25g/L
ApoB		≥ 1.0g/L
Lp（a）		≥ 50mg/dl

  非 HDL-C 水平在空腹时应<3.8mmol/L，非空腹时应<3.9mmol/L。其他的血脂指标在空腹和非空腹状态下具有相同的切点，其中 TC 水平应<5mmol/L，LDL-C 水平应<3mmol/L，HDL-C 水平应>1mmol/L，Lp（a）水平应<50mg/dl。然而，在判断某一个体的血脂水平是否异常时，还需要根据其所患的疾病、具有的危险因素、不良生活方式和心血管事件的危险分层等情况来进行综合的评估。

（二）中国学者初步确定的非空腹血脂异常浓度切点

  中国学者通过小样本临床观察发现，中国受试者在日常餐后的 TG、RC 浓度异常截断值分别为 2.02mmol/L、0.87mmol/L，这与 2016 年欧洲非空腹血脂检测专家共识推荐的 TG 截断值 2.0mmol/L、RC 截断值 0.9mmol/L 十分接近。

七、非空腹血脂检测建议

  2016 年欧洲专家共识关于非空腹与空腹血脂检测适用情况的建议如下（表2）。目前，我国人群血脂检测可考虑空腹和非空腹检测并行，并依据具体的临床情况进行选择。由于非空腹检测的血脂结果足以发现显著的高 TG 血症和 / 或高胆固醇血症，因此，初次血脂检测时不必强求空腹。

表 2　非空腹与空腹血脂检测适用情况

非空腹血脂检测	空腹血脂检测
※ 任何患者的初次血脂检测	※ 高脂餐或日常餐后 TG 浓度 > 5mmol/L 时
※ 用于心血管疾病风险评估的检测	※ 处于随访状态的高 TG 血症患者
※ 因急性冠脉综合征入院的患者	※ 高 TG 血症胰腺炎恢复期患者
※ 儿童	※ 正在使用可引起严重高 TG 血症的药物
※ 更愿意非空腹检测的患者	※ 同时有其他检测项目要求使用空腹血
※ 糖尿病患者（以避免低血糖风险）	
※ 老年患者	
※ 接受稳定药物治疗的患者	

（一）用于心血管风险评估

  欧洲专家共识推荐在评估心血管风险时，无论是空腹还是非空腹状态下检测的血脂结果都可行。由于饮食、受血脂检测方法和试剂盒等因素的影响，中国受试者在日常餐后的 LDL-C 降幅可能有较大差异。如果心血管风险评估体系中需要 LDL-C 水平来进行评估，医生可能会对采用非空腹 LDL-C 水平来评估心血管风险产生顾虑，担心采用空腹或非空腹 LDL-C 水平评估时产生完全不同的结果。

国外学者采用同一个体的非空腹血脂水平与间隔 4 周测得的空腹血脂水平对受试者进行心血管风险评估,尽管非空腹标本的甘油三酯水平略高,LDL-C 水平略低,但非空腹血脂水平与冠状动脉事件的相关性与空腹血脂水平相似。在将受试者分入对应的 ASCVD 危险等级时,空腹和非空腹血脂水平的一致性高达 94.8%。这强力支持在同一个体评估心血管风险时,非空腹血脂水平与空腹血脂水平的预测价值相当。

医生在实际临床工作中,可以利用已有的非空腹 LDL-C 水平对患者进行初步的评估,后续依据复查的空腹 LDL-C 水平再对心血管风险进行修正。总之,鼓励对患者进行心血管风险评估,尤其是从未接受评估的患者。

(二)急性心肌梗死患者推荐非空腹血脂检测

由于急性心肌梗死后机体的应激反应,患者的胆固醇指标(包括 LDL-C 在内)会下降,而 TG 水平会升高。这种应激性的血脂变化在急性心肌梗死发病 24 小时即可出现,通常在发生急性心肌梗死 1 个月以后才逐渐恢复。因此,应该在急性胸痛发病后 24 小时内尽早采血进行血脂检测,以了解急性心肌梗死发病前的基础血脂情况,而不必强求空腹血脂检测。因此,在胸痛患者来到急诊室就诊时,应立即采血,并与高敏肌钙蛋白同时检测随机血脂水平,无论患者是空腹还是非空腹状态。

(三)诊断高 TG 血症

若受试者的空腹 TG 水平处于理想范围(<1.7mmol/L),在摄入一份低热量低脂的健康饮食后,在餐后 8 小时内的任一时间点的 TG 水平应<2mmol/L。当空腹 TG 水平≥1.7mmol/L 或非空腹 TG≥2.0mmol/L,都提示增加的心血管风险。

当轻度 ~ 中度 TG 升高,非空腹 TG 为 2~10mmol/L 时,应尽早启动改善生活方式等干预措施,包括控制饮食、运动等。需要重视的是,一旦非空腹 TG≥5mmol/L,患者应在 2~4 周内复查空腹 TG 水平,并立即同步启动生活方式干预与药物治疗。重度高 TG 血症(非空腹 TG>10mmol/L)患者有发生急性胰腺炎的高风险,需要积极的药物治疗和严密监测。

(四)筛查家族性高胆固醇血症患者

如果成人的非空腹 LDL-C 水平>5mmol/L,儿童的非空腹 LDL-C 水平>4mmol/L,应怀疑是否存在杂合型家族性高胆固醇血症。尤其当非空腹 LDL-C 水平>13mmol/L,甚至要怀疑是否存在纯合型家族性高胆固醇血症。

(五)评估冠心病患者 LDL-C 水平

1. 接受稳定药物治疗且病情平稳的患者　正在接受稳定药物治疗的冠心病患者可进行非空腹血脂检测。在前一次门诊随访时,若患者各项空腹血脂指标已达到靶目标,并且降胆固醇方案和临床情况稳定,无需调整降胆固醇治疗方案,无论患者复诊时是空腹或非空腹状态均可检测血脂。

2. 可能需要调整降脂药物的患者　对于前次门诊刚刚启动或调整降胆固醇方案的冠心病患者而言,第 4~6 周的血脂复查十分重要。这次的血脂检查结果将影响后续降胆固醇药物的方案。在这种情况下,最好能够检测空腹 LDL-C 水平。但是,不应由于患者就诊前进餐而强制取消当次的血脂检测。

鉴于日常餐后的非空腹 LDL-C 水平出现不同程度的下降,治疗后的非空腹 LDL-C 水平应低于预定的空腹目标值。如果某冠心病患者的空腹 LDL-C 目标值是<1.4mmol/L,那么药物治疗 4~6 周后的非空腹 LDL-C 水平至少应<1.4mmol/L。若患者复诊时非空腹 LDL-C 水平为 1.95mmol/L,依据 LDL-C 水平在进餐后有下降的特点,推测其空腹 LDL-C

水平会更高。在这种情况下,可适当为患者强化降胆固醇治疗方案。若患者复诊时非空腹 LDL-C 水平为 1.06mmol/L,则不能确定该患者空腹 LDL-C 水平是否已经<1.4mmol/L,可暂时维持原有的降胆固醇药物方案,嘱咐患者择期复查空腹血脂。

综上所述,检测空腹血脂存在一定的不便之处。患者可能会因为初次就诊未空腹而不得不再约时间,误工费时间,影响其原有的生活和工作安排;甚至有些人干脆放弃检查,造成事实上的漏诊。而强制空腹血脂检测迫使年老体弱个体和特殊患者忍受饥饿,产生潜在风险。另外,还存在早晨集中的空腹抽血使相关科室及工作人员在高峰时期的工作负荷过重,可能引发医患矛盾等问题。非空腹血脂检测不仅为患者(尤其是儿童或无法长时间保持空腹的患者)带来方便,节省医疗成本,而且临床实践更为简便,必将有利于中国人群血脂异常防治。

(刘 玲)

参考文献

［1］ NORDESTGAARD B G, LANGSTED A, MORA S, et al. Fasting is not routinely required for determination of a lipid profile: clinical and laboratory implications including flagging at desirable concentration cutpoints: a joint consensus statement from the European Atherosclerosis Society and European Federation of Clinical Chemistry and Laboratory Medicine [J]. Clin Chem, 2016, 62 (7): 930-946.

［2］ NORDESTGAARD B G, LANGSTED A, MORA S, et al. Fasting is not routinely required for determination of a lipid profile: clinical and laboratory implications including flagging at desirable concentration cutpoints-a joint consensus statement from the European Atherosclerosis Society and European Federation of Clinical Chemistry and Laboratory Medicine [J]. Eur Heart J, 2016, 37 (25): 1944-1958.

［3］ 刘玲, 赵水平. 非空腹血脂检测与临床应用建议 [J]. 中华内科学杂志, 2021, 60 (5): 400-405.

［4］ 张原力, 游凯, 方圻, 等. 脂餐后血清甘油三酯代谢异常作为冠心病独立危险因素的探讨 [J]. 中华心血管病杂志, 1998, 26 (2): 89-93.

［5］ LIU L, ZHAO S P, CHENG Y C, et al. Xuezhikang decreases serum lipoprotein (a) and C-reactive protein concentrations in patients with coronary heart disease [J]. Clin Chem, 2003, 49 (8): 1347-1352.

［6］ 张绘莉, 赵水平, 刘玲. 冠心病患者摄入不同量脂肪餐后血脂水平的变化及其对血管内皮功能的影响 [J]. 中国循环杂志, 2001, 16 (1): 24-26.

［7］ BANSAL S, BURING J E, RIFAI N, et al. Fasting compared with nonfasting triglycerides and risk of cardiovascular events in women [J]. JAMA, 2007, 298 (3): 309-316.

［8］ LANGSTED A, FREIBERG J J, NORDESTGAARD B G, et al. Nonfasting cholesterol and triglycerides and association with risk of myocardial infarction and total mortality: the Copenhagen City Heart Study with 31 years of follow-up [J]. J Intern Med, 2011, 270 (1): 65-75.

［9］ NORDESTGAARD B G, BENN M, SCHNOHR P, et al. Nonfasting triglycerides and risk of myocardial infarction, ischemic heart disease, and death in men and women [J]. JAMA, 2007, 298 (3): 299-308.

［10］ JØRGENSEN A B, FRIKKE-SCHMIDT R, WEST A S, et al. Genetically elevated non-fasting triglycerides and calculated remnant cholesterol as causal risk factors for myocardial infarction [J]. Eur Heart J, 2013, 34 (24): 1826-1833.

［11］ BORAN B, GUO Y, XU J, et al. Prognostic value of fasting versus nonfasting low-density lipoprotein cholesterol levels on long-term mortality [J]. Circulation, 2014, 130 (7): 546-553.

［12］ LIN Q Z, CHEN Y Q, GUO L L, et al. Comparison of non-fasting LDL-C levels calculated by Friedewald formula with those directly measured in Chinese patients with coronary heart disease after a daily breakfast [J]. Clin Chim Acta, 2019, 495: 399-405.

［13］ TIAN F, XIANG Q Y, ZHANG M Y, et al. Changes in non-fasting concentrations of blood lipids after a daily Chinese breakfast in overweight subjects without fasting hypertriglyceridemia [J]. Clin Chim Acta, 2019, 490: 147-153.

［14］ 高莹, 郭远林, 吴娜琼, 等. 住院患者空腹与早餐后血脂检测水平的比较 [J]. 中华检验医学杂志, 2017, 40 (6): 431-435.

［15］ 武大伟, 刘双庆, 宁莉, 等. 心血管疾病患者空腹与非空腹血脂检测水平的比较 [J]. 天津医科大学学报, 2019, 25 (3): 282-284.

［16］ YANG D, CAI Q, QI X, et al. Postprandial lipid concentrations and daytime biological variation of lipids in a healthy Chinese population [J]. Ann Lab Med, 2018, 38 (5): 431-439.

［17］ XIANG Q Y, TIAN F, LIN Q Z, et al. Comparison of remnant cholesterol levels estimated by calculated and measured LDL-C levels in Chinese patients with coronary heart disease [J]. Clin Chim Acta, 2020, 500: 75-80.

［18］ MORA S, CHANG C L, MOORTHY M V, et al. Association of Nonfasting vs Fasting Lipid Levels With Risk of Major Coronary Events in the Anglo-Scandinavian Cardiac Outcomes Trial-Lipid Lowering Arm [J]. JAMA Intern Med, 2019, 179 (7): 898-905.

高尿酸与 ASCVD 及其干预的价值

一、尿酸的产生与代谢

尿酸（uric acid，UA）是人体内嘌呤核苷酸代谢的最终产物。人体嘌呤核苷酸主要有两个来源：80% 来自人体细胞代谢，20% 来自食物。嘌呤经肝脏氧化代谢变为尿酸，后经过肠道和肾脏排泄。约 1/3 在肠道通过细菌降解，随粪便排出体外；余 2/3 的尿酸以原型形式通过肾脏排泄，血尿酸通过肾小球滤过以后，在近端小管重吸收，由远端小管分泌到尿液中，最终以尿液的形式排出体外。在生理条件下，尿酸在体内的合成和排泄是平衡的。当嘌呤代谢紊乱和 / 或尿酸排泄减少时，这种平衡被打乱，导致高尿酸血症（hyperuricemia）。

二、高尿酸血症的定义与流行病学

高尿酸血症是指在正常饮食状态下，不同时间 2 次检测空腹血尿酸水平男性大于 420μmol/L（7mg/dl），女性大于 360μmol/L（6mg/dl）。随着社会经济的发展，饮食结构和生活方式的改变，近年来高尿酸血症的患病率也呈现明显上升趋势。根据美国健康和营养检查调查（NHANES）2009—2010 年的资料，美国成年人中高尿酸血症患病率为 19.3%，且其患病率随年龄的增长而升高我国的流行病学调查显示，高尿酸血症患者已占总人口的 13.3%。当血尿酸过高，尿酸盐结晶沉积于关节、软组织和肾脏，发展为痛风。约 1/3 的高尿酸血症患者发展为痛风。除可引起痛风之外，高尿酸血症还与多种慢性疾病的发生发展有关，如动脉粥样硬化性心血管疾病（arteriosclerotic cardiovascular disease，ASCVD）、高血压、慢性肾脏疾病、高甘油三酯血症、肥胖、代谢综合征等。

三、高尿酸血症与 ASCVD 间的关系

（一）高尿酸血症增加 ASCVD 的患病率

早在 20 世纪 50 年代，对于血尿酸和 ASCVD 之间关系的探索已经开始。早期的研究发现高尿酸血症与冠心病等心血管疾病发病率相关。根据 NHANES I 研究的数据，女性尿酸水平每增加 60mmol/L，缺血性心脏病的风险增加 48%。然而 20 世纪 80 年代的 Framingham 心脏研究得出了不同的结论。该研究纳入了 6 763 名成年男性和女性，在调整风险因素和潜在混杂因素后，证实血清尿酸水平与冠心病等心血管疾病死亡或全因死亡风险增加无关。尿酸可能仅仅是心血管疾病风险的标志，对于心血管疾病的发病和预后没有预测价值。

但近些年的多项大型研究发现，血尿酸水平是动脉粥样硬化的重要预测指标和独立危险因素。一些横断面和病例对照研究通过对颈动脉斑块、颈动脉内中膜厚度、冠状动脉钙化和血管僵硬等指标进行评估，表明血尿酸水平与动脉粥样硬化之间存在相关性。2010—2012 年在我国华北进行的一项前瞻性队列研究，证实了尿酸是动脉粥样硬化发生的独立危险因素。该研究纳入了 2 644 名 40 岁以上的成年人，结果显示，高尿酸血症患者血管狭窄的累积发生率显著高于非高尿酸血症患者（54.1% *vs.* 34.7%，*P*<0.001），且高尿酸血症可使

新发血管狭窄的风险增加 75%（$P<0.001$）。

血尿酸水平升高显著增加发生冠心病、卒中等 ASCVD 的风险。一项队列研究纳入了年龄 ≥55 岁的共 4 385 名受试者，平均随访 8.4 年。调整相关混杂因素后显示血尿酸水平最高五分位数组相较于尿酸水平最低组的心血管事件发生风险为 1.68，心肌梗死发生风险为 1.87，脑卒中发生风险为 1.57，缺血性脑卒中发生风险为 1.77，出血性脑卒中发生风险为 1.68。另一项更大规模的前瞻性队列研究，纳入了 457 915 名无心血管疾病的受试者，研究发现血尿酸水平超过 7.0mg/dl 会显著增加冠心病的风险。

（二）高尿酸血症是 ASCVD 结局的预测因子

高尿酸水平除了促进 ASCVD 的发生发展之外，也是心血管死亡的重要独立预测因子。一项前瞻性队列研究纳入了 1 423 名无心血管疾病的中年男性，在调整年龄的影响后，血尿酸水平最高组与最低组相比，心血管疾病死亡风险比升高 2.5 倍，男性全因死亡升高 1.7 倍。在校正痛风、代谢综合征等相关因素后，尿酸与心血管结局仍保持独立相关的关系。一项纳入了 29 项前瞻性研究，共涉及 958 410 名参与者的荟萃分析结果显示：高尿酸血症与冠心病发病风险及死亡风险增加有关［发病风险：调整后 $RR=1.13$，95% CI（1.05，1.21）；死亡风险：调整后 $RR=1.27$，95% CI（1.16，1.39）］，尿酸水平每增加 1mg/dl，冠心病的死亡风险男性为 1.02，女性为 2.44。血尿酸水平是一种廉价且临床容易获得的指标，但它与心血管事件的关系是间接关系还是因果关系仍有待回答。

（三）高尿酸血症促进 ASCVD 的机制

尽管现已有大量临床研究证实高尿酸水平与 ASCVD 的发生发展、心血管相关死亡和全因死亡的风险密切相关，但其促动脉粥样硬化的分子机制尚未完全清晰。

目前认为尿酸促动脉粥样硬化的可能机制包括以下几个途径：

1. 大血管和微血管的血管内皮损伤　尿酸盐易沉积在血管壁，刺激血管平滑肌细胞增殖；升高的尿酸水平可以激活肾素 - 血管紧张素系统，抑制一氧化氮的产生，并诱导内皮细胞功能障碍。

2. 尿酸可引起血小板活化、黏附和聚集。

3. 高尿酸血症参与多种炎症介质的产生（如白细胞介素、C 反应蛋白等）。

4. 高尿酸血症可增加氧自由基的产生，引起低密度脂蛋白过氧化，损伤内皮细胞，促进血管平滑肌和内膜增生等。

5. 高尿酸可直接导致低密度脂蛋白氧化。

四、降低尿酸的药物选择

目前临床上常用的降低尿酸的药物可根据作用机制分为两大类：抑制尿酸合成（黄嘌呤氧化酶抑制剂，代表药物：别嘌醇、非布司他等）和增加尿酸排泄（代表药物：苯溴马隆）。绝大部分指南推荐黄嘌呤氧化酶抑制剂作为一线降尿酸治疗。别嘌醇是第一个用于高尿酸血症和痛风患者的黄嘌呤氧化酶抑制剂，降尿酸效果良好，适用于尿酸生成增多的患者。起始用药时建议从小剂量起始，并根据肾功调整起始剂量及增量。在中国人群使用时，应关注别嘌醇超敏反应。一旦发生超敏反应，致死率达到 30%。非布司他是特异性黄嘌呤氧化酶抑制剂，适用于慢性肾功能不全者，在 CKD 1~3 期患者中无需调整剂量。但有临床试验显示非布司他有潜在的心血管事件风险，限制了其在心血管高风险患者中的使用。

近年研究发现，别嘌醇可改善合并高尿酸血症的冠心病患者的临床预后。一项病例对照研究发现,别嘌醇与心肌梗死的风险降低有关。使用别嘌醇的患者调整后的心肌梗死风险比为 0.73［95% CI(0.54,0.99)］,提示别嘌醇除了降低尿酸外,还可能具有心脏保护作用。另一项病例对照研究则进一步量化了使用别嘌醇的患者发生非致命性急性心肌梗死的风险。病例组的别嘌醇使用率显著低于对照组,OR 为 0.52［95% CI(0.33,0.83)］。别嘌醇的心血管保护作用在更大的药物剂量［≥300mg,$OR=0.30$,95% CI(0.13,0.72);<300mg,$OR=0.67$,95% CI(0.37,1.23)］和更长的治疗时间［>180 天,$OR=0.21$,95% CI(0.08,0.53);31~180 天,$OR=0.61$,95% CI(0.29,1.29);<31 天,$OR=1.12$,95% CI(0.55,2.29),$P=0.001$］中更为突出。在既往心肌梗死的患者中,使用别嘌醇降低心肌梗死复发风险［$OR=0.16$,95% CI(0.04,0.76)］在队列研究中也发现别嘌醇与高尿酸血症患者心血管风险降低相关。一项纳入了 65 971 名高尿酸血症的队列研究证实,与不使用别嘌醇者相比,接受别嘌醇治疗的主要结局的风险比为 0.89［95% CI(0.81,0.97)］。全因死亡率的相应风险比为 0.68［95% CI(0.62,0.74)］。目前一项多中心、前瞻性、随机对照的 ALL-HEART 研究正在进行。研究计划对比别嘌醇和安慰剂对冠心病患者的心血管结局的影响,评估无痛风病史的缺血性心脏病患者使用别嘌醇的安全性和耐受性,期待研究的相关结果报道。

非布司他对于心血管的作用目前争议较大。一项纳入了 762 名高尿酸血症伴痛风的 RCT 研究,对比了别嘌醇与非布司他降尿酸的安全性与有效性。非布司他和别嘌醇均在减少痛风发作和痛风石面积方面效果相当,非布司他相较于别嘌醇在降低血清尿酸水平上作用更强,非布司他的心血管事件发生率略高,但差异无统计学意义。CARES 研究是一项多中心、双盲 RCT 试验,在痛风合并心血管疾病的 6 190 名患者中探索了使用非布司他和别嘌醇的心血管结局。研究发现,非布司他在心血管不良事件发生率方面与别嘌醇相当,但非布司他组的全因死亡率和心血管死亡率高于别嘌醇［全因死亡 $HR=1.22$,95% CI(1.01,1.47);心血管死亡 $HR=1.34$,95% CI(1.03,1.73)］。美国 FDA 在 2019 年增加了非布司他引起死亡风险的黑框警示,并建议非布司他应仅用于别嘌醇治疗失败或不耐受的患者,应告知患者非布司他的心血管风险,并在治疗过程中密切关注。鉴于非布司他的潜在心血管安全性风险,在欧洲药品管理局建议下,在英国、丹麦和瑞典的 6 128 名痛风患者中开展了一项前瞻、随机、开放标签的试验 -FAST 试验,以评估非布司他相比于别嘌醇的心血管安全性。患者中约有 1/3 有既往心血管病史,其余至少有 1 种心血管危险因素但无心血管事件。研究证实非布司他在主要心血管终点方面不劣于别嘌醇治疗;与别嘌醇相比,长期使用非布司他并未增加死亡或严重不良事件的风险。

降低血尿酸水平的新型药物不断涌现,如钠葡萄糖协同转运蛋白 2 抑制剂(SGLT-2i)、IL-1 拮抗剂、Verinurad 等,目前这些新兴药物对心血管发病率或死亡率的影响仍在不断研究中。SGLT-2i 是一种降血糖药物,可以通过加速尿酸的排泄来有效降低血尿酸水平。荟萃分析显示,与安慰剂相比,SGLT2i 显著降低血尿酸水平,Canagliflozi 平均降低血尿酸 37.02μmol/L,Dapagliflozin 平均降低 38.05μmol/L,Emgliflozin 平均降低 42.07μmol/L。现有的临床研究和荟萃分析证实,SGLT-2 抑制剂可以降低心血管疾病患者的主要心血管不良事件、心力衰竭入院率和全因死亡率。但 SGLT-2i 在高尿酸患者中的应用仍需要更多的证据。

五、降尿酸治疗起始时机选择

痛风患者建议血尿酸 ≥480μmol/L 时,开始降尿酸药物治疗(2C);血尿酸 ≥420μmol/L 且合并下列任何情况之一时,起始降尿酸药物治疗:痛风发作次数 ≥2 次 / 年、痛风石、慢性痛风性关节炎、肾结石、慢性肾脏疾病、高血压、糖尿病、血脂异常、脑卒中、缺血性心脏病、心力衰竭和发病年龄<40 岁(2B)。建议痛风患者控制血尿酸水平<360μmol/L,合并上述情况之一时,控制血尿酸水平<300μmol/L(2B);不建议将血尿酸水平长期控制在<180μmol/L(2B)。

　　由于血尿酸水平升高是心血管疾病发生发展的独立危险因素,心血管疾病反过来也增加了高尿酸血症的发病率。对于无症状高尿酸血症的患者的药物治疗,各国指南观点不一致。欧美指南多不推荐,而亚洲指南态度较为积极。我国指南建议,无症状高尿酸血症患者出现下列情况时起始降尿酸药物治疗:血尿酸水平 ≥540μmol/L(2B)或血尿酸水平 ≥480μmol/L 且有以下合并症之一:高血压、脂代谢异常、糖尿病、肥胖、脑卒中、冠心病、心功能不全、尿酸性肾石病、肾功能损害(CKD ≥2 期)(2B)。无合并症者,建议血尿酸控制在<420μmol/L;伴合并症时,建议控制在<360μmol/L(2C)。

　　现已有大量证据显示,相较于痛风,血尿酸对心血管疾病作用的阈值更低。一些观察性研究发现,在血尿酸水平轻度升高且尚未达到高尿酸血症诊断标准时,其主要心血管事件的相对风险增加。URRAH(Uric Acid Right for Heart Health)研究,纳入了 22 714 名受试者,探究了尿酸水平与心血管疾病风险之间的关系,研究发现预测全因死亡率的尿酸水平界值为4.7mg/dl(即 279.2μmol/L),预测心血管死亡率的尿酸水平界值为 5.6mg/dl(即 332.6μmol/L),预测致死性心肌梗死发生率的尿酸水平界值为 5.7mg/dl(即 338.6μmol/L)。所有这些临界值都比经典的高尿酸血症诊断临界值低得多。对于心血管高危患者,高尿酸血症的诊断和干预阈值水平是否需要前移,仍需要更多的研究。

(陈　晨　祝　烨)

参考文献

［1］黄叶飞,杨克虎,陈澍洪,等.高尿酸血症/痛风患者实践指南[J].中华内科杂志,2020,59 (7): 519-527.

［2］ZHU Y, PANDYA B J, CHOI H K. Prevalence of gout and hyperuricemia in the US general population: the National Health and Nutrition Examination Survey 2007-2008 [J]. Arthritis & Rheumatism, 2011, 63 (10): 3136-3141.

［3］LIU R, HAN C, WU D, et al. Prevalence of Hyperuricemia and Gout in Mainland China from 2000 to 2014: A Systematic Review and Meta-Analysis [J]. Biomed Research International, 2015, 2015: 762820.

［4］FREEDMAN D S, WILLIAMSON D F, GUNTER E W, et al. Relation of serum uric acid to mortality and ischemic heart disease [J]. American Journal of Epidemiology, 1995, 141 (7): 637-644.

［5］CULLETON B F. Serum Uric Acid and Risk for Cardiovascular Disease and Death: The Framingham Heart Study [J]. Annals of Internal Medicine, 1999, 131 (1): 7-13.

［6］SONG M, LI N, YAO Y, et al. Longitudinal association between serum uric acid levels and multiterritorial atherosclerosis [J]. Journal of Cellular and Molecular Medicine, 2019, 23 (1): 4970-4909.

［7］BOS M J, KOUDSTAAL P J, HOFMAN A, et al. Uric acid is a risk factor for myocardial infarction and stroke: the Rotterdam study [J]. Stroke, 2006, 37: 1503-1507.

［8］BRAGA F, PASQUALETTI S, FERRARO S, at al. Hyperuricemia as risk factor for coronary heart disease incidence and mortality in the general population: a systematic review and meta-analysis [J]. Clinical Chemistry & Laboratory Medicine, 2016, 54 (1): 7-15.

［9］ NISKANEN L K, LAAKSONEN D E, NYYSSONEN K, et al. Uric acid level as a risk factor for cardiovascular and all-cause mortality in middle-aged men: a prospective cohort study [J]. Archives of Internal Medicine, 2004, 164: 1546-1551.

［10］ LI M, HU X, FAN Y, et al. Hyperuricemia and the risk for coronary heart disease morbidity and mortality a systematic review and dose-response meta-analysis [J]. Scientific Reports, 2016, 6: 19520.

［11］ YU W, CHENG J D. Uric Acid and Cardiovascular Disease: An Update From Molecular Mechanism to Clinical Perspective [J]. Frontiers in Pharmacology, 2020, 16: 582680.

［12］ GRIMALDI-BENSOUDA L, ALPEROVITCH A, AUBRUN E, et al. Impact of allopurinol on risk of myocardial infarction [J]. Annals of the Rheumatic Diseases, 2015, 74 (5): 836-842.

［13］ ABAJO F, GILM J, RODRIGUEZ A, et al. Allopurinol use and risk of non-fatal acute myocardial infarction [J]. Heart, 2015, 101 (9): 679-685.

［14］ LARSEN K S, POTTEGÅRD A, LINDEGAARD H M, et al. Effect of Allopurinol on Cardiovascular Outcomes in Hyperuricemic Patients: A Cohort Study [J]. American Journal of Medicine, 2016, 129 (3): 299-306.

［15］ MACKENZIE I S, FORD I, WALKER A, et al. Multicentre, prospective, randomised, open-label, blinded end point trial of the efficacy of allopurinol therapy in improving cardiovascular outcomes in patients with ischaemic heart disease: protocol of the ALL-HEART study [J]. BMJ Open, 6 (9): 1383-1389.

［16］ BECKER M A, SCHUMACHER H R, WORTMANN R L, et al. Febuxostat compared with allopurinol in patients with hyperuricemia and gout [J]. N Engl J Med, 2005, 353 (23): 2450-2461.

［17］ WHITE W B, SAAG K G, BECKER M A, et al. Cardiovascular Safety of Febuxostat or Allopurinol in Patients with Gout [J]. N Engl J Med, 2018: NEJMoa1710895.

［18］ MACKENZIE I S, FORD I, NUKI G, et al. Long-term cardiovascular safety of febuxostat compared with allopurinol in patients with gout (FAST): a multicentre, prospective, randomised, open-label, non-inferiority trial [J]. Lancet, 2020, 396 (10264): 1745-1757.

［19］ ZHAO Y, XU L, TIAN D, et al. Effects of sodium-glucose co-transporter 2 (SGLT2) inhibitors on serum uric acid level: A meta-analysis of randomized controlled trials [J]. Diabetes Obes Metab, 2018, 20 (2): 458-462.

［20］ 中华医学会内分泌学分会. 中国高尿酸血症与痛风诊疗指南 (2019)[J]. 中华内分泌代谢杂志, 2020, 36 (1): 1-13.

［21］ MALOBERTI A, GIANNATTASIO C, BOMBELLI M, et al. Hyperuricemia and Risk of Cardiovascular Outcomes: The Experience of the URRAH (Uric Acid Right for Heart Health) Project [J]. High Blood Press Cardiovasc Prev, 2020, 27 (2): 121-128.

SGLT2 抑制剂和 GLP-1 受体激动剂对糖尿病患者的心血管保护作用

一、背景

中国 2 型糖尿病患者不断增长,患病率从 1980 年的 0.67% 上升至 2013 年的 10.4%。全国范围的一项横截面调查显示,采用 2018 年美国糖尿病协会(ADA)诊断标准,我国 11.2% 的成年人患有糖尿病。据此估算,目前中国糖尿病成人超过 1.4 亿人。

糖尿病患者合并的心血管疾病主要包括由冠状动脉粥样硬化性心脏病、缺血性脑血管疾病、周围血管疾病及心力衰竭等构成的动脉粥样硬化性心血管疾病(ASCVD)。弗雷明汉心脏研究表明,糖尿病患者患心血管疾病的风险是非糖尿病患者的 2.5 倍。我国 3B 研究显示,在 2 型糖尿病门诊中,14.6% 的患者合并心血管疾病(不包括脑血管疾病和外周血管疾病),10.1% 的患者合并脑血管疾病,超过 70% 的糖尿病患者合并高血压、血脂紊乱等心血管疾病的重要危险因素,并且随着合并心血管危险因素数量的增加,糖尿病患者发生 ASCVD 并发症的比例也在增加。一项对中国城乡成年人的大规模前瞻性研究表明,糖尿病与一系列心血管疾病(缺血性心脏病、卒中、其他心血管疾病)的死亡风险增加相关。

此外,糖尿病和心力衰竭之间的关联也引起了广泛关注。在 Reykjavik 普通人群研究中,2 型糖尿病患者中心力衰竭的患病率为 12%。在 Kaiser Permanente 人群中,年龄小于 75 岁的 2 型糖尿病患者与无 2 型糖尿病的患者相比,心力衰竭的患病率大约高出 3 倍。

严格控制血糖是否对糖尿病患者心血管有保护作用? 遗憾的是,前期相关研究并未发现强化降糖治疗能使心血管结局获益,甚至有些药物还可能增加不良心血管事件和死亡风险。自 2008 年起,美国食品药物监督管理局(FDA)要求所有新型降血糖药物必须进行心血管安全性测试。此后,开展了一系列心血管结局试验(CVOT)。

最初的试验药物是二肽基肽酶Ⅳ抑制剂(DPP-4i),一系列研究验证了沙格列汀、阿格列汀、利格列汀、西格列汀等药物的安全性,但也提示其并无心血管或肾脏保护作用。2015 年,胰高血糖素样肽 -1 受体激动剂(GLP-1RA)的第一项临床试验的结果揭晓,利司那肽对心血管事件的影响呈中性。此后,随着第一个钠 - 葡萄糖共转运蛋白 2 抑制剂(SGLT2i)的 CVOT 结果公布,一系列研究一致显示,与人高度同源的 GLP-1RA 及 SGLT2i 两类药物在保证安全性的前提下,还能显著改善糖尿病患者的心血管及肾脏临床预后。

二、SGLT2i 和 GLP-1RA 改善心血管和肾脏预后的临床证据

1. SGLT2i   一系列大型心血管结局及肾脏结局研究显示了 SGLT2i 心血管及肾脏获益(如表 1 所示),其中恩格列净心血管结局(EMPA-REG OUTCOME)研究、卡格列净心血管评估研究(CANVAS)、达格列净对心血管事件的影响(DECLARE-TIMI 58)研究、评估艾托格列净有效性和安全性心血管结局(VERTIS CV)试验是 SGLT2i 具有代表性的 CVOT 研究;

达格列净和心力衰竭不良结局预防(DAPA-HF)研究是研究 SGLT2i 对心力衰竭患者预后影响的研究;卡格列净对糖尿病合并肾病患者的临床评估(CRENDENCE)研究是肾脏结局研究。

其主要获益体现在以下几个方面:

(1)主要不良心血管事件(MACE)终点:EMPA-REG OUTCOME 研究和 CANVAS 研究显示恩格列净和卡格列净可使 3P-MACE 风险(心血管死亡、非致死性心肌梗死、非致死性卒中)降低约 14%。

(2)心力衰竭住院终点:EMPA-REG OUTCOME 研究、CANVAS 研究、DECLARE-TIMI58 研究、VERTIS CV 研究及 DAPA-HF 研究显示恩格列净、卡格列净、达格列净和艾托格列净均可有效降低 2 型糖尿病患者的心力衰竭住院风险。

(3)肾脏结局终点:EMPA-REG OUTCOME 研究、CANVAS 研究及 DECLARE-TIMI 58 研究均显示 SGLT2i 对 2 型糖尿病患者具有显著的肾脏保护作用。CREDENCE 研究则进一步证实了卡格列净能显著降低肾脏主要终点(终末期肾病、血清肌酐倍增、肾脏或心血管死亡)风险。

2. GLP-1RA 表 2 总结了 GLP-1RA 的主要 CVOT。其中利拉鲁肽在糖尿病的效应和作用(LEADER)研究、司美格鲁肽治疗 2 型糖尿病患者心血管和其他长期预后(SUSTAIN-6)试验、度拉糖肽对糖尿病患者心血管事件的影响(REWIND)研究、早期糖尿病治疗的肽创新(PIONEER 6)研究及阿必鲁肽与 2 型糖尿病和心血管疾病患者的心血管预后(HARMONY)研究显示与人 GLP-1 具有高度同源性的利拉鲁肽、司美格鲁肽、度拉糖肽、阿必鲁肽具有改善心血管预后的作用,而与人同源性低的利司那肽、艾塞那肽则没有观察到有统计学意义的心血管保护作用。

总之,SGLT2i 和 GLP-1RA 在安全有效降糖的基础上显示出对心血管的保护作用。并且这一发现在近期发表的关于 SGLT2i 和 GLP-1RA 对心血管保护作用的网状荟萃分析中得以验证。

三、SGLT2i 和 GLP-1RA 改善心血管和肾脏保护作用之差异

1. 疗效差异

(1)心力衰竭:EMPA-REG OUTCOME 研究、CANVAS 研究、DECLARE-TIMI58 研究、VERTIS CV 研究均表明,SGLT2i 可降低 2 型糖尿病患者心力衰竭住院风险。而 GLP-1RA 是否对心力衰竭有益仍处于争议之中。一项包括所有 GLP-1RA CVOT 的荟萃分析表明,GLP-1RA 可使心力衰竭住院风险降低约 9%(HR 0.91,95% CI:0.83~0.99)。而在 Zelniker 等人的荟萃分析中,GLP-1RA 对心力衰竭住院率无显著影响(HR 0.93,95% CI:0.83~1.04,P=0.20),SGLT2i 则可将心力衰竭住院率降低 31%(HR 0.69,95% CI:0.61~0.79,P<0.001)。在近期发表的多项荟萃分析中,都得到了相似的结论。

总之,与 GLP-1 RA 相比,SGLT2i 治疗可显著降低糖尿病患者心力衰竭住院风险。并且在 DAPA-HF 研究中,无论既往有无糖尿病,在完善的抗心力衰竭治疗基础上,达格列净能显著降低心力衰竭恶化复合终点风险、心血管原因死亡风险和全因死亡风险,无疑这一结果强调了 SGLT2i 对心力衰竭有益。

(2)卒中:在 EMPA-REG 试验中,卒中的 HR 为 1.18(95% CI:0.89~1.56,P=0.26);在 CANVAS 研究中卒中的 HR 为 0.90(95% CI:0.71~1.15);同样在 DECLARE 研究中 HR 为 1.01(95%

CI:0.84~1.21),由此可知,恩格列净、卡格列净、达格列净等 SGLT2i 类药物对卒中可能无有益影响。相反,GLP-1RA 对卒中的有益影响却在多项 CVOT 中记录。Barkas 等的荟萃分析显示,若纳入 5 个 CVOT 研究(ELIXA 研究、LEADER 研究、SUSTAIN 研究、EXSCEL 研究和 HARMONY 研究),总的卒中风险(非致死性及致死性)减少 13%(HR 0.87,95% CI:0.78~0.98);若仅纳入致死性卒中时(包括 4 个 CVOT,ELIXA 研究、LEADER 研究、EXSCEL 研究和 HARMONY 研究),GLP-1RA 治疗可使致死性卒中发生风险降低 16%(HR 0.84,95% CI:0.60~1.17,P=0.29)。一项纳入所有 GLP1-RA CVOT 的荟萃分析结果再次印证了这一发现:致死和非致死性卒中的相对风险降低了 16%(HR 0.84,95% CI:0.74~0.93)。此外在一项网状荟萃分析中,SGLT2i 对非致死性卒中影响甚微或无影响(OR 1.01,95% CI:0.89~1.14),而 GLP-1RA 则减少了非致死性卒中的发生(OR 0.84,95% CI:0.76~0.93)。

因此,不难发现,在降低卒中风险方面,GLP-1RA 比 SGLT2i 更具优势。

(3)肾脏病:在 EMPA-REG 中,恩格列净组 eGFR 在最初下降后保持不变,而安慰剂组则逐渐下降;并且肾病的发生与恶化(蛋白尿进展、血清肌酐倍增、启动肾脏替代治疗、肾脏疾病死亡)的风险降低(HR 0.61,95% CI:0.53~0.70,$p<0.001$)。CANVAS 研究与 EMPA-REG 结果一致,卡格列净可降低蛋白尿进展及复合终点的风险。CREDENCE 研究则进一步证实,卡格列净可显著降低终末期肾脏病、血肌酐翻倍、肾脏/心血管死亡的复合终点风险(HR 0.7,95% CI:0.43~0.66,$p<0.001$)。

GLP-1RA 也有肾脏保护作用。LEADER 研究中,与安慰剂相比,利拉鲁肽可以减少持续性大量白蛋白尿(HR 0.74,95% CI:0.60~0.91,P=0.004)。REWIND 研究专门对肾脏结局进行分析,度拉糖肽治疗能使复合肾脏终点风险降低 15%(HR 0.85,95% CI:0.77~0.93,P=0.000 4),其中对新发大量蛋白尿有更明显的疗效(HR 0.77,95% CI:0.68~0.87,$P<0.000$ 1)。当所有可用的数据被汇集并进行荟萃分析后,包括大量蛋白尿在内的复合肾脏终点的相对风险降低了 17%(HR 0.83,95% CI:0.78~0.89,$P<0.000$ 1)。

在比较 SGLT2i 和 GLP-1RA 对肾脏影响的差异时,Zelniker 等研究发现 GLP-1RA(HR 0.82,95% CI:0.75~0.89,$P<0.001$)和 SGLT2i(HR 0.62,95% CI:0.58~0.67,$P<0.001$)降低了包括大量白蛋白尿在内的肾脏疾病进展("软终点")风险,但若不考虑大量蛋白尿时,只有 SGLT2i 降低了肾小球滤过率、终末期肾脏疾病或肾病死亡的风险("硬终点")(HR 0.55,95% CI:0.48~0.64,$P<0.001$)。

总之,GLP-1RA 和 SGLT2i 对心血管疾病患者的 MACE 风险降低程度相似,其中 GLP1-RA 对致死性和非致死性卒中的影响更为明显,而 SGLT2i 对心力衰竭住院和肾脏疾病进展的风险降低更大。

2. 机制差异 SGLT2i 可抑制肾脏对葡萄糖的重吸收,降低肾糖阈,促进葡萄糖从尿液中排出,从而降低血糖。GLP-1RA 则通过激活 GLP-1 受体以葡萄糖浓度依赖的方式刺激胰岛素和抑制胰高血糖素分泌,增加肌肉和脂肪组织葡萄糖摄取,抑制肝脏葡萄糖生成,从而发挥降糖作用。而 SGLT2i 和 GLP-1RA 的心肾保护效应并不能完全由降糖作用解释,且根据现有的 CVOT 证据,SGLT2i 和 GLP-1RA 心血管保护作用的时效不同:EMPA-REG 试验中,心血管死亡和心力衰竭住院治疗的累积事件曲线在恩格列净治疗开始后 1~2 个月内便开始出现差异,而在 LEADER 试验中则需要更长的时间。

有研究者认为 SGLT2i 的快速效应是由于 SGLT2i 能减少细胞外液和血浆容积,降低心脏前负荷及后负荷,改善左心室功能,减少心肌需氧量,从而减少心脏事件。还有学者认为

SGLT2i 可促进脂肪底物的利用,以应对糖尿引起的血糖降低,使得脂肪氧化、脂肪分解和生酮作用加强,并假设患者的酮体优先由心脏控制,在这种情况下,酮体比游离脂肪酸更有效地产生能量,从而提高了心脏的工作效率。此外,在 EMPA-REG OUTCOME 研究中观察到血细胞比容增加,据推测 SGLT2i 可刺激红细胞生成,以此对心血管产生有益影响。还有研究者提出 SGLT2i 对心脏的保护作用可能与其将细胞生命程序从防御状态转变为休眠状态的能力有关。

GLP-1RA 对 CV 结果的有利影响可能是多因素的,潜在的机制包括对糖尿病(血糖控制、严重低血糖的低风险)、心血管危险因素(体重、血压、血脂)的影响,以及与心血管系统中 GLP-1 受体的相互作用;后者被认为能改善内皮功能、冠状动脉缺血时的心脏功能以及抗炎 / 抗动脉粥样硬化作用。总之,GLP-1RA 被认为具有抗动脉粥样硬化作用,但确切的机制尚未完全阐明。

3. 不良反应　治疗的最终目标是为患者提供最大的益处,同时尽可能减少副作用。因此,进行安全性评估可以让 SGLT2i 和 GLP-RA 更好地发挥其保护作用。

SGLT2i 最常见的不良反应是生殖器真菌感染,其次是尿路感染。与 SGLT2 相关的相对罕见但严重的并发症是糖尿病酮症酸中毒(DKA)。但最近一项随机对照试验的荟萃分析表明,如果 SGLT2 处方得当,患 DKA 的风险可以忽略不计。

此外,CANVAS 研究报告了骨折和下肢截肢的高风险,尽管这种风险的增加尚未得到证实,骨质疏松症患者或有跌倒风险的患者也应避免使用这些药物。在 CANVAS 研究中,还报告了与渗透性利尿和容量消耗相关的症状,然而在 EMPA-REG 研究和 DECLARE 研究中,尽管同时使用利尿剂,但未报告与容量消耗相关的不良事件。

GLP-1RA 最常见的不良反应是胃肠道反应,包括恶心、呕吐和便秘。此外,GLP-1RA 似乎与胆管和胆囊疾病的风险增加有关。在 SUSTAIN 6 试验中,司美格鲁肽与视网膜病变进展风险增加相关;但在 FDA 不良事件报告系统数据库中,没有视网膜病变进展的证据。

四、结论

GLP-1RA 和 SGLT2i 对于糖尿病患者均具有心血管保护作用,两者对 MACE 风险降低程度相似,其中 GLP-1RA 对卒中的影响更为明显,而 SGLT2i 能更加显著地降低心力衰竭住院和肾脏疾病进展的风险。同时,两者的不良反应不同,临床实践中应根据患者的临床特点及个体需求为其提供适合的治疗方案。此外,两药的作用机制不同,具有潜在的互补性,两者的联合有可能成为一种更有效的治疗方式。

表1　SGLT2i 改善心血管和肾脏结局的研究

药物名称	EMPA-REG OUTCOME 研究	CANVAS 研究	DECLARE-TIMI 58 研究	VERTIS CV 研究	CREDENCE 研究	DAPA-HF 研究
	恩格列净	卡格列净	达格列净	艾托格列净	卡格列净	达格列净
样本数/例	7 020	10 142	17 160	8 246	4 401	4 744
主要纳入标准	合并心血管疾病；eGFR >30ml/(min·1.73m²)	合并心血管疾病或合并多种心血管危险因素(59.4%)	合并心血管疾病(40.6%)或合并多种心血管危险因素(59.4%)	年龄>40岁，合并心血管疾病	蛋白尿性慢性肾病；eGFR:30至<90ml/(min·1.73m²)；白蛋白/肌酐：>300至≤5 000mg/g	纽约心脏协会 II、III 或 IV 级心力衰竭；射血分数≤40%
随访周期中位数/年	3.1	2.4	4.2	3.5	2.6	1.5
3P-MACE [HR(95%CI)]	0.86(0.74,0.99)	0.86(0.75,0.97)	0.93(0.84,1.03)	0.97(0.85,1.11)	0.80(0.67,0.95)	-
心血管死亡 [HR(95%CI)]	0.62(0.49,0.77)	0.87(0.72,1.06)	0.98(0.82,1.17)	0.92(0.77,1.11)	0.78(0.61,1.00)	0.82(0.69,0.98)
非致死性心肌梗死 [HR(95%CI)]	0.87(0.70,1.09)	0.89(0.73,1.09)	0.89(0.77,1.01)	1.04(0.86,1.27)	-	-
非致死性卒中 [HR(95%CI)]	1.18(0.89,1.56)	0.87(0.69,1.09)	1.01(0.84,1.21)	1.00(0.76,1.32)	-	-
心力衰竭住院率 [HR(95%CI)]	0.65(0.50,0.85)	0.67(0.52,0.87)	0.73(0.61,0.88)	0.7(0.54,0.90)	0.61(0.4,0.8)	0.70(0.59,0.83)
蛋白尿进展 a [HR(95%CI)]	0.65(0.54,0.72)	0.73(0.67,0.79)	0.84(0.79,0.89)	0.81(0.63,1.04)	0.7(0.59,0.82)	0.71(0.44,1.16)
肾脏复合结局 b [HR(95%CI)]	0.54(0.40,0.75)	0.60(0.47,0.77)	0.53(0.43,0.66)	-	-	-

注：3P-MACE. 心血管死亡、非致死性心肌梗死、非致死死性卒中事件的总和；SGLT2i. 钠-葡萄糖共转运蛋白2抑制剂；eGFR. 估算肾小球过滤率；ESKD. 终末期肾脏病。a. EMPA-REG OUTCOME 研究中增进展成大量蛋白尿；CANVAS 研究中增蛋白尿增加>30%，包括从正常蛋白尿到微量蛋白尿或大量蛋白尿进展到大量蛋白尿的综合风险；DECLARE-TIMI 58 研究中增正常蛋白尿进展到微量蛋白尿或大量蛋白尿的综合风险。b. EMPA-REG O 研究中肾脏结局指血肌酐增至血肌酐增至双倍，并伴随 eGFR≤45ml/(min·1.73m²)，启动肾脏替代治疗或者因肾脏疾病死亡的综合风险；DECLARE-TIMI 58 研究中肾脏结局指 eGFR 下降>40% 达到<60ml/(min·1.73m²)，ESKD 或者因肾脏病死亡的综合结局；VERTIS CV 研究中肾脏结局局指血清肌酐水平倍增，肾脏置换疗法或 ESKD 持续或因肾脏病死亡的综合结局；CREDENCE 研究中肾脏结局指 eGFR 持续下降超过 50% 或 ESKD［持续≥28d，eGFR<15ml/(min·1.73m²)］，持续 ESKD、血肌酐加倍或者因肾脏疾病或者心血管疾病死亡的综合事件；DAPA-HF 研究中肾脏疾病或肾脏病死亡的综合结局。-. 无。透析或肾移植或因肾脏原因肾脏原因死亡。

表 2 GLP-1RA 改善心血管和肾脏结局的研究

药物名称	ELIXA 研究	LEADER 研究	SUSTAIN-6 研究	EXSCEL 研究	HARMONY 研究	REWIND 研究	PIONEER-6 研究
	利司那肽	利拉鲁肽	司美格鲁肽	艾塞那肽	阿必鲁肽	度拉糖肽	司美格鲁肽（口服）
样本数 / 例	6 068	9 340	3 297	14 752	9 463	9 901	3 183
主要纳入标准	筛查前 180 天内出现急性冠状动脉事件	年龄>50 岁且合并心血管疾病、慢性肾脏病或心力衰竭或年龄≥60 岁且合并一个心血管危险因素	年龄>50 岁且合并心血管疾病、慢性肾脏病或心力衰竭或年龄≥60 岁且合并一个心血管危险因素	合并心血管疾病（73.1%）或多种心血管危险因素	年龄≥40 岁且合并 ASCVD	年龄≥50 岁，既往有心血管事件，存在心血管疾病证据（31.5%）或合并多种心血管危险因素	年龄 ≥50 岁且合并心血管疾病（84.7%）或年龄≥60 岁且合并至少一个心血管危险因素
随访周期中位数 / 年	2.1	3.8	2.1	3.2	1.6	5.4	1.3
3P-MACE [HR（95% CI）]	1.02（0.89，1.17）	0.87（0.78，0.97）	0.74（0.58，0.95）	0.91（0.83，1.00）	0.78（0.68，0.90）	0.88（0.79，0.99）	0.79（0.57，1.11）
心血管死亡 [HR（95% CI）]	0.98（0.78，1.22）	0.78（0.66，0.93）	0.98（0.65，1.48）	0.88（0.76，0.97）	0.93（0.73，1.19）	0.91（0.78，1.06）	0.49（0.27，0.92）
非致死性心肌梗死 [HR（95% CI）]	1.03（0.87，1.22）	0.86（0.73，1.00）	0.74（0.51，1.48）	0.97（0.85，1.1）	0.75（0.61，0.90）	0.96（0.79，1.15）	1.18（0.73，1.90）
非致死性卒中 [HR（95% CI）]	1.12（0.79，1.58）	0.86（0.71，1.06）	0.61（0.38，0.99）	0.85（0.70，1.03）	0.86（0.66，1.14）	0.76（0.62，0.94）	0.74（0.35，1.57）
心力衰竭住院率 [HR（95% CI）]	0.96（0.75，1.23）	0.87（0.73，1.05）	1.11（0.77，1.61）	0.94（0.78，1.13）	-	0.93（0.77，1.12）	0.86（0.48，1.55）
蛋白尿进展 a [HR（95% CI）]	-	0.74（0.6，0.91）	0.54（0.37，0.77）	-	-	0.77（0.68，0.87）	-
肾脏复合结局 b [HR（95%CI）]	-	0.78（0.67，0.92）	0.64（0.46，0.88）	-	-	0.85（0.77，0.93）	-

注：GLP-1 RA. 胰高糖素样肽 -1 受体激动剂；eGFR. 估算肾小球滤过率；3P-MACE. 指心血管死亡、非致死性心肌梗死、非致死性卒中事件的总和；ESKD. 终末期肾病，包括 eGFR<15ml/（min·1.73m²）持续≥28d，持续透析或肾移植。a. LEADER、SUSTAIN-6 以及 REWIND 研究中指新发持续性蛋白尿；b. LEADER 研究中肾脏结局包括新发持续性大量蛋白尿、血肌酐持续加倍、eGFR ≤45ml/（min·1.73m²），需要肾脏替代疗法或 ESKD，或者因肾脏疾病死亡；SUSTAIN-6 研究中肾脏结局包括新发持续性大量蛋白尿、血肌酐持续加倍、肌酐清除率 ≤ 45ml/（min·1.73m²）体表面积，需要持续的肾脏替代疗法，或者因肾脏疾病死亡；REWIND 研究中肾脏结局包括首次大量蛋白尿、eGFR 从基线水平持续下降超过 30% 以及慢性肾脏替代疗法；-. 无。

（苏晓凤 刘 靖）

参考文献

［1］ JIA W, WENG J, ZHU, D, et al. Chinese Diabetes Society. Standards of medical care for type 2 diabetes in China 2019 [J]. Diabetes Metab Res Rev, 2019, 35 (6): e3158.

［2］ LI Y, TENG D, SHI X, et al. Prevalence of diabetes recorded in mainland China using 2018 diagnostic criteria from the American Diabetes Association: national cross sectional study [J]. BMJ, 2020, 369: m997.

［3］ 中华医学会糖尿病学分会. 中国 2 型糖尿病防治指南 (2020 年版)[J]. 中华糖尿病杂志 , 2021, 13 (4): 315-409.

［4］ FRANCO O H, STEYERBERG E W, HU F B, et al. Associations of diabetes mellitus with total life expectancy and life expectancy with and without cardiovascular disease [J]. Arch Intern Med, 2007, 167 (11), 1145-1151.

［5］ JI L, HU D, PAN C, et al. Primacy of the 3B approach to control risk factors for cardiovascular disease in type 2 diabetes patients [J]. Am J Med, 2013, 126 (10): 925.

［6］ BRAGG F, HOLMES M V, IONA A, et al. Association Between Diabetes and Cause-Specific Mortality in Rural and Urban Areas of China [J]. JAMA, 2017, 317 (3): 280-289.

［7］ THRAINSDOTTIR I S, ASPELUND T, THORGEIRSSON G, et al. The association between glucose abnormalities and heart failure in the population-based Reykjavik study [J]. Diabetes Care, 2005, 28 (3): 612-616.

［8］ NiCHOLS G A, HILLIER T A, ERBEY J R, et al. Congestive heart failure in type 2 diabetes: prevalence, incidence, and risk factors [J]. Diabetes Care, 2001, 24 (9): 1614-1619.

［9］ ADVANCE Collaborative Group, PATEL A, MACMAHON S, et al. Intensive blood glucose control and vascular outcomes in patients with type 2 diabetes [J]. N Engl J Med, 2008, 358 (24): 2560-2572.

［10］ DUCKWORTH W, ABRAIRA C, MORITZ T, et al. Glucose control and vascular complications in veterans with type 2 diabetes [J]. N Engl J Med, 2009, 360 (2): 129-139.

［11］ NISSEN S E, WOLSKI K. Effect of rosiglitazone on the risk of myocardial infarction and death from cardiovascular causes [J]. N Engl J Med, 2007, 356 (24): 2457-2471.

［12］ Action to Control Cardiovascular Risk in Diabetes Study Group, GERSTEIN H C, MILLER M E, et al. Effects of intensive glucose lowering in type 2 diabetes [J]. N Engl J Med, 2008, 358 (24): 2545-2559.

［13］ SCIRICA B M, BHATT D L, BRAUNWALD E, et al. Saxagliptin and cardiovascular outcomes in patients with type 2 diabetes mellitus [J]. N Engl J Med, 2013, 369 (14): 1317-1326.

［14］ WHITE W B, CANNON C P, HELLER S R, et al. Alogliptin after acute coronary syndrome in patients with type 2 diabetes [J]. N Engl J Med, 2013, 369 (14): 1327-1335.

［15］ GREEN J B, BETHEL M A, ARMSTRONG P W, et al Effect of Sitagliptin on Cardiovascular Outcomes in Type 2 Diabetes [J]. N Engl J Med, 2015, 373 (3): 232-242.

［16］ ROSENSTOCK J, PERKOVIC V, JOHANSEN O E, et al. Effect of Linagliptin vs Placebo on Major Cardiovascular Events in Adults With Type 2 Diabetes and High Cardiovascular and Renal Risk: The CARMELINA Randomized Clinical Trial [J]. JAMA, 2019, 321 (1): 69-79.

［17］ PFEFFER M A, CLAGGETT B, DIAZ R, et al. Lixisenatide in Patients with Type 2 Diabetes and Acute Coronary Syndrome [J]. N Engl J Med, 2015, 373 (23): 2247-2257.

［18］ ZINMAN B, WANNER C, LACHIN J M, et al. Empagliflozin, Cardiovascular Outcomes, and Mortality in Type 2 Diabetes [J]. N Engl J Med, 2015, 373 (22): 2117-2128.

［19］ NEAL B, PERKOVIC V, MATTHEWS D R. Canagliflozin and Cardiovascular and Renal Events in Type 2 Diabetes [J]. N Engl J Med, 2017, 377 (21): 2099.

［20］ WIVIOTT S D, RAZ I, BONACA M P, et al. Dapagliflozin and Cardiovascular Outcomes in Type 2

Diabetes [J]. N Engl J Med, 2019, 380 (4): 347-357.

［21］ CANNON C P, PRATLEY R, DAGOGO-JACK S, et al. Cardiovascular Outcomes with Ertugliflozin in Type 2 Diabetes [J]. N Engl J Med, 2020, 383 (15): 1425-1435.

［22］ MCMURRAY J, SOLOMON S D, INZUCCHI S E, et al. Dapagliflozin in Patients with Heart Failure and Reduced Ejection Fraction [J]. N Engl J Med, 2019, 381 (21): 1995-2008.

［23］ PERKOVIC V, JARDINE M J, NEAL B, et al. Canagliflozin and Renal Outcomes in Type 2 Diabetes and Nephropathy [J]. N Engl J Med, 2019, 380 (24): 2295-2306.

［24］ MARSO S P, DANIELS G H, BROWN-FRANDSEN K, et al. Liraglutide and Cardiovascular Outcomes in Type 2 Diabetes [J]. N Engl J Med, 2016, 375 (4): 311-322.

［25］ MARSO S P, BAIN S C, CONSOLI A, et al. Semaglutide and Cardiovascular Outcomes in Patients with Type 2 Diabetes [J]. N Engl J Med, 2016, 375 (19): 1834-1844.

［26］ GERSTEIN H C, COLHOUN H M, DAGENAIS G R, et al. Dulaglutide and cardiovascular outcomes in type 2 diabetes (REWIND): a double-blind, randomised placebo-controlled trial [J]. Lancet, 2019, 394 (10193): 121-130.

［27］ HUSAIN M, BIRKENFELD A L, DONSMARK M, et al. Oral Semaglutide and Cardiovascular Outcomes in Patients with Type 2 Diabetes [J]. N Engl J Med, 2019, 381 (9): 841-851.

［28］ HERNANDEZ A F, GREEN J B, JANMOHAMED S, et al. Albiglutide and cardiovascular outcomes in patients with type 2 diabetes and cardiovascular disease (Harmony Outcomes): a double-blind, randomised placebo-controlled trial [J]. Lancet, 2018, 392 (10157): 1519-1529.

［29］ HOLMAN R R, BETHEL M A, MENTZ R J, et al. Effects of Once-Weekly Exenatide on Cardiovascular Outcomes in Type 2 Diabetes [J]. N Engl J Med, 2017, 377 (13): 1228-1239.

［30］ PALMER S C, TENDAL B, MUSTAFA R A, et al. Sodium-glucose cotransporter protein-2 (SGLT-2) inhibitors and glucagon-like peptide-1 (GLP-1) receptor agonists for type 2 diabetes: systematic review and network meta-analysis of randomised controlled trials [J]. BMJ, 2021, 372: m4573.

［31］ KRISTENSEN S L, RØRTH R, JHUND P S, et al. Cardiovascular, mortality, and kidney outcomes with GLP-1 receptor agonists in patients with type 2 diabetes: a systematic review and meta-analysis of cardio-vascular outcome trials [J]. Lancet Diabetes Endocrinol, 2019, 7 (10): 776-785.

［32］ ZELNIKER T A, WIVIOTT S D, RAZ I, et al. Comparison of the Effects of Glucagon-Like Peptide Receptor Agonists and Sodium-Glucose Cotransporter 2 Inhibitors for Prevention of Major Adverse Cardiovascular and Renal Outcomes in Type 2 Diabetes Mellitus [J]. Circulation, 2019, 139 (17): 2022-2031.

［33］ MCKEE A, AL-KHAZAALI A, ALBERT S G. Glucagon-like Peptide-1 Receptor Agonists versus Sodium-Glucose Cotransporter Inhibitors for Treatment of T2DM [J]. J Endocr Soc, 2020, 4 (5): bvaa037.

［34］ BROWN E, HEERSPINK H, CUTHBERTSON D J, et al. SGLT2 inhibitors and GLP-1 receptor agonists: established and emerging indications [J]. Lancet, 2021, 398 (10296): 262-276.

［35］ LONGATO E, DI CAMILLO B, SPARACINO G, et al. Cardiovascular outcomes of type 2 diabetic patients treated with SGLT-2 inhibitors versus GLP-1 receptor agonists in real-life [J]. BMJ Open Diabetes Res Care, 2020, 8 (1): e001451.

［36］ BARKAS F, ELISAF M, MILIONIS H. Protection against stroke with glucagon-like peptide 1 receptor agonists: a systematic review and meta-analysis [J]. Eur J Neurol, 2019, 26 (4): 559-565.

［37］ DEFRONZO R A, NORTON L, ABDUL-GHANI M. Renal, metabolic and cardiovascular considerations of SGLT2 inhibition [J]. Nat Rev Nephrol, 2017, 13 (1): 11-26.

［38］ FERRANNINI E, MARK M, MAYOUX E. CV Protection in the EMPA-REG OUTCOME Trial: A" Thrifty Substrate" Hypothesis [J]. Diabetes Care, 2016, 39 (7): 1108-1114.

［39］ MUDALIAR S, ALLOJU S, HENRY R R. Can a Shift in Fuel Energetics Explain the Beneficial Cardio-renal Outcomes in the EMPA-REG OUTCOME Study ? A Unifying Hypothesis [J]. Diabetes Care,

2016, 39 (7): 1115-1122.

[40] AVOGARO A, FADINI G P, DEL PRATO S. Reinterpreting Cardiorenal Protection of Renal Sodium-Glucose Cotransporter 2 Inhibitors via Cellular Life History Programming [J]. Diabetes Care, 2020, 43 (3): 501-507.

[41] NAUCK M A, MEIER J J, CAVENDER M A, et al Cardiovascular Actions and Clinical Outcomes With Glucagon-Like Peptide-1 Receptor Agonists and Dipeptidyl Peptidase-4 Inhibitors [J]. Circulation, 2017, 136 (9): 849-870.

[42] LEGA I C, BRONSKILL S E, CAMPITELLI M A, et al. Sodium glucose cotransporter 2 inhibitors and risk of genital mycotic and urinary tract infection: A population-based study of older women and men with diabetes [J]. Diabetes Obes Metab, 2019, 21 (11): 2394-2404.

[43] BONORA B M, AVOGARO A, FADINI G P. Sodium-glucose co-transporter-2 inhibitors and diabetic ketoacidosis: An updated review of the literature [J]. Diabetes Obes Metab, 2018, 20 (1): 25-33.

[44] MONAMI M, NREU B, ZANNONI S, et al. Effects of SGLT-2 inhibitors on diabetic ketoacidosis: A meta-analysis of randomised controlled trials [J]. Diabetes Res Clin Pract, 2017, 130: 53-60.

[45] PERKOVIC V, JARDINE M J, NEAL B, et al. Canagliflozin and Renal Outcomes in Type 2 Diabetes and Nephropathy [J]. N Engl J Med, 2019, 380 (24): 2295-2306.

[46] HTIKE Z Z, ZACCARDI F, PAPAMARGARITIS D, et al. Efficacy and safety of glucagon-like peptide-1 receptor agonists in type 2 diabetes: A systematic review and mixed-treatment comparison analysis [J]. Diabetes Obes Metab, 2017, 19 (4): 524-536.

[47] FAILLIE J L, YU O H, YIN H, et al. Association of Bile Duct and Gallbladder Diseases With the Use of Incretin-Based Drugs in Patients With Type 2 Diabetes Mellitus [J]. JAMA Intern Med, 2006, 176 (10): 1474-1481.

[48] FADINI G P, SARANGDHAR M, AVOGARO A. Glucagon-like peptide-1 receptor agonists are not associated with retinal adverse events in the FDA Adverse Event Reporting System [J]. BMJ Open Diabetes Res Care, 2018, 6 (1): e000475.

残粒胆固醇检测与意义

动脉粥样硬化性心血管疾病(ASCVD)是危害人类健康的首要疾病,低密度脂蛋白胆固醇(LDL-C)作为其核心致病性危险因素,在 ASCVD 一级和二级预防中具有核心地位。目前研究显示,尽管积极降脂治疗后 LDL-C 水平达标,ASCVD 患者仍然有较高的再发心血管事件风险。观察性研究和遗传流行病学证据均支持高甘油三酯血症(HTG)、富含甘油三酯脂蛋白(TRLs)或残粒胆固醇在 ASCVD 发生发展中具有重要作用。残粒胆固醇代表所有 TRLs 的胆固醇含量,血浆甘油三酯(TG)水平通常作为 TRLs 和残粒胆固醇的替代指标。目前针对残粒胆固醇的检测方法及其与动脉粥样硬化病变的关系以及在 ASCVD 防治中的价值均进行了深入探索,本文将对以上问题进行系统阐述,以进一步明确检测残粒胆固醇的意义,为 ASCVD 剩留风险的防控提供新的策略。

一、残粒胆固醇代谢与测定

残粒胆固醇目前尚无统一的定义,通常指 TRLs 中的胆固醇,包括非空腹状态下乳糜微粒残粒、极低密度脂蛋白(VLDL)和中间密度脂蛋白(IDL)以及空腹状态下的 VLDL 和 IDL。

肠道合成分泌乳糜微粒、肝脏合成 VLDL,2 种类型的脂蛋白在代谢成残粒后,既可通过 LDL 受体(LDLR)和 LDLR 相关蛋白(LRP)受体途径,亦可通过与硫酸类肝素多糖蛋白的结合经内吞作用进入肝细胞。大多数情况下,完整的乳糜微粒并不存在于血浆中,主要是其中 TG 可以快速地被脂蛋白酯酶(LPL)降解成乳糜微粒残粒,富含胆固醇。

残粒胆固醇水平可通过计算所得即总胆固醇减去 HDL-C 和 LDL-C。LDL-C 水平可通过 Friedewald 公式计算而得,但需注意 Friedewald 公式是基于 TG 和 VLDL-C 的固定比例 5:1,但 TG 超过 500mg/dl,Friedewald 公式完全不可靠,这时通过采用直接测量 LDL-C 来计算残粒胆固醇水平则更为准确。

除了计算法外,目前残粒胆固醇可以通过多种分析方法直接测量,包括超速离心、磁共振波普(NMR)或直接的自动分析方法。由于残粒胆固醇包含有不同的脂蛋白,各脂蛋白残粒合成途径不同既有内源性又有外源性途径,且各脂蛋白之间的 TG 的酯解程度和载脂蛋白交换处于不同时期,所以脂蛋白残粒在脂质和载脂蛋白组成方面具有很大差异,同一时间准确检测残粒胆固醇含量存在较大困难。

Denka Seiken 分析法是最常采用的 CM 和 VLDL 残粒胆固醇的自动测量法,国内李建军教授团队通过 Denka Seiken 法,在酶和表面活性剂的辅助下检测了国人的残粒胆固醇水平,检测了 CM 残粒、VLDL 和 IDL 中的胆固醇,其检测变异系数是 4.8%。残粒胆固醇也可通过免疫分离法检测,在具有免疫亲和力的混合凝胶中包含 apo A1 和 B100 抗体,可吸收了所有脂蛋白除了密度小于 1.006g/dl 的 TRLs 的亚组份,特别是乳糜微粒和 VLDL 残粒,以此定量残粒胆固醇。与免疫分离法比较,自动分析方法仅测量了残粒胆固醇的一部分,相当于计算方法的 13%,免疫分离法与计算所得的残粒胆固醇具有更好的相关性。

垂直梯度离心(VAP)方法通过密度梯度超速离心后将残粒胆固醇与脂蛋白分离后进行测量。CM 残粒胆固醇能够通过超速离心的方法或间接通过测量 apoB48 来获得。apoB48

只存在于 CM 及其残粒中,apoB48 主要在小肠合成,是 CM 主要载脂蛋白,每个 CM 和其残粒颗粒均包含一个 apoB48 分子,apoB48 可作为肠道来源的残粒胆固醇标志。

综上所述,这些直接测量残粒胆固醇的方法虽更为直接和准确,但由于耗时耗力以及费用问题,临床应用有限。考虑到目前直接计算所得的残粒胆固醇方便和省时的特点,直接计算残粒胆固醇在真实世界的临床实践中可用来作为预后和治疗决策。未来开发快速准确的自动测量包含所有残粒脂蛋白的残粒胆固醇检测方法是很有必要,这对残粒胆固醇最终作为主要 ASCVD 的危险因素和防治靶标具有重要意义。

二、空腹与非空腹问题

既往血脂检测通常是在空腹状态下,即停止进食 8~12 小时后进行。空腹提供了足够的时间来代谢饮食源性的 TRLs。早期流行病学研究显示,空腹 TG 水平是心血管疾病独立的危险因素,且与非空腹 TG 水平明显相关。用来计算 LDL-C 水平的 Friedewald 公式是依赖于空腹脂蛋白的检测,因此早期的血脂指南推荐使用空腹的血脂指标。

但绝大多数个体每日规律进食,仅有几小时的睡眠时间处于空腹状态,非空腹的血脂水平可更好地反应血浆致动脉粥样硬化脂蛋白水平。餐后脂蛋白颗粒参与动脉粥样硬化病变形成早在 1940 年就已有报道。餐后检测可反应肠源性和肝源性脂蛋白水平,亦可更真实的反应机体 24 小时致动脉粥样硬化脂蛋白的负荷情况。与空腹状态相比较,非空腹 TG 和残粒胆固醇水平分别增加 26 和 8mg/dl。餐后 TG 和残粒胆固醇水平与基线水平、饮食的脂肪负荷以及最后一次进餐的时间有关。非空腹采血更方便,且可能对 ASCVD 更具预测价值。因此,目前血脂检测建议均提出在临床实践中使用随机非空腹血脂水平评估未来发生心血管疾病的风险。

三、残粒胆固醇致动脉粥样硬化机制

越来越多的证据支持残粒胆固醇与 LDL-C 有所不同,可通过多种机制参与动脉粥样硬化血栓的病理过程,包括内皮功能失、内皮舒张功能受损、单核细胞激活、增加促炎症因子产生、促血栓因子生成增加等。

极高 TG 水平下的脂蛋白颗粒太大不能够进入动脉内膜,当 TG 水平下降脂蛋白变小直径 70nm 可以进入动脉壁内聚集。人类和动物研究显示 TRLs 可进入内皮下,但由于颗粒较大相对 LDL 进入内膜更为缓慢,且很难弥散回循环中,相对更容易被包裹在内膜下。动脉粥样硬化病变处的巨噬细胞和泡沫细胞表面存在 LPL,可降解包裹在内膜的 TRLs 的 TG,而余下的 TRL 胆固醇即残粒胆固醇不能被代谢。残粒脂蛋白中的胆固醇含量是 LDL 颗粒的 40 倍,且内皮下残粒胆固醇可不通过氧化修饰而直接被巨噬细胞摄取,胆固醇不能够被巨噬细胞所被代谢,进而聚集,形成胆固醇饱和的功能失调的泡沫细胞。可见,残粒胆固醇相对 LDL-C 具有独特的更强的促进泡沫细胞形成的作用。

有研究显示,TRLs 残粒水平升高减弱冠脉血管以及肱动脉血流介导的舒张功能、增加颈动脉内中膜厚度。尽管具体机制尚未阐明,TRLs 引起 ROS、TNF-α、IL-6 生成增加诱导内皮细胞凋亡等可能与内皮功能失调有关。同时,这些促炎症因子亦可促进中性粒细胞激活、白细胞和单核细胞迁移进入炎症部位。因此,残粒胆固醇水平升高与低度炎症相关,而 LDL-C 与低度炎症关系不大,动脉粥样硬化病变的炎症程度主要是由残粒胆固醇所驱动。

另外,TGRLs 残粒可激活凝血瀑布、通过增加促凝血酶复合物和上调纤溶酶原激活物抑制剂基因和蛋白表达等来促进血小板聚集和凝血形成,与动脉粥样硬化血栓事件可能相关。

四、残粒胆固醇与心血管疾病的关系

既往病例对照研究和前瞻性研究已经观察到残粒胆固醇水平升高与增加的心血管疾病风险有关。然而,这些研究规模相对小,受各种心血管疾病危险因素影响,不能够确定残粒胆固醇的致病性作用。为解决这些问题,近年的大规模观察性和孟德尔遗传学研究进一步探索了 TRLs 残粒和残粒胆固醇水平与 ASCVD 风险的关系。由于遗传因素决定的脂蛋白水平从出生时即开始,通常不受其他危险因素影响,进一步采用孟德尔随机方法避免其他心血管疾病危险因素干扰,谨慎选择遗传变异位点来检验脂蛋白的致病性。针对 73 513 例丹麦血统的白人进行了基因型分析,包括哥本哈根总体人群(CGPS)、哥本哈根城市心脏研究(CCHS)以及哥本哈根大学医院确诊的 IHD 患者(CIHDS),其中 11 984 例缺血性心脏病(IHD)患者,在同一个个体评估了每一个脂蛋白遗传基因变异对 IHD 风险影响,残粒胆固醇水平为非空腹状态、采取计算方法所得。结果发现遗传相关的 1mmol/L(39mg/dl)非空腹残粒胆固醇水平升高显著增加 IDH 风险 2.8 倍,遗传变异导致非空腹残粒胆固醇升高和 HDL-C 水平下降同样增加 IHD 风险,但仅遗传相关的 HDL-C 水平下降并未观察到 IHD 风险增加。可见,非空腹残粒胆固醇升高是 IHD 的致病性危险因素,且独立于 HDL-C。

需要明确,孟德尔随机对照研究有潜在的局限性,主要是遗传基因位点变异具有多效性,即基因变异亦可能通过非脂蛋白机制影响 IHD 的风险。孟德尔随机研究如可找到影响血浆残粒胆固醇水平的专一遗传位点,则更具有说服力。由于残粒胆固醇是多个代谢过程的产物,涉及多个基因,理想的影响残粒胆固醇代谢的单一基因变异可能并不存在。而且除了残粒胆固醇本身,TRL 颗粒本身或其他没有被检测的相关因素亦可能会增加 IHD 风险。

China Kadoorie Biobank 的巢式病例对照研究,通过 NMR 检测残粒胆固醇水平,发现残粒胆固醇水平升高与心肌梗死风险增加 1.27 倍,缺血性脑卒中 1.20 倍。Martin 等人在美国心肌梗死患者中观察到,矫正其他多个危险因素后血浆残粒胆固醇水平升高与其 2 年全因死亡率降低有关。前瞻性研究观察到空腹残粒胆固醇水平可独立预测 2.2 年的心血管事件;在哥本哈根的缺血性心脏疾病研究显示,非空腹残粒胆固醇水平升高与全因死亡密切相关。稳定性冠心病患者进行强化降脂治疗(TNT)研究的事后分析显示,较高残粒胆固醇水平的患者是强化降脂治疗降低心血管风险的潜在获益人群。在糖尿病、糖尿病前期和正常血糖人群中的大规模、长达 5.1 年是随访队列研究中,发现矫正其他危险因素后非空腹残粒胆固醇水平(计算所得)的升高是未来主要心血管事件的独立预测因素,提示血浆残粒胆固醇是糖代谢异常人群的主要治疗靶点。

五、降低残粒胆固醇的药物研发进展

丹麦总体人群队列研究结果显示,在心肌梗死和缺血性脑卒中患者的二级预防中,残粒胆固醇水平下降 0.8mmol/L 和 2.1mmol/L 分别降低 20% 和 50% 的主要心血管事件复发风险,且优于同样水平的 LDL-C 和非 HDL-C 下降所带来的获益。可见,降低残粒胆固醇在 ASCVD 防治中具有重要意义。

针对稳定性冠心病患者强化降脂治疗的 TNT 研究的事后分析显示,在高 TG 的亚组中,阿托伐他汀 80mg/d 相对于 10mg/d 可降低血浆残粒胆固醇水平 24%,同时可使主要心血管事件风险降低 31%。另外,贝特类药物作为 PPAR-α 的激动剂可增加 LPL、ApoA1 和其他相关脂质基因的表达,总体上可降低血浆 TG 水平 30%~50%,荟萃分析显示贝特类药物在高 TG 亚组人群中显著降低了心血管疾病风险。Pemafifibrate 是选择性 PPAR-a 调节剂,目前正在进行Ⅲ期临床研究(PROMINENT),将入选近 10 000 例 2 型糖尿病合并 TG 轻中度升高低 HDL-C 人群、残粒胆固醇水平在 1.40mmol/L 以上,1/3 的一级预防人群和 2/3 的二级预防人群,在中高强度的他汀治疗基础上或已达到相应的 LDL-C 目标水平,随机给予 Pemafibrate 或安慰剂对照,总治疗期 5 年,期待能为 Pemafifibrate 在心血管疾病高危人群中降低 TG 或残粒胆固醇水平进一步降低心血管剩留风险提供证据。

REDUCE-IT 研究纳入确诊 ASCVD 或糖尿病高风险患者,在他汀治疗基础上加用鱼油(EPA)使血浆 TG 水平下降 20%,主要心血管事件降低 25%,事后分析显示,EPA 降低血浆残粒胆固醇水平 0.47mmol/L,且与 TG 水平无关。REDUCE-IT 研究的 TG 和残粒胆固醇水平是空腹状态下,但实际上餐后 TG 和残粒胆固醇水平对心血管疾病风险可能更大。STRENGTH 研究提前终止,该研究采用 EPA 和 DHA 的混合物,针对高 TG 和低 HDL-C 的心血管高危患者,在他汀治疗基础上中并未观察鱼油制剂的进一步临床获益。目前,鱼油制剂在 ASCVD 剩留风险防控方面尚存在争议。Icosabutate 一种新型合成的鱼油衍生物,在稳定服用他汀类药物基础上可降低血浆 TG 水平 27%、VLDL-C 水平 32%、ApoC Ⅲ 水平 23%,而 LDL-C 水平无显著变化,HDL-C 升高 10%,有望在心血管疾病高危人群剩留风险防治方面取得新证据。

近年遗传学证据和分子生物学技术相结合促进了调脂靶向药物的研发。GLP-1 受体激动剂利拉鲁肽在临床研究显示可以显著降低血浆残粒胆固醇水平,且在糖尿病合并 ASCVD 高危人群中显著降低主要心血管事件。

ApoC Ⅲ 作为 TRLs 代谢的多效性调节因子,可以通过 LPL 依赖性和 LPL 非依赖性通路降低 TRLs 和残粒胆固醇的水平。针对 ApoC Ⅲ 的反义寡核苷酸(ASO)药物 Volanesorsen 是第二代的抑制 ApoC Ⅲ 的 ASO 药物,降低 TG 水平 71%、升高 HDL-C 水平 46%,并具有剂量依赖性。目前在 HTG 人群中进行的 COMPASS 研究以及在家族性乳糜血综合征的 APPROACH 的Ⅲ期临床研究,证实了 Volanesorsen 抑制 ApoC Ⅲ 降低 TG 的疗效且安全性良好,目前 Volanesorsen 被美国 FDA 批准作为治疗家族性乳糜血症的孤儿药。ANGPTL3 是内源性的 LPL 抑制剂,Evinacumab(REGN1500;Regeneron)、人源性的 ANGPTL3 的单克隆抗体可以降低空腹 TG 水平 70%、LDL-C 水平 23%。这些新型的靶向调整 TRLs 代谢的药物,在未来残粒胆固醇水平降低和 ASCVD 剩留风险的防控中均具有良好的前景,但需经进一步的大型随机对照临床研究证实。

综上所述,虽然众多证据支持 LDL-C 是动脉粥样硬化性病变的发生发展的核心致病危险因素、ASCVD 一级和二级预防的基石。但他汀类药物治疗后和强化降低 LDL-C 水平后仍存在较高 ASCVD 剩留风险,基础研究验证了残粒胆固醇具有独特的更强的致动脉粥样硬化作用,观察性研究、遗传学研究以及他汀治疗后的人群中均证实 TRLs 或残粒胆固醇水平与主要心血管事件密切相关且独立于 HDL-C,支持残粒胆固醇是 ASCVD 独立致病性危险因素,亦是他汀治疗后或 LDL-C 之后的主要剩留风险因素,尤其在糖代谢异常人群。因此,检测血浆残粒胆固醇水平在 ASCVD 风险评估及剩留风险管控方面具有重要价值。目前,计算法评估残粒胆固醇水平切实可行,且不增加额外费用,另外大多数情况下非空腹状态可较为全面评估的血浆残粒胆固醇水平;直接检测残粒胆固醇的方法亦在不断改进,快速简便准确全面反应残粒胆固醇水平的检测方法将为 ASCVD 风险评估和治疗干预提供更好的依据。新型的 PPARα 调节剂、鱼油以及针对残粒胆固醇代谢相关的靶向生物制剂均已显示良好的降低 TG 和 / 或残粒胆固醇水平的疗效。正在进行的降低 TRLs 或残粒胆固醇水平的药物随机对照临床试验将探索有效干预残粒胆固醇降低 ASCVD 风险的新方法，为残粒胆固醇能否真正成为 ASCVD 剩余风险主要评估指标和干预靶标提供重要依据和手段。

（张大庆）

参考文献

［1］ VARBO A, BENN M, NORDESTGAARD B G. Remnant cholesterol as a cause of ischemic heart disease: evidence, definition, measurement, atherogenicity, high risk patients, and present and future treatment [J]. Pharmacol Ther, 2014, 141 (3): 358-367.

［2］ LANGSTED A, MADSEN C M, NORDESTGAARD B G. Contribution of remnant cholesterol to cardiovascular risk [J]. J Intern Med, 2020, 288: 116-127.

［3］ BORÉN J, WILLIAMS K J. The central role of arterial retention of cholesterolrich apolipoprotein-B-containing lipoproteins in the pathogenesis of atherosclerosis: a triumph of simplicity [J]. Curr Opin Lipidol, 2016, 27 (5): 473-483.

［4］ CAO Y X, ZHANG H W, JIN J L, et al. The longitudinal association of remnant cholesterol with cardiovascular outcomes in patients with diabetes and pre-diabetes [J]. Cardiovasc Diabetol, 2020, 19 (1): 104.

［5］ VARBO A, BENN M, TYBJÆRG-HANSEN A, et al. Remnant cholesterol as a causal risk factor for ischemic heart disease [J]. J Am Coll Cardiol, 2013, 61 (4): 427-436.

［6］ KALTOFT M, LANGSTED A, NORDESTGAARD B G. Triglycerides and remnant cholesterol associated with risk of aortic valve stenosis: Mendelian randomization in the Copenhagen General Population Study [J]. Eur Heart J, 2020, 41 (24): 2288-2299.

［7］ LANGSTED A, MADSEN C M, NORDESTGAARD B G. Contribution of remnant cholesterol to cardiovascular risk [J]. J Intern Med, 2020, 288: 116-127.

［8］ SANDESARA P B, VIRANI S S, FAZIO S, et al. The Forgotten Lipids: Triglycerides, Remnant Cholesterol, and Atherosclerotic Cardiovascular Disease Risk [J]. Endocr Rev, 2019, 40 (2): 537-557.

［9］ PRADHAN A D, PAYNTER N P, EVERETT B M, et al. Rationale and design of the Pemafibrate to Reduce Cardiovascular Outcomes by Reducing Triglycerides in Patients with Diabetes (PROMINENT) study [J]. Am Heart J, 2018, 206: 80-93.

［10］ VARBO A, BENN M, TYBJÆRG-HANSEN A, et al. Remnant cholesterol as a causal risk factor for ischemic heart disease [J]. J Am Coll Cardiol, 2013, 61: 427-436.

［11］ HOLMES M V, MILLWOOD I Y, KARTSONAKI C, et al. Lipids, lipoproteins, and metabolites and risk of myocardial infation and stroke [J]. J Am Coll Cardiol, 2018, 71 (6): 620-632.

"亦正亦邪"的脂肪 青春期高血糖高 TG 病例
——PPARγ 配体抵抗综合征

一、病例简介

患者女性,15 岁,因"发现皮疹、血糖升高两年"就诊于中南大学湘雅二医院门诊。两年前患儿因"皮疹"就诊于当地医院,发现血糖以及甘油三酯水平均明显升高。考虑"① 2 型糖尿病;②皮脂腺增生;③高甘油三酯血症"。予以三短一长胰岛素联合二甲双胍以及非诺贝特治疗。其间复查血糖、血脂,其中甘油三酯(TG)波动在 1.45~31.2mmol/L,糖化血红蛋白波动在 10% 左右;且皮疹反复发作,当胰岛素控制血糖后,TG 下降皮疹可减退或消失。此次停用胰岛素后,因皮疹范围较前扩大,数量较前增多,就诊于中南大学湘雅二医院门诊。2021 年 2 月份患"急性胰腺炎"住院,当时 TG 高达 19.39mmol/L,,经治疗后好转出院;否认糖尿病、肾脏,以及甲状腺疾病。父亲有"高血压"病史,父母均无糖尿病家族史。11 岁初潮,月经周期和量正常。否认吸烟饮酒史,无不良生活习惯。体格检查示:正常面容,无肢端肥大,神志清楚,智力正常,身高 161.5cm,体重 58.7kg,体重指数 22.51kg/m^2。心率 98 次 /min,血压 102/65mmHg,双上肢、双大腿以及背部皮肤可见散在粟粒样皮疹,突出皮面,表面不光滑(图 1,彩图见二维码 5)。心肺腹检查无特殊。实验室检查发现,患儿空腹血糖高达 17.54mmol/L,糖化血红蛋白高达 10.50%,空腹胰岛素水平达 1 131.09pmol/L(正常范围:12.9~84.7pmol/L),C 肽释放实验示 1 382.4pmol/L(正常范围:223.4~746.2pmol/L),酮体水平正常,提示胰岛素抵抗型糖尿病。血脂全套提示高乳糜微粒血症,其中 TG 高达 83.48mmol/L,总胆固醇(TC)水平为 19.85mmol/L,高密度脂蛋白胆固醇(HDL-C)水平为 0.32mmol/L,低密度脂蛋白胆固醇(LDL-C)水平为 1.13mmol/L,载脂蛋白 B(ApoB)水平为 1.42g/L,载脂蛋白 A1(ApoA1)水平为 0.35g/L,脂蛋白(a)为 271.5mg/L,游离脂肪酸(FFA)为 0.84mmol/L。肝功能示转氨酶轻度升高(谷丙转氨酶 47.8U/L,谷草转氨酶 36.5U/L,白蛋白 49.4g/L,总胆红素 3.1μmol/L,直接胆红素 6.8μmol/L,总胆汁酸 7.5μmol/L)。三大常规、肾功能、甲状腺功能、促肾上腺皮质激素、生长激素、性激素、补体、结缔组织相关检查均未见明显异常;糖尿病免疫性抗体(血清谷氨酸脱羧酶抗体以及抗氨酸磷酸酶自身抗体)阴性。心脏彩超:未见明显异常。腹部 B 超:脂肪肝,脾大。

鉴于上述,青春期高血糖和高 TG 患儿与以往 2 型糖尿病合并高甘油三酯血症的青少年不同,我们进一步分析患者的病情特点:首先,该患儿无糖尿病家族史,出生时无体重异常,在无肥胖、体重指数始终小于 24kg/m^2 的情况下,出现以严重胰岛素抵抗为特点的糖尿病,与常见青少年早发 2 型糖尿病不符。一般而言,青少年 2 型糖尿病大多合并肥胖,阳性的糖尿病家族史也高达 90% 以上,特别是母亲存在妊娠糖尿病明显增加青少年患 2 型糖尿病的概率。其次,该患儿无甲状腺、肾上腺疾病,无肾病综合征,在无肥胖、无嗜食油腻、无饮酒等诱因下,空腹 TG 水平高达 80mmol/L 以上,严重脂血,难以完全用继发的高甘油三酯血症解释,还并发了急性胰腺炎以及爆发性黄瘤——一种高甘油三酯相关的严重并发症,表型类似脂蛋白酯酶（LPL）相关单基因家族乳糜微粒血症综合征（FCS）。然而,目前罕有 FCS 诱发糖尿病的报道。因此,从一元论角度出发,FCS 也不能完全解释青春期女性如此严重的糖脂代谢异常。2019 年《内科学年鉴》总结了重度高甘油三酯血症的三大病因,包括 FCS、多因素乳糜微粒血症综合征（MCS）和家族脂肪营养不良综合征（FPLD）,其中 MCS 和 FPLD 均可合并糖尿病,但 MCS 中糖尿病多伴发肥胖,而该患儿无肥胖但同时又存在胰岛素抵抗、类 FCS 表型、脂肪肝,因此临床高度疑诊 FPLD。为明确有无 FPLD,我们完善了脂肪因子和双能 X 线体脂检查。然而,尽管脂肪因子处于低值,如瘦素低达 2.66ng/ml（正常范围:3.3~18.30ng/ml）,脂联素正常低值,即 2.58μg/ml（正常范围:1.5~8.9μg/ml）;但双能 X 线体脂检查却并未发现四肢或臀部等部分脂肪缺失情况,FPLD 诊断仍不能明确。此时,基因筛查结果显示该患儿及其父亲均存在 PPARG 基因突变（图 2）,保守性分析发现该突变位点在保守结构域（LBD 配体结构域）上,高度提示此基因突变为致病突变。目前文献报道指出,有部分 PPARG 基因突变患者可以不表现为典型的 FPLD3,而以类 FCS 和 / 或高血压、胰岛素抵抗、糖尿病等代谢异常为主要表现,类似于"在路上"的 3 型 FPLD,又称为过氧化物酶体增殖物激活受体 γ（PPARγ）配体抵抗综合征（PLRS）。尽管患儿父亲存在同样基因突变却未出现相似的临床表型,但文献报道该基因突变在男性中不全外显率高,且患者父亲存在高血压,也可能是该综合征的早期表现之一。因此,鉴于以上结果,我们综合考虑患儿最终诊断为 PLRS 可能性大,并准备完善该基因突变的功能实验进一步证实。

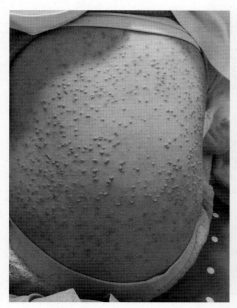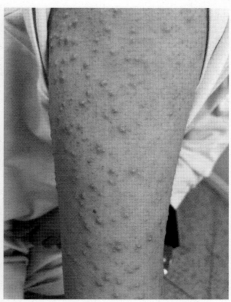

图 1　爆发性黄瘤

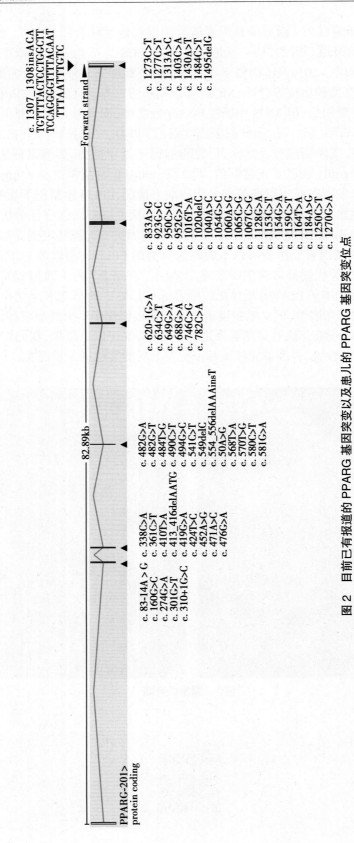

图 2　目前已有报道的 PPARG 基因突变以及患儿的 PPARG 基因突变位点

二、讨论

我们曾收治了一例青春期高 TG 高血糖的女性患儿。该患儿最主要的临床特点在于：严重的胰岛素抵抗和糖脂代谢异常与体重的不匹配，难以用 2 型糖尿病合并高 TG 血症解释。曾有一项回顾型临床研究发现，具有严重胰岛素抵抗和糖尿病（胰岛素使用>100U）的非肥胖患者（BMI ≤ 27kg/m²）其实有一半是家族部分脂肪营养不良综合征（FPLD）。而且，在乳糜微粒血症综合征的三大病因中，只有 FPLD 可以同时存在胰岛素抵抗型糖尿病但又无肥胖超重。因此，对于该患儿 FPLD 是需要进行排查的。而目前 FPLD 诊断并无严格标准，主要根据病史、查体、体脂成分和代谢状态综合分析。尽管血清中瘦素和脂联素水平低下可提示该疾病可能，但并无诊断 FPLD 的具体切点值。基因检测有助于 FPLD 的最后诊断。意外的是，我们在疑诊 FPLD 后完善该患儿体脂检查却并未见明显的脂肪缺失，仅存在血清瘦素水平的低下。进一步基因筛查结果虽提示 3 型 FPLD 相关基因 *PPARG* 突变，但功能实验有待证实，也不能确诊 FPLD。最后，检索大量文献，综合考虑临床诊断为 PPARγ 配体抵抗综合征（PLRS）。

PLRS 主要是由于 PPARγ 配体结合域失功能突变导致配体结合 PPARγ 受损，继而影响 PPARγ/ 视黄酸 X 受体（RXR）复合物构象以及后续辅因子募集功能，使得 PPARγ 调节脂肪生成、糖脂代谢稳态的关键靶基因选择性表达异常，出现以严重的胰岛素抵抗、糖尿病、中重度高甘油三酯血症和 / 或 FPLD 3 为表现的一组异质性疾病。大部分 PLRS 患者存在典型的 3 型 FPLD，表现为四肢或臀部部分脂肪组织缺失同时合并严重的胰岛素抵抗、糖尿病和高甘油三酯血症。但也有部分患者不存在典型的 FLDP，仅以显著的代谢异常为临床表现，如胰岛素抵抗型糖尿病、高甘油三酯血症、高血压等。正如本例患儿尽管存在严重的胰岛素抵抗等代谢异常表现，但脂肪萎缩却并不突出。起初还误诊为青少年 2 型糖尿病合并高血脂症，但仔细分析该患儿的临床特点又可以发现一些不同之处，例如该患儿严重糖脂代谢异常，却始终无肥胖超重，且脂肪因子瘦素、脂联素水平低下，也与青少年 2 型糖尿病和普通的代谢综合征不同，均提示该患儿存在脂肪组织相对缺失和 / 或功能缺陷。

PPARγ 作为 PPARs 家族成员之一，其表达具有脂肪组织特异性，是脂肪细胞基因表达和胰岛素细胞间信号转导的主要调节者，参与脂肪细胞的分化和糖脂代谢的调节。例如，PPARγ 能够介导脂肪组织脂肪酸氧化，增加脂肪酸转运蛋白和脂肪酸转运酶的表达，刺激细胞对脂肪酸的摄入和向脂酰辅酶 A 的转化；同时可以选择性诱导脂蛋白脂肪酶 LPL 基因在脂肪组织的表达，减缓脂解速度，降低游离脂肪酸的量，从而调节脂质代谢。其次，PPARγ 还能影响脂肪生成，调节瘦素等脂肪因子的表达水平，发挥胰岛素增敏作用，影响糖脂稳态。如果 *PPARG* 基因突变，其调控的靶基因选择性表达异常，就会出现脂肪组织绝对或相对缺失、功能的异常、胰岛素抵抗以及严重的糖脂代谢紊乱。本例患者基因筛查显示 *PPARG* 基因插入变异。尽管目前此突变位点意义未明，需要完善功能实验才能确诊，但保守性分析发现该突变位点在保守结构域（LBD 配体结构域）上，高度提示此基因突变为致病突变。再结合患儿临床表现也与 PLRS 临床表型相符，我们推测该例患儿严重的胰岛素抵抗以及糖脂代谢的紊乱与 PPARG 基因插入突变影响 PPARγ 功能高度相关，可能是新型 PPARG 突变所致 PLRS。然而，为何具有相同基因突变的父亲仅有高血压，并未出现与患儿相同的临床表型？我们推测可能与该基因存在不全外显有关，且男性体脂本身较女性少，主要以肌肉为主，临床表型可能不如女性明显。

目前 PLRS 的治疗主要在于解决胰岛素抵抗。首先,可以通过改善生活方式、严格进行低热量膳食(低碳水化物低脂肪,推荐 10%~15%)、减少糖脂的来源、定期进行中高强度有氧运动增加糖脂的去路,从而改善胰岛素抵抗,控制糖脂水平。其次,在药物治疗方面可采用大剂量胰岛素,在控制血糖的同时,增加骨骼肌和脂肪组织 LPL 的活性以降低 TG;噻唑烷二酮类药物(TZD)对 PLRS 可能有用,可配合胰岛素使用。针对中重度高 TG 血症,可采用贝特类、高剂量 ω-3 脂肪酸(2~4g/d),apoC Ⅲ 或 ANGPTL3 抑制剂等进一步控制。禁酒可预防高甘油三酯血症相关胰腺炎。瘦素补充对于 FPLD3 可能有用,当患者瘦素水平不足,可予以补充。

临床中我们经常遇到高 TG 高血糖病例,又称糖脂共病,大多数情况均与肥胖相关。而该例患儿无肥胖,也出现高 TG 高血糖、严重胰岛素抵抗,提示脂肪组织在维持脂质和葡萄糖稳态中至关重要,在机体能量代谢中"亦正亦邪"。皮下脂肪组织绝对缺乏(如 FPLD),或内脏脂肪组织过多(如腹型肥胖),导致健康的脂肪组织相对缺乏,均会导致糖脂代谢紊乱,而改善脂肪组织的功能可成为改善糖脂代谢的靶点之一。PPARG 是脂肪分化的重要基因,其突变会导致脂肪细胞分化减少或受损,前体脂肪细胞无法分化为成熟脂肪细胞,直接影响脂肪组织的异质性,最终使能承载过剩的能量的人体"仓库"减少,过多能量"无处安放",产生胰岛素抵抗和乳微粒血症综合征。临床中对于非肥胖的青少年 2 型糖尿病和 / 或严重胰岛素抵抗,需要考虑到 FPLD 可能,体脂检查和基因筛查有助于诊断。PPARγ 突变所致 3型 FPLD,脂肪缺失程度和开始发病时间不一,甚至早于严重的代谢疾病之前,脂肪缺失可能不明显,当不存在脂肪缺失时,PPARγ 配体抵抗综合征需要考虑。

(胡 蝶)

参考文献

［1］ LASCAR N, BROWN J, PATTISON H, et al. Type 2 diabetes in adolescents and young adults [J]. Lancet Diabetes Endocrinol, 2018, 6: 69-80.

［2］ VINER R, WHITE B, CHRISTIE D. Type 2 diabetes in adolescents: a severe phenotype posing major clinical challenges and public health burden [J]. Lancet, 2017, 389: 2252-2260.

［3］ DART A B, MARTENS P J, RIGATTO C, et al. Earlier onset of complications in youth with type 2 diabetes [J]. Diabetes Care, 2014, 37: 436-443.

［4］ COPELAND K C, ZEITLER P, GEFFNER M, et al. Characteristics of adolescents and youth with recent-onset type 2 diabetes: the TODAY cohort at baseline [J]. J Clin Endocrinol Metab, 2011, 96: 159-167.

［5］ CHAIT A, ECKEL R H. The Chylomicronemia Syndrome Is Most Often Multifactorial: A Narrative Review of Causes and Treatment [J]. Ann Intern Med, 2019, 170: 626-634.

［6］ SEMPLE R K. PPAR and human metabolic disease [J]. J Clin Invest, 2006, 116: 581-589.

［7］ BROEKEMA M F, SAVAGE D B, MONAJEMI H, et al. Gene-gene and gene-environment interactions in lipodystrophy: Lessons learned from natural PPARγ mutants [J]. Biochim Biophys Acta Mol Cell Biol Lipids, 2019, 1864: 715-732.

［8］ VISSER M E, KROPMAN E, KRANENDONK M E, et al. Characterisation of non-obese diabetic patients with marked insulin resistance identifies a novel familial partial lipodystrophy-associated PPARgamma mutation (Y151C)[J]. Diabetologia, 2011, 54: 1639-1644.

［9］ HANDELSMAN Y, ORAL E A, BLOOMGARDEN Z T, et al. The clinical approach to the detection of lipodystrophy-an AACE consensus statement [J]. Endocr Pract, 2013, 19: 107-116.

[10] BROWN R J, ARAUJO-VILAR D, CHEUNG P T, et al. The Diagnosis and Management of Lipodystrophy Syndromes: A Multi-Society Practice Guideline [J]. J Clin Endocrinol Metab, 2016, 101: 4500-4511.

[11] LEHRKE M, LAZAR M A. The many faces of PPARgamma [J]. Cell, 2005, 123: 993-999.

[12] HEGELE R A. Lessons from human mutations in PPARgamma [J]. Int J Obes (Lond), 2005, 29 (Suppl 1): S31-35.

[13] HERNANDEZ-QUILES M, BROEKEMA M F, KALKHOVEN E. PPARgamma in Metabolism, Immunity, and Cancer: Unified and Diverse Mechanisms of Action [J]. Front Endocrinol, 2021, 12: 624112.

[14] JANANI C, RANJITHA KUMARI B D. PPAR gamma gene--a review [J]. Diabetes Metab Syndr, 2015, 9: 46-50.

[15] SIMHA V. Management of hypertriglyceridemia [J]. BMJ, 2020, 371: m3109.

[16] TAN G D, SAVAGE D B, FIELDING B A, et al. Fatty acid metabolism in patients with PPARgamma mutations [J]. J Clin Endocrinol Metab, 2008, 93: 4462-4470.

[17] ARAUJO-VILAR D, SANTINI F. Diagnosis and treatment of lipodystrophy: a step-by-step approach [J]. J Endocrinol Invest, 2019, 42: 61-73.

[18] VISHVANATH L, GUPTA R K. Contribution of adipogenesis to healthy adipose tissue expansion in obesity [J]. J Clin Invest, 2019, 129: 4022-4031.

[19] KAHN C R, WANG G, LEE K Y. Altered adipose tissue and adipocyte function in the pathogenesis of metabolic syndrome [J]. J Clin Invest, 2019, 129: 3990-4000.

[20] SAVAGE D B, TAN G D, ACERINI C L, et al. Human metabolic syndrome resulting from dominant-negative mutations in the nuclear receptor peroxisome proliferator-activated receptor-gamma [J]. Diabetes, 2003, 52: 910-917.

[21] IWANISHI M, ITO-KOBAYASHI J, WASHIYAMA M, et al. Clinical Characteristics, Phenotype of Lipodystrophy and a Genetic Analysis of Six Diabetic Japanese Women with Familial Partial Lipodystrophy in a Diabetic Outpatient Clinic [J]. Intern Med, 2018, 57: 2301-2313.

糖脂代谢异常合并多次 PCI

一、病例介绍

男性,50 岁,主诉:血脂升高 9 年,反复血运重建 7 年。

1. 现病史　9 年前患者因"脑梗死",发现血脂升高,开始阿托伐他汀钙片 10mg、每晚 1 次,治疗。7 年前出现劳累后胸闷、胸痛,行冠脉介入治疗,植入 3 枚支架。4 年前出现急性下壁心肌梗死,急诊经皮冠状动脉介入治疗(PCI)植入 1 枚支架,术后规律服用阿司匹林片 100mg、每日 1 次,氯吡格雷片 75mg、每日 1 次,阿托伐他汀钙片 20mg、每日 1 次。3 年前因背痛就诊,行冠脉造影提示:三支病变,前降支行药物球囊扩张。查血脂:LDL-C 3.7mmol/L,HDL-C 0.8mmol/L,TC 4.73mmol/L,将阿托伐他汀钙片加量至 40mg、每晚 1 次。2 年前因血脂未达标,换用瑞舒伐他汀钙片 10mg、每晚 1 次。1 年前再发胸闷、胸痛,冠脉造影提示:三支病变,左主干管腔不规则,前降支近中段支架影,支架内轻度内膜增生;回旋支近中段 50%~80% 弥漫性狭窄,第一钝缘支 80%~90% 狭窄;右冠脉中段 60% 弥漫性狭窄,远段支架影,支架远端 80% 狭窄,后降支 60% 狭窄,右冠脉行药物球囊扩张。查血脂:LDL-C 4.64mmol/L,HDL-C 0.9mmol/L,TG 0.88mmol/L,TC 5.8mmol/L,加用依折麦布 10mg、每日 1 次。1 个月后患者自行停用依折麦布,继续瑞舒伐他汀 10mg、每晚 1 次治疗。2 个月前查血脂 LDL-C 3.66mmol/L,HDL-C 1.07mmol/L,TG 1.35mmol/L,TC 5.31mmol/L,糖化血红蛋白 7.1%。为进一步诊治,于 2020 年 8 月 5 日收入中国医学科学院阜外医院。

2. 既往史和个人史　糖尿病史 10 年,服用阿卡波糖。吸烟史 25 年,每天 6~7 支。

3. 家族史　父母已故,父亲曾患冠心病,母亲曾患糖尿病,有一弟体健。

4. 体格检查　BMI 28.05kg/m^2,脉搏 67 次/min,血压 117/74mmHg,心肺查体未见异常。

5. 诊疗经过　实验室检查提示:糖化血红蛋白 7.3%,空腹血糖 7.05mmol/L,尿酸 420.38μmol/L,评估胰岛功能良好,血脂情况见表 1。超声心动图提示左心增大,节段性室壁运动异常。颈动脉超声提示双侧颈动脉多发斑块形成。冠脉 CT 提示前降支近段支架通常,右冠远段支架通常,右冠第二转折处狭窄约 50%,回旋支狭窄闭塞可能。药物治疗给予氯吡格雷、瑞舒伐他汀、依折麦布、依洛尤单抗、二甲双胍、利拉鲁肽、美托洛尔缓释片、苯溴马隆。

6. 诊断　冠状动脉粥样硬化性心脏病,陈旧性下壁心肌梗死,冠状动脉支架植入术后,药物球囊扩张术后,2 型糖尿病,陈旧性脑梗死,颈动脉粥样硬化,脂肪肝,肥胖

表 1　血脂情况

	LDL-C/ (mmol·L^{-1})	HDL-C/ (mmol·L^{-1})	TG/ (mmol·L^{-1})	TC/ (mmol·L^{-1})	降脂药物
2017 年	3.7	0.8		4.73	阿托伐他汀 20mg、每晚 1 次
2019 年	4.64	0.9	0.88	5.8	瑞舒伐他汀 10mg、每晚 1 次

续表

	LDL-C/ (mmol·L^{-1})	HDL-C/ (mmol·L^{-1})	TG/ (mmol·L^{-1})	TC/ (mmol·L^{-1})	降脂药物
2020 年 6 月	3.66	1.07	1.35	5.31	瑞舒伐他汀 10mg、每晚 1 次
入院后	3.02	0.6	1.62	4.26	
2020 年 8 月 10 日	1.39	0.64	1.48	2.45	瑞舒伐他汀 10mg、每晚 1 次 + 依折麦布 10mg、每日 1 次 + 依洛尤单抗 140mg、每 2 周 1 次

二、病例分析

患者为中年男性,有糖尿病、高脂血症、吸烟等冠心病危险因素,病程中发生多次心血管事件,包括三次血运重建和一次心肌梗死。在患者的诊治过程中发现患者的血糖和血脂长期控制不佳,而且一直未戒烟,可能为患者反复发生事件的主要原因。患者的心血管风险极高,是动脉粥样硬化性心血管疾病中的超高危人群,此次住院对于患者危险因素的后续管理尤为重要。治疗中,我们在常规治疗的基础上启用了 PCSK9 抑制剂和 GLP-1RA 实现了血糖和血脂的达标,在随后 1 年的随访中,患者病情稳定,未再发生事件。

三、文献回顾

超高危患者的危险因素管理。

1. **超高危患者的定义** 动脉粥样硬化性心血管疾病(ASCVD)包括急性冠脉综合征(ACS)、心肌梗死(MI)史、稳定或不稳定心绞痛、冠状动脉或其他血管重建术、缺血性卒中、短暂性脑缺血发作和周围血管病变(PAD)等,这些人群的心血管风险很高。但是同样是 ASCVD 患者,他们再次发生心血管事件的风险也存在较大差异,部分 ASCVD 患者有更高的心血管事件风险。随着新治疗手段和干预策略的出现,对心血管病危险评估提出了新的要求,需对极高危 ASCVD 患者进行进一步危险分层,划分出能够从更加强化的降胆固醇治疗中获益的人群。近期发表的《中国胆固醇教育计划调脂治疗降低心血管事件专家建议(2019)》(简称 CCEP 专家建议)和《超高危动脉粥样硬化性心血管疾病患者血脂管理中国专家共识》提出了"超高危人群"的新概念,代表原"极高危"患者中血管事件风险特别高的部分人群。

超高危人群的定义可参考《中国胆固醇教育计划调脂治疗降低心血管事件专家建议(2019)》心血管危险分层,见表 2。

2. **超高危患者的血脂管理** CCEP 专家建议指出,对于超高危患者,要求 LDL-C<1.4mmol/L(55mg/dl),可在生活方式改变的基础上启动他汀类药物治疗,对于 LDL-C 基线值较高的患者可直接启动他汀类药物与依折麦布联合治疗;如果使用他汀类药物联合依折麦布治疗 LDL-C 仍 ≥ 1.4mmol/L(55mg/dl),建议加用 PCSK9 抑制剂。如果预估他汀类药物加用依折麦布不能使患者 LDL-C 达标,也可直接启动他汀类药物与 PCSK9 抑制剂联合治疗。对于采用联合治疗仍不能达标的患者要求 LDL-C 较基线值降低 ≥ 50%。基于 PCSK9

抑制剂的循证医学证据，《2019 年 ESC/EAS 血脂异常管理指南》将 LDL-C 的靶目标值设定的更为严格。该指南指出 ASCVD 患者中风险更高的人群，即两年内经历第二次血管事件的 ASCVD 患者，建议其 LDL-C＜1.0mmol/L（40mg/dl）。

表 2　心血管危险分层

危险分层	临床疾患和 / 或危险因素
超高危	ASCVD 患者并存以下情况之一： （1）复发的 ASCVD 事件； （2）冠状动脉多支血管病变； （3）近期 ACS； （4）心、脑或外周多血管床动脉粥样硬化性血管疾病； （5）LDL-C ≥ 4.9mmol/L（190mg/dl）； （6）糖尿病
极高危	ASCVD 糖尿病 + 高血压 糖尿病 +1 项其他危险因素 [a] 且 LDL-C ≥ 3.4mmol/L（130mg/dl）
高危	糖尿病 高血压 +2 项其他危险因 [a] 且 LDL-C ≥ 2.6mmol/L（100mg/dl） 慢性肾脏疾病（3 或 4 期） LDL-C ≥ 4.9mmol/L（190mg/dl）
低危 / 中危	高血压或 0~3 项其他危险因素 [a]

注：ASCVD. 动脉粥样硬化性心脏血管疾病；ACS. 急性冠脉综合征；LDL-C. 低密度脂蛋白胆固醇；[a] 其他危险因素包括：年龄（男性 ≥ 45 岁或女性 ≥ 55 岁）、吸烟、低高密度脂蛋白胆固醇、体重指数 ≥ 28kg/m² 、早发缺血性心血管病家族史。

3. 超高危患者的血糖管理　严格的血糖控制是否能够减少糖尿病患者的心血管风险一直存在争议。但近几年以心血管结局研究（CVOT）为终点进行的新型降糖药物研究取得了临床获益。如评估胰高血糖素样肽 -1 受体激动剂（GLP-1RA）利拉鲁肽的 LEADER 研究显示，利拉鲁肽显著降低糖尿病患者主要心血管不良事件风险 13%（非劣效性：$P<0.001$ ；优效性：$P=0.01$），显著降低糖尿病患者心血管死亡风险 22%（$P=0.007$），不仅显示了利拉鲁肽对糖尿病患者心血管安全性良好，更进一步证实利拉鲁肽能给糖尿病患者带来额外的心血管获益。LEADER 研究的事后分析显示，利拉鲁肽还可以显著降低心血管事件高危的 2 型糖尿病患者糖尿病足截肢的风险。钠 - 葡萄糖共转运蛋白 2 抑制剂（SGLT2i）的临床研究同样带来了临床获益，CVD-REAL 是一项真实世界的回顾性、观察性队列研究，研究纳入来自六个国家超过 30 万例 2 型糖尿病患者，对比其他降糖药物，SGLT2i 可使全因死亡风险下降 51%，心力衰竭风险下降 39%，MACE 下降 22%。

《中国 2 型糖尿病防治指南（2020 年版）》指出，基于 GLP-1RA 和 SGLT2i 的心血管结局研究证据，推荐合并 ASCVD 或心血管风险高危的 2 型糖尿病患者，不论其 HBA1c 是否达标，只要没有禁忌证都应在二甲双胍的基础上加用具有 ASCVD 获益的 GLP-1RA 剂或 SGLT2i。

四、总结

ASCVD 患者中超高危人群再发心血管事件的风险很高，应是我们关注的重点，危险因素的控制应更为严格。随着新的药物的研发和上市，我们有越来越多的手段实现心血管风险的控制，基于循证医学和临床指南的更为全面科学的诊治才能减少患者心血管事件。

（高　莹　郭远林　李建军）

参考文献

［1］中国胆固醇教育计划 (CCEP) 工作委员会，中国医疗保健国际交流促进会动脉粥样硬化血栓疾病防治分会，中国老年学和老年医学学会心血管病分会，等 . 中国胆固醇教育计划调脂治疗降低心血管事件专家建议 (2019)[J]. 中华内科杂志，2020, 59 (1): 18-22.

［2］中华医学会心血管病学分会动脉粥样硬化与冠心病学组中华心血管病杂志编辑委员会 . 超高危动脉粥样硬化性心血管疾病患者血脂管理中国专家共识 [J]. 中华心血管病杂志，2020, 48 (4): 280-286.

［3］MACH F, BAIGENT C, CATAPANO A L, et al. 2019 ESC/EAS Guidelines for the management of dyslipidaemias: lipid modification to reduce cardiovascular risk [J]. Eur Heart J, 2020, 41 (1): 111-188.

［4］MARSO S P, DANIELS G H, BROWN-FRANDSEN K, et al. Liraglutide and Cardiovascular Outcomes in Type 2 Diabetes [J]. N Engl J Med, 2016, 375 (4): 311-322.

［5］DHATARIYA K, BAIN S C, BUSE J B, et al. The Impact of Liraglutide on Diabetes-Related Foot Ulceration and Associated Complications in Patients With Type 2 Diabetes at High Risk for Cardiovascular Events: Results From the LEADER Trial [J]. Diabetes Care, 2018, 41 (10): 2229-2235.

［6］KOSIBOROD M, CAVENDER M A, FU A Z, et al. Lower Risk of Heart Failure and Death in Patients Initiated on Sodium-Glucose Cotransporter-2 Inhibitors Versus Other Glucose-Lowering Drugs: The CVD-REAL Study (Comparative Effectiveness of Cardiovascular Outcomes in New Users of Sodium-Glucose Cotransporter-2 Inhibitors)[J]. Circulation, 2017, 136 (3): 249-259.

［7］中华医学会糖尿病学分会 . 中国 2 型糖尿病防治指南 (2020 年版)[J]. 中华糖尿病杂志，2021, 13 (4): 315-409.

FH 患者多发巨大肾结石的奥秘

一、病史摘要

（一）现病史

主诉：发现胆固醇升高 20 年，伴活动后胸痛 1 年余。

患者，女，22 岁，发现全身多处黄色瘤伴胆固醇升高 20 年入院。患者 1 岁时，家属发现其全身多处皮肤出现结节，约黄豆粒大小，质地软，无压痛，且逐年增大。2011 年于其他医院行病理检查，明确其皮肤结节为多发性黄色瘤；同时血生化检查提示：TC 19.72mmol/L，LDL-C 17.44mmol/L。此后开始间断服用他汀类药物，效果不佳，LDL-C 水平波动于 12~17mmol/L。2013 年及 2020 年，患者在当地医院两次行黄色瘤切除术。追问病史，患者父母为堂兄妹，其双胞胎弟弟及姐姐无脂代谢异常。2019 年患者及其父母和姐弟行基因检测，显示患者为 LDLR 纯合突变，染色体位置：chr19：11224320，核苷酸位点改变：c1468T>G，其父母均存在上述位点的杂合突变，姐姐和弟弟未发现相关突变（图 1）。近 1 年多来，患者频繁出现活动后胸痛，休息 3~5 分钟后缓解。2020 年 10 月 23 日为求进一步诊治收入上海交通大学医学院附属瑞金医院。

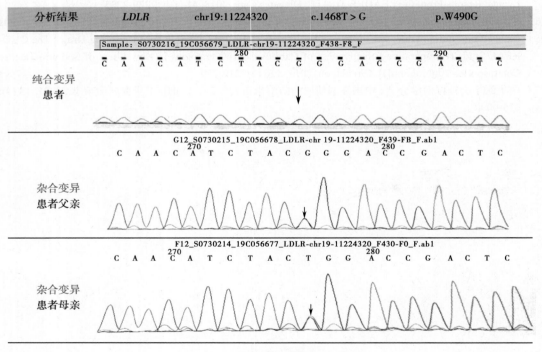

图 1　基因检测

（二）体格检查

身高 150cm，体重 34kg，BMI 15.11kg/m²。体温 36℃，脉搏 95 次 /min，呼吸 20 次 /min，血压 139/48mmHg。

双侧趾关节、膝关节、肘关节可见多发黄色瘤（图 2，彩图见二维码 6），质软；可及角膜弓。神清，精神可，皮肤黏膜无黄染。呼吸音粗，未闻及明显干湿啰音。心率 95 次 /min，律齐，心界无扩大，心尖区收缩期可闻及 Ⅲ 级吹风样杂音。腹平软，全腹无压痛、反跳痛，肝、脾肋下未及，双下肢无水肿。四肢肌力肌张力正常。

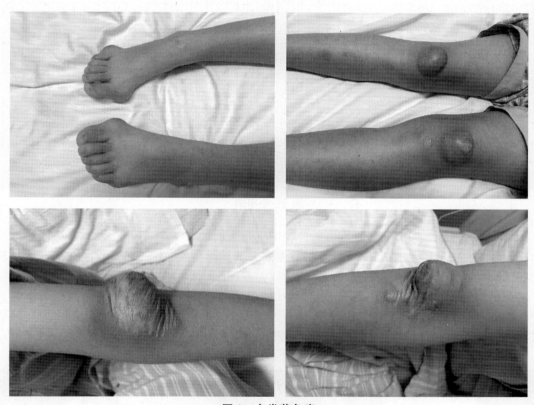

图 2　多发黄色瘤

（三）辅助检查

血生化：TG 1.14mmol/L，TC 14.47mmol/L，HDL-C 0.85mmol/L，LDL-C 11.91mmol/L，ApoA 0.72↓g/L，ApoB 2.74g/L，LP（a）0.60g/L，ApoE 5.3mg/dl，小而密低密度脂蛋白胆固醇 2.250mmol/L，游离脂肪酸 0.66mmol/L，肾小球滤过率 121.6ml/（min·1.73m²），proBNP 1 272.0pg/mL，RBC 3.17↓× 10¹²/L，Hb 101g/L，血细胞比容 0.300，肝功能、血糖、甲状腺功

能、心肌蛋白均正常。

心电图：ST aVR 呈弓背抬高（图 3）。

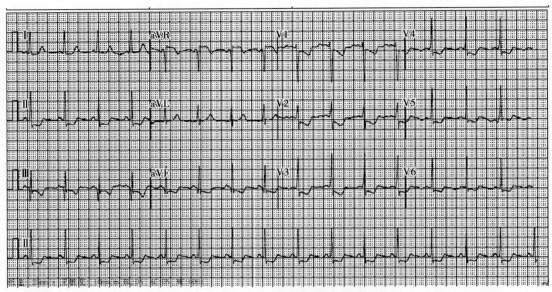

图 3　心电图

超声心动图：二尖瓣前叶脱垂可能伴轻中度二尖瓣关闭不全，轻度主动脉瓣关闭不全。

血管多普勒：双侧颈动脉斑块形成，右侧颈总动脉最窄处狭窄率为 80%~90%，左侧颈总动脉最窄处狭窄率为 70%~80%。

腹部 B 超：双肾多发结石，之一直径约 12mm。

冠状动脉 CTA：左主干、左前降支、右冠状动脉节段性狭窄、扩张；冠状动脉多发斑块形成，右冠状动脉开口处重度狭窄可能，余管腔轻至中度狭窄；主动脉管壁多发钙化（图 4）。

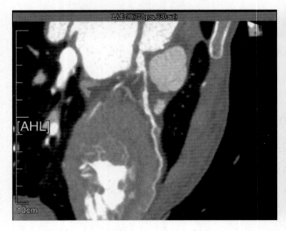
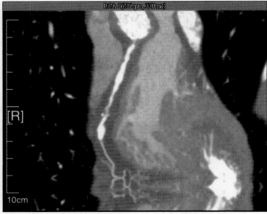

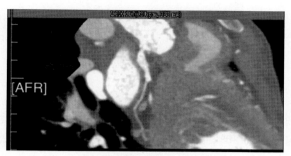

图 4　冠状动脉 CTA

主动脉 CTA：腹主动脉下段缩窄，附壁粥样斑块形成；胸主动脉及其弓上三支小分支、双侧髂总动脉管壁、腹腔干起始段、双侧肾动脉起始段多发粥样斑块，管腔轻度变窄（图 5）。

（四）初步诊断

纯合子型家族性高胆固醇血症（HoFH），冠状动脉粥样硬化性心脏病，颈动脉狭窄（重度），心脏瓣膜病（二尖瓣脱垂伴关闭不全），双肾结石（多发）。

二、治疗经过

入院后结合患者的病史、症状、体征及辅助检查的结果，明确诊断为 HoFH，冠脉 CTA 提示严重病变，药物准备后行冠脉造影，结果显示：右冠状动脉近段 60%~95% 多发狭窄伴局部瘤样扩张，右冠状动脉远段 100% 狭窄，侧支来自 LAD、LCX，左主干 90% 狭窄，开口病变，前降支近段 90% 狭窄，其余血管段正常；Syntax 总分：35（图 6）。遂即转入上海交通大学医学院附属瑞金医院心外科行不停跳冠脉搭桥：LIMA-LAD，Aorta-SVG-OM-RCA。术后予以阿司匹林、替格瑞洛双联抗血小板治疗。

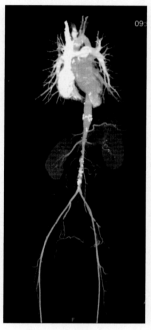

图 5　主动脉 CTA

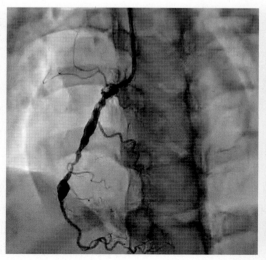
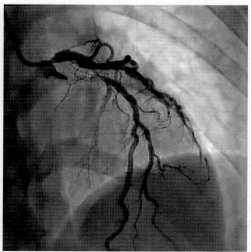

图 6　冠脉造影

联合降脂治疗：患者体重 34kg，BMI 为 15.11kg/m²，为低体重。予阿托伐他汀钙片20mg、每晚 1 次，依折麦布片 10mg、每日 1 次，普罗布考片 0.5mg、每日 2 次口服，以及依洛尤单抗注射液 420mg、每月 1 次皮下注射，联合降脂治疗。

三、病情变化

患者经他汀、依折麦布、普罗布考及 PCSK9 抑制剂联合降脂治疗，LDL-C 下降至8mmol/L 左右，较基线下降约 50%（图 7，彩图见二维码 7）。2021-03-23 患者因头晕、视物模糊再次入院，血常规示红细胞 1.76×10^{12}/L，血红蛋白 47g/L，血生化示血清铁 4.4μmol/L，铁饱和度 6.8%，总铁结合力 65.0μmol/L，叶酸 14.03ng/ml，维生素 B_{12} 275.0pg/ml，肾功能正常，尿化学检测示尿比重 1.009，酸碱度 5.0，潜血阳性（+++），红细胞（镜检）满视野，红细胞计数1 487.5/μl，腹部 B 超示双肾肾盏内可见数枚结石，之一直径约 14mm。患者此次重度贫血，考虑多发肾结石及术后使用双联抗血小板药物后引起大量血尿导致的失血性贫血。因患者冠脉搭桥术后 5 个月，无法停用抗血小板药物，不能行肾结石相关手术，故采取药物保守治疗，予补铁同时输注红细胞改善贫血治疗，患者病情好转后出院。

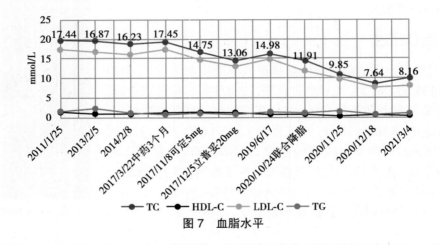

图 7　血脂水平

四、讨论

该患者为 HoFH，父母近亲结婚，且均有 LDLR 杂合突变，后代为纯合子的概率为 25%，3 个子女中患者的双胞胎弟弟及姐姐均无脂代谢异常。由于患者为 LDLR 纯合突变，降胆固醇药物若依赖于 LDLR，则效果欠佳。患者目前使用的 4 类药物中，他汀类药物可增加肝细胞 LDLR 的表达；依折麦布则通过抑制肠道对胆固醇的吸收，亦可同时上调肝脏 LDLR

的表达;普罗布考通过对 HMG-CoA 的竞争性抑制作用降低胆固醇合成,同时增加 LDLR 的活性,促进 LDL-C 的分解代谢;PCSK9 抑制剂通过抑制 PCSK9 的合成,从而减少 LDLR 的降解。患者 4 药联用,降脂治疗,LDL-C 从 17mmol/L 下降至 8mmol/L 左右,较基线下降约 53%,离 LDL-C 靶目标的绝对值尚有较大的差距,但降幅尚可。目前可及的药物治疗手段有限,一些不依赖于 LDLR 作用的新药尚在研发阶段或未在国内上市,将会对该患者有一定的帮助。比如 ApoB 的反义寡核苷酸制剂(米泊美生)、微粒体甘油三酯转移蛋白(洛美他派)、血管生成素样 3(ANGPTL3)等。另外,血浆置换、肝脏移植等非药物治疗的方式,病人及家属暂不愿接受。

诊疗过程中发现,该患者作为 22 岁的年轻女性,没有泌尿系统的解剖异常,但有双肾多发的大体积的结石。既往的国内外研究多集中于 FH 与胆囊结石的相关性,而鲜有关注与肾结石的联系。Fabio 等研究发现血脂异常与肾结石风险之间可能明显相关,患者血脂谱的特殊改变预示着尿液理化异常与结石的风险。分析该患者肾结石形成的原因可能为:① FH 患者尿 pH 降低,使尿液中可溶解的尿酸盐减少,导致结石形成,该患者尿 pH 仅为 5.0,酸性尿液使尿酸盐大量析出,形成结石;② FH 患者肠道内脂肪酸增加,肠道内钙被脂肪酸皂化,引起肠道内钙吸收减少,钙与肠道内草酸结合,膳食草酸从结肠吸收增加,形成高草酸尿,增加肾结石的发生率;③ 血管内皮炎症是肾结石形成的先决条件,LDL-C 是一种致炎因子,它不仅可以引起肾动脉粥样硬化,间接引起肾结石,还可以直接通过氧化应激和炎症导致肾脏晶体沉积,结石形成。鉴于此,我们分析了既往随访的 HoFH 患者,平均年龄 31.8 岁,肾结石发生率为 60%,且多为多发大结石,无明显性别倾向;同时发生肾结石的 HoFH 患者尿 pH 平均为 5.3,显著低于未发生肾结石患者的尿 pH 6.5,相关机制还需要进一步研究证实。

该 HoFH 病例合并巨大多发肾结石,提示代谢性疾病的危害是全身性的,对靶器官的损伤可能通过多种途径和机制,为我们的临床诊疗提供了新思路。

(王 芳 陈桢玥)

参考文献

[1] RAAL F J, HOVINGH G K, CATAPANO A L, et al. Familial hypercholesterolemia treatments: Guidelines and new therapies [J]. Atherosclerosis, 2018, 277: 483-492.

[2] TORRICELLI F C, DE S K, GEBRESELASSIE S, et al. Dyslipidemia and kidney stone risk [J]. J Urol, 2014, 191 (3): 667-672.

[3] HOFMANN A F, SCHTEINGART C D, LILLIENAU J. Biological and medical aspects of active ileal transport of bile acids [J]. Ann Med, 1991, 23 (2): 169-175.

[4] VILJOEN A, CHAUDHRY R, BYCROFT J. Renal stones [J]. Ann Clin Biochem, 2019, 56 (1): 15-27.

[5] DEVARAJAN A. Cross-talk between renal lithogenesis and atherosclerosis: an unveiled link between kidney stone formation and cardiovascular diseases [J]. Clin Sci (Lond), 2018, 132 (6): 615-626.